杏林求真：
扶阳老中医
临床医论医案选辑

张连义 著

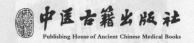

中医古籍出版社
Publishing House of Ancient Chinese Medical Books

图书在版编目（CIP）数据

杏林求真：扶阳老中医临床医论医案选辑／
张连义著．—北京：中医古籍出版社，2023.3
ISBN 978-7-5152-2592-0

Ⅰ.①杏…　Ⅱ.①张…　Ⅲ.①医案-汇编-中国-现
代　Ⅳ.①R249.7

中国版本图书馆 CIP 数据核字（2022）第 202244 号

杏林求真：扶阳老中医临床医论医案选辑

张连义　著

责任编辑　刘　婷

封面设计　宝蕾元

出版发行　中医古籍出版社

社　　址　北京市东城区东直门内南小街 16 号（100700）

电　　话　010-64089446(总编室)　010-64002949(发行部)

网　　址　www.zhongyiguji.com.cn

印　　刷　廊坊市鸿煊印刷有限公司

开　　本　710mm×1000mm　1/16

印　　张　22.5

字　　数　340 千字

版　　次　2023 年 3 月第 1 版　2023 年 3 月第 1 次印刷

书　　号　ISBN 978-7-5152-2592-0

定　　价　115.00 元

编 者 按

　　本书著者张连义先生恪守古中医正道，勤求古训，博采众长。在诊断方面，从整体观念的角度，秉承六经、八纲理念，四诊合参加以辨证。在治疗方面，张连义先生崇尚经方，以扶阳为主导思想，兼以伤寒八法综合论治。在前人基础上融会贯通，守正创新，不乏原创观点，形成了自己独到的医学理念与诊疗风格。

　　张连义先生将其数十年的学习心得及独到的医论与医案毫无保留地展现给后学、读者，便于学习和应用，也是本书的立意！

　　后学、读者在阅读本书时，请注意以下特别提示：

　　一、本书选用的处方，有多方联动和破格用药的特点，这是著者长期行医逐渐形成的特色，临床验之颇为有效。医者务请结合临床经验辨证学习和应用，患者需在专业医生指导下借鉴使用。

　　二、本书所用药物，其中有些动物、植物药现已不用，在使用时可用其他药物替代。

　　三、本书中所列处方，如未特别注明，均为每方三剂，经医院机器煎煮，患者服用一周。

　　四、本书所示药物先煎是为：制附子与制川乌先煎时间，15克以下先煎15分钟，15~60克先煎一小时，60克以上先煎两小时，其他药物的先煎时间均为15分钟。

　　五、本书所示药物后下是为：点火煎药10~15分钟后将后下药物投入一并煎煮。

　　六、本书所示药物粉冲是为：将药物研末后随汤药服下。

　　七、本书所示药物烊化是为：烊化后与汤药兑服。

　　患者在服药期间，均须遵医嘱忌食寒凉、生冷食物，注意保暖。

前　言

　　提高临床疗效，重在扶阳！坚守古中医正道，重在扶阳！中医要振兴，重在扶阳！这是笔者几十年学医、行医的心得体会，也是本书医论和医案一以贯之所要强调和展现的中心思想！

　　遵循古中医理法方药体系，坚持四诊合参和整体性辨证施治，主用经方（经典时方），以经方原剂量为据，突出药物剂量运用，是本书医案所要传递给读者的治疗思路，也是笔者取得临床疗效的关键！

　　笔者生于1944年，原籍甘肃武威，自幼就跟随父亲学医行医，1963年奔赴新疆，1969年正式行医，2002年驻足北京，2006年至2021年底坐诊于北京黄枢微创骨伤中医医院。

　　此生与中医结缘，是为此生之大幸！欣逢中华民族复兴的伟大年代，能将几十年行医的临床经验付梓以飨读者，为中医振兴尽微薄之力，亦无悔于此生中医人这一身份。

　　几十年来，笔者学医道路坎坷，一路走来从未正式拜师，亦未接受过正式的院校教育，主要依靠个人自学与体悟，坚持"疗效是硬道理"的信条，勤于求教各路名家，取各家之长，融会贯通为己用；行医履历也颇为丰富，曾在兵团团部卫生队当过赤脚医生，在公立医院工作几十年，也曾独立开过门诊，当过中医学校的班主任，办过中医类培训学校，广泛接触过民间中医、普通医师和名医大家，常年从事临床一线，累计诊治过数以万计的病患，广泛涉猎除骨科外的内外妇儿各科疾病。因此笔者对中医界存在的问题和患者对疗效的渴望深有体会，大部分临床医师偏重养阴，忽视扶阳，尤其痛心于青年医师囿于西式教育和门派学说之见，在临床中缺失古中医传统，辨证思路混乱，以西医诊断为据，对病不对证，处方杂乱无章，多用寒凉滋阴药物，对疗效更是困惑良多，这种现象对中医的传承与发展非常不利！

回首往昔，笔者也曾懵懵懂懂、照本宣科治病，到后来才逐渐积累了专病专科专治的系统经验，从默默无闻到小有名气，积累了一定好评的患者口碑。在外人看来，能成为这样一位医生也就知足了，但笔者更执着于追求个人内心的豁达！行医道路上，病患越治越多，失败案例也越来越多，相应的困惑就更多，常有知之越多越无知的感觉，相信很多医生都有这种体会。借用王国维先生"古今凡成大事业、大学问者必经三种境界"的说法，自己多年行医更多的是处在第二种境界的困惑中，即"衣带渐宽终不悔，为伊消得人憔悴"；直到学习了扶阳学说，私淑李可先生，遵循古中医传统，并从2007年开始在黄枢中医院大力开展扶阳实践，始觉醍醐灌顶，"众里寻他千百度，蓦然回首，那人却在，灯火阑珊处"。

笔者与李可先生有着相似的行医经历，在理法方药的感悟上更易形成共鸣。遵循李可先生的指引，有了古中医与扶阳学说的加持，再结合几十年的探索积累，笔者在辨证论治和理法方药的应用上才有了执简御繁、游刃有余的自信，"辨证自信、理法自信、方药自信、疗效自信"。在众多的常见病、慢性病以及疑难杂症和急危重症的治疗上，基本形成了较为统一的辨证思路和方药体系。这也是本书的医论与医案所要展现给读者的，希望让读者从一开始就跳出狭隘的条框束缚，形成首辨阴阳的整体性辨证思路，养成始终顾护两本元气的思维习惯，能够较为容易地系统掌握对某类疾病的治疗思路，熟悉相应的方药及运用，再结合具体医案慢慢体会个中的不同，融会为己所用。便于读者学习和临床应用，也是本书的立意。

关于扶阳学说，有人认同，有人非议，有人实践，有人却步。本书所列治疗思路和医案，以及对于"毒药""反药"与"畏药"的运用，定会引起很多读者的疑虑，本人在此向读者保证其真实性，也欢迎同仁临床观摩。李可先生讲其行医一生勇闯五关（明理关、医德关、临证关、剂量关、毒药关），笔者不才，文中所用方药均经过亲身实践和无数临床医案验之有效而无害，方敢呈现给读者。所谓"践行者盛，空叙者萎"！李可先生曾寄语年轻人："所有的风险我们这一代人都冒过了，你们照猫画虎，吃现成饭，还有什么顾忌？"希望有志于业医者亲身实践，先从小处方和小剂量下手，逐步积累经验。

笔者才疏学浅，于古中医大道仅参悟皮毛，于古中医理法理解更是浅薄，相关论述难免贻笑大方之家，在此先表歉意。本书重在讲述临床诊治与验案心得。

在本书付梓之际，笔者首先要感谢黄枢院长。正是由于黄院长敢为人先，突破限制，笔者才有了广泛开展扶阳实践的稳定平台，并在晚年能够在医术上更进一步；也是由于黄院长的积极组织，笔者才得以在院内收徒并培养扶阳医学接班人；本书的出版发行，更是黄院长前后奔波的成果。笔者说："黄枢院长是我最应感谢的伯乐。"

蒙原国家发改委领导杨晓铎先生厚爱为本书出版题字"扶阳春秋"！杨老晚年在推动中医发展方面殚精竭虑，对中医扶阳也非常重视。笔者与杨老相见恨晚，更惜杨老未能见拙作问世。谨以此书，以表告慰。

国医大师孙光荣先生，凭笔者文稿为题"扶阳脉理，诊法新章"，赞誉过甚，不胜惶恐！先生为人坦荡，醉心中医扶阳之情，于此可见，在此深表感谢。

孙永章秘书长多年来一直专心致力于中医扶阳事业的发展，不拘一格广罗天下扶阳名家，推动扶阳学派精诚团结，积极宣传扶阳医学和扶阳名家，使扶阳学派广为认可，其劳苦功高！蒙秘书长不弃，将笔者引入扶阳阵营，积极关心并推动拙作出版并作序，提携之真诚，难以尽表。

笔者与王献民先生因扶阳大会而相遇，因志同而道合，结为良友知音。先生精研医道，于中医扶阳独树一帜，更致力于扶阳医道传播，泽被万千。先生慨然作序，不吝文采，帮扶之义，不能相忘。

笔者虽年事已高，然则"老骥伏枥，志在千里。烈士暮年，壮心不已"。把自己几十年的行医经验、医案医论以及专病专科治疗疑难杂病、大病顽症的经验著书立说，以奉献社会，流传后世，是吾平生之一大夙愿。所以笔者把著书之事当作自己一生头等大事来做，立足"凡事认真"的做事风格，真实通俗的写作态度做好此事。故而本书的写作与编撰，医案的整理与分析，资料的收集与梳理，均是在口授和指导下，由几位弟子协助完成。历时六载，几易其稿，两部书稿现已完成，终遂人愿，心头大事落地，兴奋至极！

本书出版的前期工作主要由弟子张在华（业余学医）、张亮（在北京行医）及陈帆（在云南行医）、秦丽慧（随诊行医）协助完成。弟子王维刚（在北京行医）、房茂功（在北京行医）、李富运（在台湾行医）、王伟（在西安行医）、柴欣（在北京行医）也为本书的编撰提供了很多的支持与服务；在甘肃老家行医的外甥蔡国军、外孙范德斌受笔者家传，踏上扶阳正道，也积极参与了本书，笔者一并感谢他们的辛勤劳动！

笔者义子舒尊逑（公司经理）热衷扶阳大法，对本著作帮助甚多，亦表谢意！

患者李文英、滑述贤夫妇对中医扶阳治疗急危重症有切身体会，听闻笔者著书出版，当即热心布施，义结善缘。在此特别鸣谢。

多年来夫人傅成林及爱女静植、静春一直支持笔者行医济世，鼓励笔者著书传承，并热心出谋划策，谨以此书感谢家人。

最后笔者要感谢《国际中医中药杂志》的樊红雨老师为本书出版热心推荐，感恩樊老师大爱；感谢中医古籍出版社，他们对文字与内容的严谨态度，对中医书籍质量的严格把关，对中医学人的热情服务，使笔者对中医扶阳事业的发展壮大更有信心。

张连义老中医简介

张连义老中医，甘肃武威人，生于1944年7月。

他出身中医世家，1963年奔赴新疆，1969年正式行医，2002年驻足北京，2006—2021年底坐诊于北京黄枢微创骨伤中医医院。幸得伯乐黄枢院长鼎力支持，他从2007年起在临床大力实践扶阳医学，目前已成为近十余年全国少有的中医扶阳医学实践大家，2021年底被聘为世界中联扶阳专委会常务理事。

十余年来，他在临床始终坚持扶阳为主导，广泛使用扶阳方药，用药总量为扶阳派医家之少有。自2010年有电脑数据统计以来至2021年3月，他累计使用的主要扶阳药物剂量为：制附子22.5吨，姜（生姜、干姜、炮姜、高良姜）17吨，甘草12.9吨，桂（桂枝、肉桂）11.2吨，生黄芪18.4吨，党参7.9吨，山萸肉6.2吨，半夏3.4吨，细辛3.38吨，砂仁3.6吨，麻黄1.19吨，吴茱萸1.4吨，小茴香1.1吨，白豆蔻1.1吨。自2019年至2021年3月，共计使用制川乌538千克，制天南星178千克。

他每周在黄枢医院出诊三日，月均门诊量常年稳定在七八百人次，时有近千人次，在全国亦属罕见。自2007年实践扶阳医学以来，他累计接待患者十多万人次，患者遍布全国二十多个省、自治区、直辖市，亦有部分港台人士及海外友人。近十余年来，其门诊量在黄枢医院一直稳居第一。

他幼承庭训，敏而好学，常年随父义务为乡民诊疗；在新疆兵团工作之余，他坚持学医并主动义务为群众看病，获得广泛好评。1969年他被领导赏识担任连队卫生员，开始了正式行医之路。

由于未曾接受过学院教育，他行医50余年，自学50余年，一路走来历尽艰辛，但潜心学医，矢志不渝；多方求教，即使是一方一药之得也求之若渴。他曾在新疆登门求教的名医有新疆中医院的张绚邦院长、刘欢祖教授，乌鲁木齐中医院的杨承彦院长、刘继祖教授以及民间小柴胡名家常建志先生等。2004年步入耳顺之年的他又开始学习扶阳医学，精研郑钦安、李可等扶阳名家著作。他尤其服膺李可先生，并将其视为师父。因为两人都有逆境学医行医的经历和勇于担当急危重症的果敢品质，而且从李可先生处他获益最丰。

他恪守古中医正道，勤求古训，博采众长；坚持六经八纲辨证，崇尚经方，又通融时方；突出扶阳为主导又不废八法，在前人基础上融会贯通，守正创新，对各型心脑血管及中风偏瘫、良性恶性肿瘤、白血病、风湿类风湿、顽固疼痛、眩晕症、严重焦虑症、抑郁症、顽固失眠症、男女不孕不育症、脉管炎、静脉曲张、坏疽、肾功能衰退等疑难杂症的治疗均有显著疗效，对糖尿病、高血压的治疗也进行了成功的探索，将诸多西医认为不可治、不可逆之病变为可治、可逆。

他尤其擅长治疗各类顽固性皮肤病，如急慢性湿疹、牛皮癣（银屑病）、神经性皮炎、白癜风，具有显效快、疗程短的优势。

他领航中医美容领域，独树"热因热用反治法"为一万多名肥胖、痤疮、扁平疣、黄褐斑、色斑、脱发、须发早白等患者带来奇效。

他心系患者，一贯秉持"疗效才是硬道理"的理念，胆大心细，一方一药尽皆亲尝亲试，烈性与毒性药物更是细心体会剂量与用法之妙，故可做到临证从容，成竹在胸。每遇疑难大病与急危重症，更是毫不退让，勇于施救，敢于担当，重拳出击，破格用药，出奇制胜。其仁心仁术与担当精神深得广大患者的信任与赞扬，患者的复诊率达到90%以上，感恩书信不计其数，红灿灿的锦旗挂满医院的走廊和诊室。也正因为良好的疗效，患者口碑相传，使得新患者络绎不绝。

他雅好文墨，因治病与诸多名人结交甚好且多有墨宝相赠，在新疆有西部歌王王洛宾、书法家爱新觉罗·载鑫、新疆书法协会副会长白应东、新疆书画研究院院长闵荫南等人，在北京有齐白石艺术研究会会长齐展仪、副会长王东常、书法名家王念堂、王绿霞父女等人。

他年近耄耋，仍坚守临床一线，更有意将毕生所学无私传承，造福苍生。2016年起，他在临证工作辛劳之余不辞筋骨之劳，历尽艰辛，带领门生整理数十年来的经典医案，并将多年临证总结的已成系统的专科专病治疗经验倾囊相授，录于书中。

2019年，张连义老中医秉承为黄枢医院培养扶阳医学接班人的初衷，在黄枢院长的鼎力支持下，黄枢医院为张连义老中医举行了隆重而庄严的拜师仪式，院内凡有志于扶阳医学的优秀中青年医师均拜其门下。朝阳区卫健委王书记亲临现场见证了各位徒弟向张连义老中医口头奉茶，并呈递拜师名帖。至此，院内院外张连义老中医亲传门生已近20人，遍布各地，包括内传家乡甘肃，外传新疆、北京、云南、台湾等地。扶阳医学是中医各流派中历经最艰辛的暴风雨才得以盛开的一朵奇葩，扶阳之路后继有人，是张连义老中医毕生之愿。

近年张连义老中医参加的学术活动有：

2017年6月，他参加首届世界扶阳大会，并作为讲师团成员做了临床经验交流发言，所投递的三篇学术论文均被收入大会会刊。

2018年7月首届全国扶阳与经方研讨会在河南郑州召开，他虽未亲自参加会议，但所投两篇临床学术论文均收入该会专家讲义。

2018年11月参加第二届世界扶阳大会。

2019年6月，他参加了"2019年扶阳与经方论坛"，所投两稿均被收入大会文集。

孙永章　序

扶阳医学是中医药学发展过程中的优秀成果，扶阳学派有力推动了中医药理论的不断创新和临床诊疗体系的发展。扶阳发端于华夏文明中的重阳思想，从战国诸子争鸣至秦汉一统，中华文化体系趋于完备，重阳思想在中华文明进程中具象化，渗入文化体系中天文、地理、人事各方面。至《黄帝内经》《伤寒论》问世后，扶阳的理论及其应用框架逐步构建。清代著名医家郑钦安在重阳思想指导下，善用附子、干姜等辛热药，展开扶阳医学实践。在实践基础上，郑氏逐步总结形成了重阳的病因病机分析、扶阳的辨证论治以及善用温补肾阳药物的理论体系，依此创立了扶阳学派，著《医理真传》《医法圆通》和《伤寒恒论》传于世，至此扶阳医学显化，其后代有传人，延续、发展至今。扶阳医学及学派历经近200年的传承、创新和发展，已形成一套完整的、成熟的、行之有效的理法方药体系，越来越受到国内外中医药专家学者的重视和关注，形成了蓬勃的发展局面。

张连义老中医是扶阳医学的传承者与实践者。先生少年即有志于医学，秉家传，以勤学为径，至今已投身中医事业五十余载。在识扶阳、用扶阳之后，逐渐将扶阳确立为自己医学研究与实践的主导。继而以扶阳为"主心骨"，兼配以八法，融汇圆通，有效提升了多种疑难杂症的临床疗效。《杏林求真：扶阳老中医临床医论医案选辑》即是张连义老中医数十年行医临证经验付梓之果。在本书中，张连义老中医坚持以疗效为先，深入探讨了以扶阳学说论治内外妇儿各科之精粹、多方联动应用之思路、怪病多由痰瘀起等论题，并着重论述了扶阳治疗皮肤病、扶阳指导美容的思路，提出了中医走向复兴重在认识扶阳的观点，并实录名方应用、专病专治、杂病论治等诸多典型医案，以飨读者。本书是张连义老中医行医之路上的经历和感悟，是对中医药特色学术理论发展的有益探索，是扶阳学术民间实践的优秀成果，可为后学启心，可为中医振声！

世界中医药联合会扶阳专业委员会会长

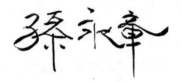

2021年10月于城市月光

王献民　序

扶阳医学是中华中医药学会首批认证的六十四个学术专业流派之一，其理论基础来源于经典《黄帝内经》《伤寒论》《金匮要略》《神农本草经》《八十一难经》《温病条辨》等；吸收了历代医学家及各流派优秀的理法经验为我所用，海纳百川，经过一代代"火神派""扶阳派""温阳学派"等扶阳人的不懈努力，勇于实践、总结、完善、创新、发展，形成了现在的扶阳医学。

扶阳医学是一门注重实践的医学，善用姜、桂、附，但绝不是乱用；扶阳医学有一整套完善的理法辨证体系，在中医药经典的指导下，注重临床实践。实践是检验真理的唯一标准，没有实践，再好的理论也难达到治病活人的目的。扶阳医学之所以得到医学界和患者的认可，就在于其有显著的临床疗效，除注重临床总结外，更注重自我完善，即"先医医，后医病"。

初接触到扶阳医学的同仁，往往会提出这样的问题："扶阳扶阳，阴怎么办呢？"此问题问得好呀！扶阳医学所扶之阳，在收藏状态是"精"，气化升腾状态是"阳"，也即是说扶阳医学所扶的是"元精元阳"。《素问·生气通天论》说："阳气者，精者养神，柔者养筋。""阳气者若天与日，失其所则折寿而不彰，故天运当以日光明。"经典充分回答了此问题。

扶阳医学的临床疗效是显著的，是被中医同仁和患者认可和推崇的，其疗效好的主要原因是牢牢抓住了现代人的体质状态。新中国成立前，人民生活水平低下，藜藿不饱；新中国成立后提高了人民生活质量，解决了温饱问题；改革开放以来又实现了全民小康，由温饱的生活到膏粱厚味的生活，再加上人们体力劳动的减少，脑力劳动的增加，生冷食物的普遍食用，熬夜成为"常态"，劳心劳神，均是在慢慢消耗自身的阳气和阴精，形成了以往任何时代都没有过的体质类型：多湿、多痰、多寒、多郁、多毒、多伏邪深潜、多瘀血内阻、多精气或阳气不足、多阴火上扰、气血不足、本虚标实。这些因素的存在，导致了阳气不足，不能温分肉、运气血、通经络、行气化、化湿浊、祛毒瘀、消伏邪、更不能藏精气；李可老中医说过：阳气到不了的地方，即是阴寒潜藏之地。扶阳医学很好地解决了此类问题，其对错综复杂的急慢性疾病，总结出了一整套临床行之有效的、次递明确的理法方药应用思路和治疗体系。不但治疗当前之病，同时还能在治疗此病时将潜藏的伏邪瘀毒一并排出，达到治未病之效。大量实践证明，扶阳医学临床疗效是可靠的。

张连义先生，敏而好学，深耕经典，并博学各家学说，对扶阳医学的理法体系认识深刻，应用纯熟。半个多世纪以来，张连义先生一直在中医临床一线工作，总结出了很多宝贵的临床经验。其《杏林求真：扶阳老中医临床医论医案选辑》一书，撰录了他踏入扶阳医学以来的临床实践和感悟，难能可贵。本书能使初学者较快进入扶阳之门，登堂入室；使中医临床工作者更能提高其诊疗技能，是一本难得的医技医论著作，应该加强传承，惠及亿万众生。

洄溪堂主 王就民

2021年10月12日

黄枢　序

　　四川人以附子为常食品，江油为附子之乡。我中学时在绵阳，冬至时要喝附子汤。四川人是拿附子当菜吃的，没有听说有人中毒。在川渝等地，民间医家中擅用附子而被誉为"火神爷""火神菩萨"。

　　至少在两千年前，我们的祖先就以极高的智慧，将附子安全有效地应用于疾病防治中。东汉时，医圣张仲景所著《伤寒论》共有113方，使用附子者21方，37条，可见在那个时代附子的利用率有多高！一些医家估计附子的使用率达到80%以上。可是现在的大部分中医师很少使用附子，甚至是几乎就不使用。

　　附子味苦、辛，大热，大毒，能回阳救逆，阴虚火旺者忌服。附子的热性、毒性和使用禁忌让现代中医师都心生畏惧，很少有人亲自尝试附子。他们对附子的认识只能一直停留在教科书、药典上，那么一个在民间能当菜吃的植物在中医界竟谈"附"色变！

　　首先，药典上关于附子的记载偏于理论化，不能概括全部的实际应用情况。此外，附子质量问题也层出不穷，附子的真正性能和作用并不为大多数人熟知。

　　在《伤寒论》中大多使用生附子，"久煎"能有效去除附子的毒性而药效能够稳定可控。附子在《伤寒论》中能被广泛应用，说明当时附子的作用已得到充分肯定，药效与毒性的矛盾已得到有效解决。在民间以附子当菜食用也少有中毒现象，这也是因为遵循了久煎的方法，一般要煎几个小时。

　　然而，后人背离了先贤关于附子的用药原则，用了很多画蛇添足的手段。很多人为了减毒，对附子采取了先煮而后用水反复浸泡的泡制方法。这样的制附子毒性降低，但同时也失去了药性，失去了大部分有效成分。即使《中华人民共和国药典》中规定的用量与《伤寒论》中的用量相当，疗效也就可想而知了。因此医者不得不以超过药典十数倍的剂量用药，这样大剂量应用才能产生疗效，这便成为附子应用的重要经验。

附子用水反复浸泡并没有一个共同的执行标准，因而，市场上不同的制附子药效和毒性悬殊可达十数倍，甚至更高。

附子在高温季节收获后容易腐烂，所以附子收获后要先用卤水浸泡，而这种卤水在使用时应清除其中包括氯化镁在内的固体成分。然而有些加工者一为省工，二为增加重量多卖钱，卤水中氯化镁残留较多，毒性也大，给附子的应用增加了新的问题。

附子应用中出现的不少问题多是饮片的质量混乱所致，现在制约附子发挥效用的主要问题还包括药效保全与去除毒性之间存在矛盾。解决这个矛盾不是因为技术难关没有突破，而是高层医药管理部门的不作为和乱作为。

附子的现代研究指出，附子所含的生物碱是重要的生物活性成分之一，但其中的双酯型生物碱（乌头碱、中乌头碱、次乌头碱）有剧烈的心脏毒性。双酯型生物碱毒性虽大，但它的结构稳定性差，加热会被水解为单酯型生物碱——苯甲酰乌头胺。苯甲酰乌头胺的毒性仅为乌头碱的1/200。苯甲酰乌头胺加热会进一步水解生成氨基醇类生物碱——乌头胺。乌头胺的毒性约为乌头碱毒性的1/2000。至此，附子对人体已无毒性反应。附子的有效药物成分结构非常稳定，在加热炮制过程中不会受到破坏。

由此证明，《伤寒论》中附子久煎去除毒性而保全药效是完全正确的处置方法。四川民间食用附子也是久煎而无毒的。

乌头碱水解的速度随加热温度的提高而增加，乌头碱的残留量随加热持续时间的延长而减少。提高炮制附子的加热温度可显著缩短加热时间。

了解这些情况运用附子就会既安全又有效，这种标准完全可以量化把握。因此严控进货渠道，保持附子质量，同时煎煮时间在2小时左右，把有毒的乌头碱完全转化为无毒有效的乌头胺，这就是最理想的应用状态。我院张连义医生十余年来使用附子22.5吨，单剂剂量最高达到250克。由于疗效显著，大量的疑难杂症被治愈，患者如云。

医圣张仲景确认了附子具有恢复和强化人体脾肾阳气的关键作用。假如附子的作用未被发现和认识，治病必求于本的理论就缺乏有效的验证，仲景也未必有如此崇高的地位。钦安、卢氏他们崇尚仲景学说，在附子的应用上更是得心应手。他们的第四代传人卢崇汉教授，临床附子使用率几乎为100%，并且不使用任何滋阴的药物，而临床治愈率很高，其中不乏现代医学还未攻克的各种顽症。卢教授的"开工、收工"理论是对仲景思想的深化。所谓收工就是不管什么人、什么病，在治疗的最后阶段都要使患者的正气得到恢复和强化。卢教授的收工方法就是用姜、附与其他温热药物的不同配伍（简称为四逆法），使患者完全康复。卢教授的收工理论和方法是其始祖钦安与卢氏几代传人实践仲景思想临床经验的科学总结。

附子归心、脾、肾经。这里所说附子的强心作用是指附子能强化现代解剖中的心脏功能。久煎的附子能使停止跳动的心脏很快复苏，因此成为急救的重要药物。附子含有多种有效药物成分，作用于人体最重要的心、脑、脾、肾等脏器，都能增强其功能。肾阳充足，水液代谢功能就会正常，水液失调才能被彻底扭转。脾阳充足，水谷精微运化正常，痰湿瘀阻就不会继续产生，而陈旧的痰湿瘀阻也会逐渐地自行消散。

从东汉时医圣张仲景到清末四川名医郑钦安先生，相传约1700年附子的功用被再发展了，"火神"一词肇始于郑钦安，在四川省邛崃县（邛崃市）的《邛崃县志》中曾记载郑钦安为"火神派首领"或"郑火神""姜附先生"。卢铸之再依止钦安，接扶阳衣钵，李可老先生又发扬光大了扶阳学派。

我院张连义医生认真钻研伤寒，精研扶阳理论，在临床实践中创新发展，取得了突出的成就。张连义老先生已经78岁高龄了，为了将扶阳传承和发展，将数十年的临床宝贵经验编写成书，可谓呕心沥血。一再要求我为书写序，在感动之余提笔勉为劳之，以慰张老先生著书传薪之愿！

北京黄枢微创骨伤中医院院长

黄　枢

2021年10月10日于北京

我的学医行医之路

　　我是一个草根中医大夫，没有硬邦邦的学历文凭，也没有金灿灿的师承证明，至今职称上也只是个普通的执业医师。但几十年来凭借着孜孜不倦的自学、请教和领悟，我在临床上大胆实践，勇于担当，坚持"疗效才是硬道理"的理念，在内外妇儿急危重症和疑难杂症的治疗上均取得了显著疗效。

　　晚年我有幸接触到了扶阳学说，实现了"众里寻他千百度，蓦然回首，那人却在灯火阑珊处"的境界提升，做到了四个自信：辨证自信、理法自信、方药自信、疗效自信。临床上我宗李可先生为师，学习他勇于担当的精神。从2007年至今的扶阳历程，是我人生的金色辉煌时期。

　　现将我在行医之路上的经历与感悟分享出来，希望能对杏林同仁和新秀有所裨益。

一　学医的条件和动力

　　我于1944年9月1日出生，祖籍甘肃省武威市古浪县民权乡峡口村。虽然西北地区多贫苦，但由于祖父头脑灵活，除了务农外还在镇上开了个骆驼场子，因此我们家在当地也算殷实。父亲从小就接受了良好的私塾和新学教育，考上了国立兰州师范大学（兰州西北师范大学）。回乡后父亲以从教为主，当过小学老师和校长，他教出来的学生有不少在1949年后成为武威地区和古浪县的政界要员。民国时父亲也曾出任国民政府大靖镇的镇长，因为官清廉，为百姓利益与镇上土豪做斗争，深受百姓拥戴。后来他厌倦政治黑暗，退而专心从教。

　　外祖父是当地的中医世家，父亲从他那里学了一些医术，也收集了不少医书。父亲平时义务给人看病，在当地颇有名望，口碑很好。就这样我们家跟中医结了缘，为我学医创造了条件。

1949年后，在"三反五反"运动中父亲被查出当过"大靖镇反共救国军"的小头目。此事父亲确实不知情，是国民党撤退前单方面制定的名单。但由于无法证明清白，所以我们家就被扣上了"黑五类"的帽子，备受打压。"黑五类"的子女在政治和学业上都是没有前途的，上学是上不了高中的，更别说大学了。古语有云："不为良相，便为良医。"良相为治国，良医为治人。从我个人意愿来说，是想当良相，不想当良医。但受限于客观条件，父亲在很早的时候就给我指明了行医的路子，在初中退学后，前途渺茫的我就更加坚定了学医的志向。

除了唯成分论的影响外，小时候的所见所闻也使我立下了学医的志向。那时候农村医疗条件落后，天灾人祸不断，尤其是贫苦老百姓看不起病，小病转大，大病转重，最后等死。我在小时候就见识了很多生老病死，感叹生命的脆弱，幼小的心灵体会到医学的重要性。自己家人的悲惨经历对我触动更大。我两个哥哥先后夭折，最小的姐姐在12岁的时候得了白喉去世。母亲从我记事起就因各种打击而患有精神分裂症，疯疯癫癫，目不识人，到处求医而不得治，在1960年的困难时期饿死。母爱的缺失是我一生的伤痛，因此，曾经目睹家中亲人所遭受的病痛之苦也是我学医的动力。

二　少年学医

我在1952年上小学，初小四年和高小两年，成绩都一直是名列前茅。1958年，我被保送上初中，在大靖中学读书时还担任了学校杂志《靖中青年》的主编。1960年，我由于营养不良性贫血，身体浮肿，就停学回家务农了，因此我真正的文化程度就是高小。

我在上初中前就开始跟着父亲学医，父亲是我的启蒙老师。家里有不少中医书籍，父亲给我开了一长串的中医启蒙书籍，这些书籍包括：

《医学三字经》，清代陈修园编写。这是后世中医启蒙的必背教材，就像儒家启蒙的《三字经》一样。

《汤头歌诀》，清代汪昂撰。本书共有四百多首歌诀，父亲根据经验给我精选了三百首常用歌诀。古语说"熟读唐诗三百首，不会吟诗也会吟"，学医则为"熟读汤头三百首，不会开方也会开"，《汤头歌诀》是学中医必须背诵的基础书籍。

《药性歌括》，明代龚廷贤著。《珍珠囊药性赋》，又名《雷公炮制药性赋》《珍珠囊指掌补遗药性赋》，金代李果著，这些是关于药性的必背基础书。

《针灸大成》，明代杨继洲原著，靳贤补辑重编。我先背诵里面的《十二经络歌》《十四经穴歌》《奇经八脉歌》等，后背诵《席弘赋》《百症赋》《玉龙歌》《四总穴歌》《马丹阳天星十二穴治杂病歌》等，这是学习针灸的必背基础书。

关于脉学，父亲给选的是李时珍的《濒湖脉学》。李时珍把脉象分了27种，但没有临床经验就很难体会，父亲就给我选了常见的八种脉诀进行背诵，他还把自己的把脉经验编了歌诀让我背。

中医理论方面的四大经典，父亲并没有让我选读，他认为这些对一个初学者来说不适合。父亲选的是清代江涵暾写的《笔花医镜》，其中的重点部分都要背诵。这本书通俗易懂，将中医的四诊、内外妇儿病证以及浮沉迟数四脉等都讲得很透彻，我从中受益匪浅。

父亲按照传统的方式让我不求理解地死记硬背，他相信"书读百遍，其义自见"。因为感兴趣，我也乐得学习。我将要背诵的内容写在卡片上随身携带，在打柴、捡粪、干农活之余时时背诵，同一内容隔段时间后还要重新背诵，这样反复背诵才能牢记不忘。学针灸时，父亲用麻纸扎了个小人，让我先扎小人再在自己身上练，自己去感受酸麻胀痛等针感。我的中医功底扎实，就是因为对中医启蒙书籍背诵得很熟练，到现在仍然能对很多片段朗朗上口。

在背诵学习的同时，父亲也让我跟他一起出诊，参与现场观摩和实践。那时候受限于条件，父亲主要是通过针灸、推拿和单方草药给人看病。到我十一二岁，父亲不在家的时候我就开始给人看病了，像牙痛、腰痛之类的小病我在农村治疗了不少。另外限于农村缺医少药的情况，我在单方草药的应用上也有所心得，比如蒲公英煮水治疗乳腺炎、红柳枝和香菜籽煮水治疗麻疹等，在实践中颇见效果，这也是我最初的从医实践经历。

在学医的同时，我也很喜欢看历史书和文学书。那时候家里还有不少书籍没被查抄，包括《三国演义》《说岳全传》《水浒传》《封神榜》《古文观止》，以及各种历史传奇。对历史与文学的热爱始终伴随着我的学医实践，这在满足个人兴趣的同时也有助于加深对中医书籍的理解。

三 在新疆建设兵团坚持学医

1963年，我为谋生计到了新疆，有幸被建设兵团工一师四团招工。由于年龄小、身子弱，人家不愿意招我，幸亏我展示出扎实的中医基础功，才被破格录用，随后我作为装卸连的一员到和田修建飞机场。由于表现积极，而且有一定文化，我很快就摆脱了重体力劳动工作而当上了宣传干事，这也给了我更多学习的时间与机会。虽然工作繁忙，政治运动不断，但我对中医的学习一直没有中断。自己带的那几本书是根本不够学的，我就积极购买各种文史和医学书籍。在1964年的"破四旧、立四新"运动中，和田地区的新华书店被砸得一塌糊涂。我有幸在那里买了一套完整的1949年后第一版中医学院教材，真是如获至宝。那套书非常好，是十六开的版本，完全按照中医理论进行整理，没有西医的内容。它系统地讲述了中医的基本理论和内、外、妇、儿四科的病理、病证与治疗思路，还包括了《伤寒论》讲义、《金匮要略》讲义、《温病学》讲义等各家学说。通过这本书，我系统地学习了解了中医理论及基础知识，受益匪浅，升华了以前掌握的医学知识。

我在和田还结交了一位关大夫，他家里藏了很多书，由于儿女不争气，他见我有心学医就想把书籍折价出售。我一看那些都是好书，有清朝版的也有民国版的，就花了七八十块钱全部背走了。这可是我两三个月的工资啊，别人都笑我傻，但我舍得！因为那时候找书很难，那些书真是宝贝，有《千金要方》《黄帝内经》《难经》《张氏医通》《傅青主男科》《傅青主女科》和《幼科铁镜》等多种书籍。

除了读书，我还积极找人求教和探讨。有一位叫李振亚的同事，他的中医功底比我好，我们俩就经常研讨如何给人看病。由于脉学不好掌握，他建议我学李时珍父亲李言闻编著的《脉诀四言举要》，这本书比较适合临床。那时候医生少，连队里难免有人生病，但李振亚不爱出头，我就给人看病，心里没底时就向李振亚请教。就这样给大家治了不少病，我也得到了锻炼。业余时间我还经常去和田医院找中医大夫治病和请教，从他们那里学了不少临证经验，我也常把自己给人看病的方子请他们指点后再用药。

我在连队行医离不开我们指导员王庆福的支持，那也是因为我首先取得了指导员的信任。指导员的爱人一直未孕，我就一方面给她扎针灸，一方面翻书查阅药方，后来给她开了定坤丹的方子，最终她怀孕生子。产后她又得了乳腺炎，打了几天青霉素都没有治好。我就用大剂量的蒲公英给她挤水喝，很快病愈。这期间给人看病，我更多的是给人扎针灸和开单方草药。

1969年"文革武斗"结束后，我被人扣上了"非法行医"的帽子，毕竟我没有行医资格。工作组派人调查，他们一家一家地走访确认，没想到大家对我的评价都很好。四团的政治部主任就跟连队说可以培养我当个卫生员。就这样一句话，我开始正式从医了，只不过是个赤脚医生。

但是一个搞宣传的人当卫生员，大家都很不服气，怕我看不好病。当时小儿麻疹流行，同时并发肺炎，高热者很多。我采用了两种方法，一种是打针吃药，一个是用中医的单方草药，用红柳枝和香菜籽熬成水，很快把连队的麻疹全部控制了，这样大家才信服。

这期间我是抓住一切机会坚持学习，多方虚心求教，一点一滴地积累中医知识和临证经验，个性上我也颇为大胆，敢于尝试给同事们看病，在实践中现学现卖，也树立起了自信心。

四 在于田农场独立办中医

我真正开始办中医门诊是在1971年。那年我们工一师四团接管于田劳改农场，一贯支持我的指导员当了团部卫生队的协理员，相当于卫生队的书记。

他支持我试办中医门诊，并拨了一笔资金，可以少量采购各种中药。我用了三个月时间，亲自筹办选药、进药，终于支起来一个中医的摊子。

那时候提倡"一根针、一把草"，卫生队给了我一块地种植草药，春天的时候我还去当地山里采集中草药。我们卫生队连续三年组织采药队，和于田县人民医院的医生一起去昆仑山采药，还办了一次中草药标本展览，后来被收藏到了于田市展览馆。这期间我认识了于田人民医院中医科的楼望荣和许岩两位大夫，向他们学习了不少知识。我们卫生队的中医工作，从采药、炮制到开处方都由我亲自做。我相关经验全都是从基层总结的，每个药的药性都是我体验过的。那时我们卫生队通过实践，还摸索出用棉花根治疗慢性支气管炎的单方。

除了给大家治疗内外妇儿各种常见病、多发病外，我也开始注意钻研专病专治，把重点放在了儿科和妇科疾病上。我之前得到的《傅青主女科》和《幼科铁镜》这两本书特别管用。尤其是治疗儿科病，见效快，治愈率高，我很快就打出了名气。我常用的是《幼科铁镜》里的方子，比如天保采薇汤，治疗小儿发热有神效，可以达到一剂止、二剂已，凡是打针输液、用激素治疗不好的发热，都可以用这个方子。小儿高热的病症再用麻杏石甘汤加味效果也很好，这是《伤寒论》的一个组方。

刚开始治病时，我没有什么名气，也只是给人看常见病和多发病。大病、急症患者还是去找西医大夫。后来有西医治不好的大病、急症，患者就找我试试，胆大心细的我也敢揽下来。比如我们于政委的三女儿（小孩儿）经常高热，一发烧就用好药，吃庆大霉素、卡那霉素，这在那时候是很珍贵的药了，但就是不退热。后来政委就让我治，我换了两次药都没效果，依旧高热不退，后来我就大胆着用一斤石膏熬了水给她喝，终于退热了，以后我就一直给政委女儿看病。

我最有体会的一个病例是团里的干事鞠朝新，他三岁的儿子患病毒性肺炎，经过西医治疗效果不好，已经报了病危，患儿手脚冰凉，体温只有34℃，肺炎也很严重，已经呼气转冷、奄奄一息了。参谋长的夫人推荐我给他看病，但西医大夫坚决不让，说治死人了谁负责？更主要就是因为那时候我没有文凭和职称，没有处方权，我开中药必须由卫生队的西医大夫签字。虽然这是很滑稽的现象，但这就是限制民间中医和草根医生发展的法规绳索。鞠朝新知道我治过不少小儿病，坚持让我给治。为了救人，我也不顾别人怎么看。我判断这小孩子的症状属于中医的脱证，于是查找《幼科铁镜》，用了固真汤的方子，也就是四君子汤加肉桂和附子。四君子是补中气的，肉桂和附子是扶阳的。用了一剂药，小孩就苏醒过来。其实这已经涉及了扶阳的问题，我对此是早有体会，但还不深刻。

治疗小儿病出名后，大家就认为我给大人看病肯定也行。实际上我知道自己还不行，但不能把病人往外推，就只好白天看病，晚上查阅书籍研究良方。这时候有一本书对我影响很深，就是当代名医秦伯未写的《中医临证备要》。他按照病症表现给人开方拿药，并不关注舌苔和脉象，这也恰恰是我当时把握不准的两方面。我按图索骥，对症拿药，也治好了不少患者，这本书对于像我这样年轻缺乏经验和无师指导的自学者来说帮助很大。

比如治疗脱发，连队的老赵斑秃，找我来治。我就是在《中医临证备要》里查到了，讲斑秃俗称"鬼剃头"，原因就是出汗受风，引起营卫不和而发病，说得很简单，并开了一个神应养真丹的方子。老赵吃了七八剂药就慢慢长起头发了，我治疗脱发也就是从神应养真丹开始积累经验的。

还有一个胃大弯癌的病例，这是一位西医确诊不能治愈的患者，名叫陈福宝，时年40岁，在卫生队疗养，他听说我治病不错就找我碰运气。那时候他已经是骨瘦如柴，从一个大胖子一下子瘦了几十斤，肚子胀满、大便几天解不下来。我根据中医的辨证施治，判断他是脏腑干枯，大便秘结。先给他解决大便问题，开了个通幽汤，加味养阴润燥药物，然后在此基础上查资料，又加了几味抗癌药物半枝莲、龙葵、白花蛇舌草，软坚散结药物三棱、莪术、玄参、浙贝母、牡蛎。后期的调理以提中气为主，我用的是补中益气汤，大剂量地使用黄芪，这样三个月后诸证痊愈，此人一直活到78岁。本案的后期调理我参考了李东垣的《脾胃论》，脾胃派的理论就是甘温除大热，以补中气为主，健脾扶阳是特色。脾胃为后天之本，肾为先天之本，这是扶阳的理论，我就这样初步与扶阳学说接上了轨。

于田农场是我初步行医的阶段，我一方面勤奋学习，虚心求教，另一方面在个性上胆大心细，虽然缺少治疗经验，但是有人求到我，我就敢揽下，然后查阅书籍，寻找良方，亲自炮制和品尝药性，根据患者的服药反应调整药方或增减药量，逐渐在内外妇儿常见病上打好了基础，对疑难病症也有所涉及。尽管有成功有失败，有心得有困惑，但我的临证经验就在这一过程中一点一滴地积累出来了。

五　在阿拉沟大显身手

1974年对我而言又是一个转折。我们单位调到乌鲁木齐市南山矿区阿拉沟（也叫艾维尔沟）的铁路工程指挥部，承担修建南疆铁路的任务。这里因为搞三线建设，有四个兵工厂、一个电厂和一个艾维尔沟煤矿。我真正在中医上大显身手就是在阿拉沟，那时我才30多岁。南山矿区有那么多部队和工厂，但只有我一个中医。在南山矿区，因为缺中医，再加上我的威信很高，指导员的腰杆更硬了，他给我招了位张全伦大夫作为助手，药柜和药房都做大了，我们也开始了大量地采购中药。

我们的中医门诊门庭若市，大量患者使我广泛涉猎了各类常见病、多发病，这客观上也逼迫我努力学习以满足患者的需求，同时也让我认识到自己不可能治疗所有的病，必须钻研出自己专病专科的特色。于是我除了广泛购买医学图书和研读经典著作外，还专门订购了四五本医学杂志，包括《赤脚医生杂志》《中医药杂志》《中医杂志》。从各种杂志汲取专病专科的营养，筛选他人治疗有特效的药方，再运用于实践中。

比如毒性中药马钱子可以治疗各种风湿病、中风、癫痫及各种抽搐等，我跟张全伦就在如何使用、使用剂量以及毒性上做过很多实验，在治疗上达到了很多药物达不到的效果，我还试验用川乌治疗坐骨神经痛。

看到著名军医乔玉川大夫用泻法治疗精神分裂症，破格大剂量使用生大黄、芒硝和生铁落，比如大黄200克、芒硝60克，治愈了好多例精神分裂症，我也就在实践中加以利用。同样的书籍和杂志专业读者很多，但敢尝试破格用药的人不多。

像银甲散治疗妇科的急慢性盆腔炎、子宫内膜炎等妇科炎症效果很好，利胆汤治疗胆囊炎胆结石效果很好，这些验方在实践中适量加减后都成了我专病专科治疗的方子。益母草治疗水肿是同学介绍的经验，我经过实践认为大剂量使用可以治疗各类下肢浮肿。在治疗妇科病上我仔细研读了傅山的《傅青主女科》和王清任的《医林改错》，活学活用温经汤和少腹逐瘀汤治疗相关疾病。

长时间的积累和领悟，我已经对中医治疗八法（汗、吐、下、和、温、清、消、补）有了很好的体会和运用。尤其是汗法，我用破格发汗法，大剂量使用麻黄（约120克）、石膏（约500克）治疗急性风湿热类关节炎，三剂就能见神效，吐法我基本上没用过。下泻之法我善用大柴胡汤和三承气汤，只要是大便不通、狂躁上火，包括急性阑尾炎或者急性肠梗阻等导致的大便秘结病症，用药后一泻而止，见效非常快。和法常用小柴胡汤，还用麻杏石甘汤治疗小儿肺炎。温法上，我常用理中汤、四逆汤、滋水清肝饮、麻黄附子细辛汤、一甲复脉汤、二甲复脉汤、三甲复脉汤，这些在治疗气阴双亏的病症上效果很好。补法应用更为广泛，不必多说。至于消法，消痰瘀治疗结节肿瘤我也常用，但是有不少的困惑。

关于职称与文凭问题，1976年我去乌鲁木齐的铁路中心医院进修，进修后拿到助理医师的职称，从此有了处方权。1980年我参加了"文革"后第一届全国中医执业医师职称考试，考试成绩非常出色，临床和理论平均是82.5分。但由于我原来没有文凭，一直受到打压，拖了很久才拿到医师执业证书。

在1981年我还报名参加了名老中医任应秋先生在全国范围办的函授班，三年后我以80分的优异成绩取得了结业证书。这次学习对于我学习中医古典书籍的帮助很大，解决了我很多疑惑。

我在阿拉沟待了十年，先是在兵团里独立办中医，后调到国防工办医院中医科工作。这些年对我而言是一个学习进步和临证经验积累的阶段，我坚持看书、看杂志，向别人学习，有针对性地探索和钻研。在处方的运用上我没有成规陋见，不管经方时方，只要管用都敢尝试，并在实践中进行加减化裁，一点一滴、一方一药地进行搜集和积累。就这样，我逐渐形成了自己专病专科专药的系列处方。这期间我已经能够较好地治疗各种脱发、风湿类风湿关节炎、各种儿科和妇科疾病，同时对一些疑难杂症和急症如骨结核、癌症、癫痫等也积累了一些经验。在治疗方法上我已经能够较为熟练地使用八法，对中医的辨证施治有了初步的掌握。但也必须承认，我在治疗上有成功、有失败，也有很多困惑，尤其是对疑难杂症和大病的治疗，还是理不清头绪；对于中医的各种辨证施治方法的运用，还不能有效地进行统筹。

六　在乌鲁木齐时的成绩与困惑

1984年为了女儿能在乌鲁木齐上学，我到新疆联合职业大学当了中医班的班主任。这里给了我一个非常好的平台，使我有幸接触到新疆中医界的名流并向他们学习请教。

班主任的主要职责是管理而不是授课，我需要根据学校的教学大纲聘请老师来学校授课。我聘请的都是新疆中医学院、自治区中医院、市中医院知名度很高、学历过硬的老师，像新疆中医院的院长张绚邦，他毕业于上海中医学院；新疆中医学院的刘欢祖教授，他毕业于北京中医学院；此外还有乌鲁木齐中医院的杨承彦院长，自治区中医院的老中医刘士俊大夫，新疆中医院的沈宝藩大夫，毕业于北京中医学院的刘继祖教授，毕业于成都中医学院的刘长寿教授，毕业于北京中医学院的韩锋（女）大夫等。

我邀请他们授课，自己也跟着听课，后来也安排学生去他们那里实习，这样我和新疆中医界的名师和老中医交上了朋友，通过向他们学习求教和切磋，吸收各家精华，开阔了视野，提升了自己的理论水平。

在探索专病专科、专方专药方面，我还拜了一位老师，那就是河南来的常建志先生。他是民间成长的名老中医，当时他已经七十多岁了。他精通伤寒学说，这方面确实学识不少，但他比较谨慎，主要是用小柴胡汤，和法用得非常好。他看一天病，百分之八十的方子都是小柴胡汤加减。在小柴胡汤的灵活运用上，我受常老先生很多启发。炙甘草汤他用得也比较活，还给我写了一份炙甘草汤的加减运用法则。另外他还给我提示用张仲景的芍药甘草汤可以治疗乳腺炎，我曾经遇到一个疑难杂症，患者经常抽筋，行动困难，甚至倒地不起。我想到了芍药甘草汤，这个汤药从药性来说酸甘化阴、柔肝缓急，几块钱的药就解决问题了。后来我就把这个处方扩大应用，积累在自己的专病专方专药里面。这期间经过常建志和刘继祖两位先生的指点，我对《伤寒论》的方子越来越感兴趣，它们药简力宏，见效很快。

1986年我调到新市区中医门诊部，最大的收获就是接触了来自北京的马若飞教授，他以中西医结合方法治疗脑瘫效果显著。我擅长治疗的癫痫病正好与他相关，同时不少脑瘫患者也患有癫痫病。在与马若飞教授的接触中，我学了不少的经验，借鉴了他针灸和配药的方法。当然我接触不到配方，只是根据他的药推测配方加以总结应用，这样我在治疗轻度脑瘫、小儿多动症、抽搐症等精神疾病方面也有了经验积累。

1988年我自己创办了新疆联合职业大学中医门诊部，一直到1993年将门诊转让。

从1984年到1993年这十年间，我最大的收获就是走出了自己专病专科专方专药的路子。我在自己诊所的门面上也是打出了"突出专科特色，治疗疑难杂症"的字样，并列出了癫痫病、脱发症、胆囊炎、风湿类风湿关节炎、腰腿疼痛、肠胃病、肾病等十几种疑难杂病。敢于打出这样的旗号，与我长期的钻研、探索和以自身做试验密不可分。

比如我敢于尝试破格使用一些毒性药物，用古中医祛痰法治疗各种疑难杂症，包括癫痫、肥胖、肝腹水等。我常用的是张仲景十枣汤（大戟、甘遂、芫花等），一般的医生都不敢用。当然我会首先自己去体会这些毒性药物，曾经为了做巴豆霜，我没有戴手套，触摸后身体下肢部分都发生不良反应，马钱子中毒我也尝试过。虽然这种行为现在看来有些鲁莽，并不值得提倡，但也使我对毒性药物的使用颇有体会，后来用毒性药物可以治疗十几种疑难杂症，这符合中医讲的攻下泻痰祛瘀法，即攻法。

凭着自己的努力，我终于在乌鲁木齐小有名气，众多患者慕名而来。但是扪心自问，我的困惑也越来越多，对治疗失败的病例有困惑，对治疗成功的病例我也同样困惑。比如我擅长破格用汗法治疗风湿病，效果神速，曾经一个哈萨克中年人是被担架抬进来门诊的，我用了汗法三剂药，他就能顺利地走路了，他还给我拉了一车农场的牧民来看病。但是从现在来看，这种疗法从长远疗效上还是有不足之处，不足以根治疾病，因为缺少驱寒扶阳的治疗思路。

在治疗癫痫、狂躁等精神疾病方面我也是有成功也有失败，我治愈过痰瘀实证患者，但一大部分寒证、阴证患者却没有治愈。比如我治愈过一位洪姓的患者，她是产后精神刺激引起了狂躁症，到处乱跑，目不识人，我用泻法给她治疗十天就清醒了，两个月后痊愈。她的丈夫高某对我特别感谢，还给我介绍了一位病人，是他的表嫂徐某某，也是精神病患者。我继续沿用原来的泻法，结果患者的情况越治越差，我就束手无策了。现在看，当时我钻了牛角尖，不知道灵活辨证。洪某属于实证，用泻法可以治好。但徐某某属于阴证，在控制标证后应该大剂量用温补法扶阳。

再如用知柏地黄汤加减治疗慢性前列腺炎。我为我们工一师的一位老处长，他治好了前列腺炎以后，他抄了我的处方为多位老战友、老领导，也治好了慢性前列腺炎。从现在来看这只是治疗前列腺炎的一部分思路，还有一大部分是缺失的。现在扶阳则是以真武汤为主，主要是以扶阳法把整个阳气推动起来，气化才能运行。旧的方子虽然在急性炎症方面取得了成功，但是在慢性增生和结节的治疗方面还有不足。

对这些困惑和不足，虽然现在我心里比较清楚，但在当时却很难提高和改进。

七 十年沉寂、十年扶阳

1993年我出了医疗责任事故，由于药房管理员误将生草乌（含生乌头碱）放入玄参的药兜，后来导致一名年轻人乌头碱中毒死亡。此事对我打击很大，后来我经历了司法程序，搞得自己倾家荡产。此后我的个性发生了改变，尤其是后来跟着妻子学习传统文化和佛法，读经抄经，内心逐渐归于平静，不再计较个人的利益得失与成败。由于是责任事故，我仍然保留了行医资格。在这沉寂的十年里我继续为患者诊病，继续坚持了我胆大心细、敢于实践的行医风格，并接触疑难杂症，继续按照以前的思路，总结搜集专病专科专药的方子。这期间我总结了一些治疗富贵病和老年病的经验。后来我还在妻子老家成都市大邑县灌口镇坐诊，积累了一些治疗急症的经验。

有一位牟姓的患者慕名前来就诊，她在来的路上脑中风发作，当时就从摩托车上摔了下来。家人把她送过来时已经角弓反张、四肢厥逆、口吐白沫、昏不知人。人命关天，不容迟疑！我很果断地先以指为针抢救后用涌吐剂稀涎散急救，患者打了一个喷嚏，吐了一口白沫，人就醒过来了。之后为患者抬到诊室继续治疗，重新扎针，再轮流使用竹沥水、至宝丹、紫雪丹、安宫牛黄丸，观察八个小时患者完全恢复意识后才送回家。然后我多次登门治疗，患者终获痊愈。通常人们认为中医是不能救急症的，但是事到临头我们也绝不能推脱、患得患失，必须要敢于担当。这是我的亲身体会，后来我了解了李可先生的事迹后，更加坚信和做到了这一点。

2002年我跟随女儿到北京休养，也在天津坐诊了一段时间。2004年我到北京金台中医院工作，也就是现在黄枢中医院的前身。由于我职称不高、名气不大，在这里继续沉寂了两年，但这两年是我收获最大的两年！由于生活和工作清闲，我做了两件大事：一件是静心整理了几十年临床生涯的经典案例和处方，将自己专病专科专药的方子进行了总结，写了几十本专集。另一件是我接触和研究了扶阳学说，我先是看了第四代火神派传承者卢崇汉的《扶阳讲记》和《李可老中医急危重症疑难病经验专辑》，一下子有一种"众里寻他千百度，蓦然回首，那人却在灯火阑珊处"的境界，具体而言就是让我对自己以前没能治愈或不能根治的疾病有了清晰的思路。在八纲辨证中，我明白了阴阳为大纲，统筹其他纲领。于是我对扶阳学说产生了浓厚的兴趣，随后我又系统地研读了火神鼻祖郑钦安以及其他扶阳大家的论著和医案，对扶阳学说有了深刻的理解和体会。扶阳学说解决了我多年来的行医困惑，使我在辨证和治疗上有了游刃有余的感觉。

吸收了扶阳学说诸多知识后，我迫不及待地希望付诸实践，但这不只是需要个人胆识，还需要客观条件的支持。时至2006年黄枢教授接管了金台中医院，改名为北京黄枢微创骨伤中医医院。黄枢院长对我充分信任，大力支持，为我提供了一个施展自己才华的坚实平台，使我自己的行医理念实现了腾飞和跨越。

一是黄枢院长兼容并包的管理理念积极支持我进行扶阳实践，他敢于突破临床限制，大量购买附子等烈性药物，使我能够充分地进行药性试验。比如附子，我在四逆汤的原方中不断加大附子和炙甘草的比重，附子的用量从30克一直加到150克，疗效非常明显，且没有不良反应。对扶阳药物的亲身实践，使我坚定了对扶阳疗法和汤剂的运用，良好的疗效也让黄院长坚定了对我的支持。对于各类烈性药物，只要我需要，医院就尽可能采购；只要我签字，药房就可以拿到药，院内煎药也完全按照我的要求进行，这种支持和信任在很多中医院都是办不到的！

二是黄枢院长给了我很好的待遇，尤其是在职称方面。因为学历的原因，我的职称一直是普通医师，临床工作中多有不便，因为患者都会根据职称来判断选择医生。黄枢院长非常相信我的疗效，就给了我一个特聘副主任医师的名号，后来又改为特聘主任医师，这使我备感温暖！

有了这样的好平台，我就开始在临床上广为实践。刚开始我也是不敢大剂量使用附子，都是一点点往上加的。但有些病人也相信扶阳学说，积极支持我加大用量。经过疗效的验证，我才敢放开束缚，大剂量地灵活运用。在黄枢中医院这十年里，我个人和医院实现了可喜的双赢。我的行医理念实现了跨越和腾飞，医院在效益上实现了大丰收，这正是好的平台对于个人发展的重要性！

根据医院的有关统计，2008年至2017年期间，我治疗过的患者数量累计已超过5万人次，统计使用制附子10,289,566克（超过10吨）、细辛1,406,328克（1.4吨）、桂枝2,661,513克（2.6吨）、干姜1,559,288克（1.5吨）、生姜4,665,180克（4.6吨）、生黄芪5,441,416克（5.4吨）。

由于黄枢中医院从未做过商业广告，患者全都是靠口碑相传而来。根据医院统计，我的患者遍布北京各个区县，从外地慕名而来自费医疗的患者广泛分布在东三省及河北、内蒙古、山东、山西、河南、新疆、上海、浙江、海南、广东等地，自费患者开药消费最高达到每月 10 万元以上。

八 对扶阳学说的辨证运用

扶阳学说的发扬光大是时代发展的需要，现在的人十之八九偏于阳虚，阴虚者不足十之一二。这是时代造成的，与时代环境、饮食和医疗思路都有关系。现代人贪吃生冷，"宁要风度，不要温度"的爱美追求，多吹空调，加班熬夜，饮食无常等，使人的阳气受伤严重。当前医生治病也多用寒凉之药，特别是动不动就输液，因此人的体质多有寒气，包括一些真寒假热的热象也是由于阳气虚弱的缘故，阳气虚弱就会百病丛生。

扶阳学说重视阳气，确立了阳主阴从的辨证关系，并将阴阳辨证列为八纲之主导，统筹表、里、寒、热、虚、实辨证。在诊疗时要先辨阴阳，这样多种标证不同的疾病都有着相同的病机。这样提纲挈领，将千万种疾病归纳到阴阳辨证大纲中进行认识，执简御繁，使我们在临床辨证上有章可循，抓住关键所在。心中有纲，主次分明，对症找方，便于把控。这就解决了我长期行医中的困惑，使我能够在临床上能够做到游刃有余地辨证施治。我现在给人看病，就以望诊为主，主要看舌苔和面色，只要舌体胖大淡嫩，面色灰暗或萎黄，就可以断定是脾肾阳虚。问诊和脉诊为辅，不管患者如何述说病情，在所有问题中我抓住其中最关键的问题，就是阴阳这个纲。比如女性痛经烦躁、月经不调，她可以说出很多症状。我只问"手脚发凉吗""小肚子发凉吗"，发凉就是寒证。以前看这类病我多用逍遥散、八珍汤、八珍益母汤、十全大补汤等，但寒气不驱，补法难以奏效。现在我的疗法则是用当归四逆加吴茱萸生姜汤和《医林改错》里的少腹逐瘀汤，这些是我治疗妇科寒证的首选处方。

扶阳学说也升华了我对疑难杂症的认识，比如治疗慢性湿疹，湿盛的本质是太阴脾虚，脾虚而不能化湿的原因是由于受寒，少阴阳虚，相火不旺，脾土受寒。我以前使用孙一民先生的湿疹汤治疗湿疹效果很好，但容易复发，原因就是没有扶助肾阳，现在治疗效果好的主要原因就是加用了扶阳的方法。

只要是有脾虚寒湿，太阴阳虚，我就在湿疹汤的基础上合用五苓散加附子、生姜或干姜，疗效令人满意，这就是扶阳学说在根治皮肤顽症上的疗效。

我虽然坚持扶阳，但在治法上仍然坚持灵活运用八法（汗、吐、下、和、温、清、消、补），对于偏于阴虚的患者还要养阴。寒热并用，攻补兼用，温清并用，阴阳并补，标本兼治，以平为期，一切都要用疗效说话。我也认识到要治病除根，无论是阴虚患者还是阳虚患者，后期巩固治疗还是要进行扶阳。

在治疗思路上，我非常认同李可先生的看法。临证始终要抓住两个根本，一个是肾，命门之火，是人的元气，先天之本；一个是脾，是人的中气，后天之本。我在治疗任何疾病都会兼顾两本，任何时候都要保胃气，决不能伤害胃气，否则再好的药力也不能吸收，饭中的营养也不能吸收，保胃气（太阴）、固肾气（少阴）、的用药思路要贯穿整个治疗过程。

在处方运用上，我很少用单一处方，而是多处方集团化作战，用药如用兵，君臣佐使的角色体现在组方中，而非是具体药物上，这是我根据时代发展和活学活用经方、时方的体会。现代社会不像古时那样病情单一，往往是病情复杂，多症并发，尤其是长期失治或误治的患者很多，攻其一点、不及其余的战术效果不太好。我按照急则治标、缓则治本的原则，在同一张药方中扶阳的同时要顾到养阴，在补脾的同时要顾到滋肾，在扶正的方面要顾到攻泻。比如治疗各类皮肤长痘的疾病，一般人都是用清热解毒的凉药如银翘散、五味消毒饮等，这可以暂时见效，但很快会复发，不能根治。我通过实践经验，配伍对选用张仲景治疗慢性肠痈（阑尾炎）的方子薏苡附子败酱散，例例见效。另外根据患者体质，我还会用少腹逐瘀汤加味或当归四逆加吴茱萸生姜汤加味，有的还需要用麻黄附子细辛汤加味，这样消清温补的方子并用，将其熔为一炉，各取所需，各用所长。

在处方的运用上，我还有一个特色就是在病机相同的情况下，可以做到一方治多病。比如不管患者具体病症如何，只要面色萎黄、脾土阳虚的都可以使用五苓散，各种内外疮证、疡证，都可以使用薏苡附子败酱散，女性患者只要有体寒、月经不调症状者，当归四逆加吴茱萸生姜汤都可以使用等。

一方可以治疗多病，就是因为在阴阳辨证上抓住了疾病本质进行调理，往往会取得出人意料的良好疗效，患者的其他症状常常不治而愈。

关于多方治一病，这种情况主要用于疑难杂病的治疗，效果奇特。比如治疗癌症，我可能同时用到的处方包括扶助肾阳的四逆汤，调和脾胃的理中汤，健脾祛湿的五苓散，活血化瘀的少腹逐瘀汤，软坚散结的软坚散，消除结节的海藻甘草汤，清理肠道的大、小承气汤，同时还会加大使用一些特效药物。其原理就是癌症患者往往多证并存且相互关联，对癌症的治疗需要进行整体性的全方位的战略布局，攻补兼施，清温并用。

在烈性药物使用和剂量上，有了众多先贤尤其是当代李可先生的示范，我也是敢于大剂量地试验和破格用药，大剂量地使用烈性药物确实对治疗疑难杂症和急症疗效显著。比如附子我最高用到280克，生石膏最高用到500克，细辛最高用到90克，麻黄最高用到120克，另外木鳖子、生附子、生南星、雄黄、巴豆、马钱子等药物我也敢于使用。

经过这十年的扶阳实践以及治疗超过五万人次的经验总结，在疑难杂病的治疗上，我已经能够在良性肿瘤（静脉曲张、闭塞性脉管炎、囊肿、结节息肉、脂肪瘤子宫肌瘤等）、部分恶性肿瘤（胃癌、肺癌、结肠癌、肾癌等）、顽固性皮肤病（急慢性湿疹、过敏性疾病、各种皮肤长痘、白癜风、银屑病、各种顽癣等）、风湿病（腰腿疼痛、肩周炎颈椎病等）、心脑血管急症顽症、各类脱发等领域做到治愈或根治，并且得到西医检测手段的印证。

九 行医体会

反思我几十年的从医经历，有一些心得体会希望与大家分享一下。

第一，治病一定要追求疗效。作为一个草根医生，我对这一点体会尤为深刻。如果不能取得疗效，尤其是疑难杂症的疗效，谁来相信你？现在讲改革是硬道理，我认为对医生来说疗效就是硬道理，疗效是大家都能看得到的，比如脸上的疙瘩看不到了，牛皮癣、湿疹消失，癌症被控制住，这就是硬道理。追求疗效就要求医生不能当平庸大夫，而要不拘一格勤于学习和求教，勇于探索和实践良方良药，敢于担当救人大任。

第二，要有自己的特色。医生不能当万金油，除了能够医治内外妇儿的常见病和多发病外，还要根据自己的特长和经验，抓住一些重点，寻找自己的特色，并且一定要探索到底。怎么探索？要有针对性地学习总结他人经验，并敢于尝试和实践，直至能够取得很好的疗效。

第三，要立志做苍生大医。面对疑难杂症和急症，现在大部分的中医大夫都不敢用最有疗效的方法，一部分医生是不懂，也不敢去尝试；另一部分医生是心里明白，但怕出事故。他们给病人开的方子，从治病的角度看，根本就治不好病。这也是为什么现在很多人不相信中医的重要原因。当代医生中我极为佩服李可先生，视其为未谋面的老师，赞其为当代医圣。他在治疗疑难杂症和急重病症上敢于担当和探索，绝不"瞻前顾后，自虑吉凶，护惜生命"，他是我的榜样！

第四，当前中医界过于重视补阴，忽视扶阳，在八法辨证上不善于从整体上抓阴阳之大纲，不懂得阳主阴从的辨证关系，以致大部分中医师在临床上不敢用经方，只敢用时方甚至自编方，使得传统中医难以传承和发扬，此事亟待业内同仁共谋之。

第五，关于用药剂量，现代中医用药四平八稳，习用轻剂，以致汤头疗效欠佳，尤其是在治疗急症、重症、疑难杂症方面近乎完全让给西医。李时珍称"今古异制，古之一两，今用一钱可也"，现代中医药典又将一钱换算为3克，将药量大幅减少而且标准化，实在是大错特错，贻误中医发展！现代医家早已证明汉代一两可约等于今之15克。中药不传之秘在于量，伤寒学说的不传之妙也在于量。不能针对病症灵活调整药量，反而将其形成定律习以为常，这种做法实在不妥。突破常规，大剂量使用特效药物，这也是我多年行医取得实效的不传之妙。

注：本文被收录于2017年，6月29日至7月2日，由中华中医药学会主办的"首届国际扶阳医学大会"会刊《扶阳医学临证传奇》，编入本书时略有修改。

目 录

上 篇

论文系列 _3

名方应用系列 _89

下 篇

上

篇

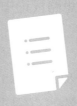

论文系列

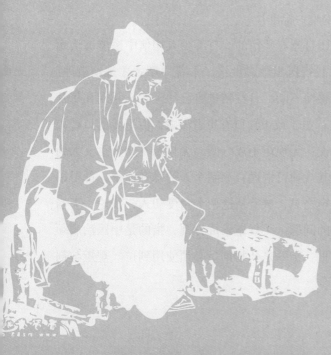

无规矩不成方圆　无权衡不知轻重

——以扶阳思路浅论中医的疗效问题

中华民族有着上下五千年的历史，创造了灿烂的文化，而中医中药是我国古代优秀文化遗产的重要组成部分。它是古人几千年来在日常生活中与大自然作斗争而总结出的自我保护经验，也正得益于此，中华民族才能生生不息，繁衍壮大，成为世界第一大族群。

自19世纪末西医进入中国以来，贬低中医、废除中医、西化中医之风猛烈不止，西医大行其道，中医全面退缩，几乎退出常见病和急危重症的治疗，在百姓心中逐渐树立了"大病治不好，小病治不了"的"慢郎中"印象。中医界虽有不少名医大家出世，他们医德高尚、医术高超，为世人景仰，亦是无力扭转大局。老百姓不管你是中医还是西医，能治好他的病，就说你是好医生，就说中医好或者是西医好。因此一切的一切，归根结底都需要拿疗效来说话，疗效是检验医家水平的唯一标准！

好在中国人骨子里对中医还是颇有感情的，有不少人相信中医能够治病除根。凭着这份信任和期待，我行医半个多世纪，本着"疗效才是硬道理"的理念，读书学习不辍，临床感悟不断，日益精进自己的医术。我现在每月出诊12天，接诊患者近千人次，虽不敢说让所有患者满意，但患者的口碑相传就是疗效的真实证明。古语说：无规矩不成方圆，无权衡不知轻重。大到天地四时阴阳的消长转变，有其规律可遵循；小到个人的修齐治平，都得以道德家规为约束。我以个人一窥之见，试着从这两个角度切入，浅论一下当代中医如何治病才能取得疗效的问题。无规矩不成方圆，指的是中医治病须坚守传统法脉；无权衡不知轻重，指的是药物剂量必须使用到位。规矩与剂量，两者张弛有度乃为最佳。

　　关于规矩，中医不同于西医的根本之处就是早就建立了一套验之有效的辨证论治体系，这是由众多古圣先贤在《易经》《黄帝内经》《神农本草经》《伤寒论》等经典著作中创立并不断完善，这就是中医最大的规矩。从望、闻、问、切到理法方药，每一环节都有其基本的规矩。不仅守成有规矩，创新也有规矩。这些规矩的传承和创新就是古中医的命脉法，也是中医疗效的根本保证。

　　在望、闻、问、切方面，我们以四诊歌诀为指导，古圣先贤认为："望而知之谓之神，是以目察五色也；闻而知之谓之圣，是以耳识五音也；问而知之谓之工，是以言审五病也；切而知之谓之巧，是以指别五脉也。神、圣、工、巧四者，乃诊病要道。"四诊合参讲的就是对病证信息的全面收集！再如清代陈修园"十问歌"："一问寒热二问汗，三问头身四问便；五问饮食六问胸，七聋八渴俱当辨；九问旧病十问因，再兼服药参机变；妇人尤必问经期，迟速闭崩皆可见；再添片语告儿科，麻痘惊疳全占验。"是古人对如何询问病情的一种经验总结，它可能还需要随时代发展不断完善，但它已经为我们树立起主次顺序和轻重缓急的全方位问病规矩。我们中医的这些规矩要不要坚持？现在很多中医大夫望、闻、问、切流于形式，主要依赖西医的物理诊断和化学诊断，完全背离古中医传统！

　　通过四诊，医家搜集了较为全面的病证信息，下一步就是如何进行辨证，也就是对病机的判断，这属于"理"的层次。《黄帝内经》讲"善诊者，察色按脉，先别阴阳"。中医的辨证论治首先讲的就是辨别病证之阴阳，就是认为阴阳之辨为辨证的根本大纲。历代医家对如何辨阴阳各有定见。我从经验上非常认可火神鼻祖清代郑钦安的"阴阳之辨"，简单明了，易于操作。他说："余考究多年，用药有一点真机，与众不同。无论一切上、中、下部诸病，不问男、妇、老、幼，但见舌青，满口津液，脉息无神，其人安静，唇口淡白，口不渴，即渴而喜热饮，二便自利者，即外现大热、身疼、头痛、目肿、口疮，一切诸症，一概不究，用药专在这先天立极真种子（即元阳，作者注）上治之，百发百中。若见舌苔干黄，津液枯槁，口渴饮冷，脉息有神，其人烦躁，即身冷如冰，一概不究，专在这先天立极之元阴上求之，百发百中。"（《医理真传·钦安用药金针》）

郑钦安的这一论断化繁为简、去伪存真、直抓主证，为阴阳之辨确立了一个很好的规矩。参照他列举的具体病症，我们可以根据自己的经验和具体病症灵活把握，抑或有所发展，但他立规矩的原则无疑是正确的、经得起临床检验的。我在临床上通常就以望诊和问诊为主，只要患者面色萎黄、舌体淡嫩胖大、肢寒畏冷、甲印（手指甲半月痕）缺失，有其一就可以断定患者为阳虚，简明扼要！

五脏六腑相生相克，浑然一体。后天之本在太阴脾，先天之本在少阴肾，这是业内共识，治病求本之法就应始终顾护两本。见病治病、对病寻方，只是治标治急，兼顾两本才能标本兼治。我之所以钦佩郑钦安且广为实践扶阳思路，恰恰是自己从时代感悟和临床经验中体会到当代社会人们的体质特点，其中阳虚远远多于阴虚，大部分标证为阳证者本质上仍然是阳虚。正是在坚持扶阳的辨证思路下，不管遇到什么病症，我都能做到胸有定见，直抓主证，顾护两本阳气，这是治病之大纲。在临床上，凡是阳虚患者，我都要额外嘱咐他们忌食生冷、注意保暖等，医患配合，共同呵护阳气。

对病机有了阴证或阳证的总体认识后，就要对病症的主次标本、轻重缓急进行分析。在这方面，六经辨证与八纲辨证合参是基础，脏腑辨证、三焦辨证、卫气营血辨证等思路为辅助，到具体病情，如温病就要重点参考卫气营血辨证，但一切辨证思路都要在阴阳大纲的框架之内！

下一步就是"法"的层面。中医治病一般遵循八法，即汗、吐、下、和、温、清、消、补。这些都是古圣先贤针对病情的辨证而总结出来的八种主要治疗思路，强调有是证用是法，以证定法。这就充分说明八法皆有其用，只是因人而异。有治标之法，有固本之法，有针对主证之法，有针对兼证之法，有救急之法，有调理之法。每一种治法下又有不同的分类，例如汗法中有辛温发汗法、滋阴发汗法、引吐发汗法、益气发汗法等；下法中有急下存阴法、咸寒润下法、增液通下法、宣肺通肠法等，这就是如何活用治法的问题。有时可以单独使用一法，有时需要多法合用，用得好就可以达到"一法之中，八法备焉，八法之中，百法备焉"（清代程钟龄）的境界。但法的运用始终要在阴阳之辨的前提进行，不管使用何法，都要注意培护两本元气，正气足才能将邪气祛除得彻底。

在"方"的层面，主张方随法走。古往今来，历代先贤为我们留下了众多方剂，有经方、时方、验方以及各种秘方，在同一法下往往方剂甚多，如何挑选？古语讲"千方易得，一效难求"。历经时代检验而仍然为医家推崇的处方肯定就是好的处方，不拘方的来源，都可以当作"经方"。我比较推崇清代汪昂主编的《汤头歌诀》，他将历代验之有效的药方汇总，编辑成歌诀，歌诀里不仅有药物的组成，还有适用病证以及随证药物加减等内容。背好汤头歌诀，选择出适用方剂，既事半功倍，又出方有据。中医有句俗语："熟读汤头三百首，不会开方也会开。"汪昂在序言中讲："令人不辨证候，不用汤头，率意任情，治无成法，是犹制器而废准绳，行阵而弃行列，欲以已病却疾，不亦难乎？盖古人制方，佐使君臣，配合恰当；从治正治，意义深长。如金科玉律，以为后人楷则。惟在善用者，神而明之，变而通之。"汪昂兼容并包，以疗效为准绳，经方、时方兼收并蓄，着重强调古人立方的规矩。汤头歌诀之立意顿时明了！反观现实，我们怎能不心生感慨？有规矩的处方才能便于掌握和传承，有传承才能有真正的创新。通古今之变，才能成一家之言！

比如李东垣所创之补中益气汤，后世张景岳将此方化裁，去当归、陈皮、柴胡，名为举元煎，用治气虚下陷而出现血崩血脱、亡阳垂危之重证。张锡纯依此方拟出升陷汤，用治胸中大气下陷而出现气促急短、呼吸困难、脉沉迟微弱或脉律不齐。王清任所创制血府逐瘀汤是以桃红四物汤合四逆散为基础。刘奉五老先生把四物汤、二仙汤、五子衍宗汤合用，创立四二五合方，治疗血虚肾亏所引起的妇科疾病。李可老先生创立治疗心衰的破格救心汤，是在伤寒方四逆汤类方和张锡纯来复汤的基础上创新而得的。只有深刻体会了前人立方之意，才能结合具体情况化裁和创新，只有站在巨人的肩膀上才能看得更远！

观《名老中医之路》（周凤梧、张奇文等主编），近百位现当代名老中医虽各有千秋，但学医、行医时无不强调规矩之重要。简单举几例：妇科名医姚寓晨先生强调"源《内经》、宗仲景、法景岳、效傅山"的妇科治疗思路；王静斋先生力主医之治病，首先在于认证。他认为："将证认清，治之则如同启锁，一推即开。认证之法，先辨阴阳，以求其本……强调阴阳为两纲，表、里、虚、实、寒、热为六要。"蒲辅周先生更是讲求规矩与灵活变通的典范，他"首崇仲景学说，常谓《金匮》《伤寒》二书，理详法备，为方书之祖；临床医疗的准绳。下遵历代各家流派，博采刘河间之寒凉，张子和之攻下，李东垣之温阳，朱丹溪之滋阴，冶众长于一炉，以补仲景所未备，开后学之法门"。他"毫无偏见，集思广益，撷取精华，扬弃糟粕。大力倡导治疗以辨证论治为主，不必斤斤于经方派、时方派之争"。

如此可见，中医辨证论治的理法方药体系一以贯之的就是古中医的规矩。没有了规矩，疗效何以保证？不按照古中医的规矩治病出方，疗效不佳只能怪罪于医家自己！我的经验就是在古中医的规矩中突出并贯穿使用扶阳固本思路，用方上是以伤寒经方为主，不拘任何时方验方，且多处方联动使用。

"药"的层面，主张随方定药。但对于药性的体会，医家也是在不断进步和提高的。历代公认的药性著作包括《神农本草经》《雷公药性赋》《本草纲目》等，对于初学者而言，我的经验是熟练背诵明代医家龚廷贤所编著的《药性歌括四百味》，可以打下扎实的基本功。除此以外历代中医大家还在不断地在临床上钻研药物的其他特性，不少人还有专门的药性论述，如李东垣有《用药法象》、张景岳有《本草正》、黄元御有《长沙药解》《玉楸药解》等，他们基于各自的用药体会，对已有处方的功效与加减方形成新的认识，才能创立出新的处方，久经检验后这些处方就成了"经方"。中医大家以及各个流派对自己擅长药物药性的理解对我们都有裨益。比如脾胃派对补益药物药性的理解，滋补派对养阴药物药性的理解，温病学派对清热药物药性的理解，火神派对扶阳药物药性的体会等等。民间中医也有自己的用药体会，我们也要虚心求教。我从王幸福先生、王献民先生的论著里学习并体会到了不少用药心得，验之临床颇有疗效。

有句俗话说得好，"中医本无派，庸人自扰之"，可以改编一下为"中医本无派，疗效一统之"。后学要汲取各门各派、历代名家之长，将其消化、吸收、融入为己有。

关于中医疗效，还要关注剂量大小的问题，也就是权衡轻重的问题。有句俗语叫"医家不传之秘在于量"，说的就是"用药的剂量是取得疗效的关键保证"。刀剑的质地再好，不开刃就无法有效杀敌。由于历代度量衡不统一以及很多医案或处方都没有标明剂量，曾经对古代名医的用量无法考究。现在这个问题已经基本解决，历代度量衡对照现在的标准都有了科学的依据。使用经方对照的就是伤寒方的基础用量，时之一两约等于今之15克。对照古人，我们就能发现一个较为普遍的现象，那就是现在很多中医大夫的用药剂量明显偏低，不管是经方、时方，都存在这个问题。剂量上不去，疗效怎能保证？这是处方基础用量的问题。

当前的临诊环境，小病患者很少找中医，大部分患者都是西医治不好或者迁延日久，小病转成疑难杂症后才找中医试试运气。治疗这类疾病，即使医生选对处方，基础药量上去有时也难以奏效。这就引出"毒药"的应用。"毒"者，"过"也，即"超过"一般人体耐受度的大剂量用药。对超剂量用药的问题，要辨证对待。古语有云"病大药大，病毒药毒"，药性之偏就是要修补人体气机之偏，偏至甚则应量至大。我对于确有毒性的药物应严格遵守相应的配伍、炮制方法或煎服法等。笔者常用的附子、川乌、草乌等药就是严格遵守先煎法，从未发生过一例中毒案例。

每一个经典处方都有君臣佐使，君药作为主药就是针对主证而定的。我们讲"有是证用是药"，"证有轻浅沉痼之殊，方亦有平易险峻之异"（黎庇留先生）。张存悌老师所编《拍案惊奇——奇方妙法治验录》里说"能用毒药者方为良医"，"擅用峻药攻邪者方是医林高手"，这恰恰是古今名医的真实写照。没有成功治疗过疑难杂症或急危重症的名医，古之未有也！比如陆仲安先生用300克黄芪合用党参治好了胡适先生的水肿病，张锡纯先生曾用10斤大黄治疗一妇人的热毒，王幸福先生曾用熟地黄500克合用肉桂治疗顽固性失眠；我也曾用500克石膏治疗了一小儿数日不退的高热，名家案例不胜枚举，根本的就是对症下药！

大剂量用药首先就要求医者辨证准确、胸有定见，其次是胆识。没有这方面经验的医生，可参考前人的经验，一方一药自己亲自体会后再用于临床。李可先生讲得好"所有的风险我们这一代人都冒过了，你们照猫画虎，吃现成饭，还有什么顾忌"？

现与大家分享我治疗过的几个特效案例：

1. 急性风湿热案

一位哈萨克族患者，男子，40岁左右，1986年初诊。

【症见】患者风湿病急性发作，不能行走，是被担架抬进诊室的。手部关节及膝关节、踝关节红肿热痛，膝关节尤甚。患者形体肥胖，身体发热。舌体胖大，脉弦紧。西医检查白细胞、血沉和抗链球菌溶血素指标都很偏高。

【辨证】太阴寒湿，阳明湿热。

【方药】董长富先生汗法治疗风湿病经验方合四妙散。

生麻黄120克　生石膏500克_{先煎}　生白术60克　红花15克　威灵仙18克　川乌 15克_{先煎}　防风15克　生甘草30克　生姜30克　大枣15枚　苍术30克　黄柏10克　川牛膝15克　生薏苡仁30克

【按语】本案主方为河南信阳中医院董长富先生汗法治疗风湿病之经验方，此方是越婢加术汤合乌头汤加减而成。特色是重用生麻黄120克发汗解表救急，重用石膏500克清内热，与生麻黄相互配合又相互制约。以生白术内收护中，牵制生麻黄与石膏的外散之力，另加四妙散清利湿热。我开了三剂药，并嘱咐其家属：患者服药后盖被躺卧，以便全身出汗，直至出透为止，其间不能见风，如汗已出透，则停止服药。由于大汗伤津液，患者要喝加糖、加盐的米汤予以补充。一剂药后，患者关节处的红肿热痛明显减轻，三天后，患者能自己行走，化验各项指标均已正常，这就是尊重古方之意、大胆超剂量用药、汗法救急的案例。

2. 急性狂证案

洪某，女，28岁，某科学院印刷厂职工，1986年上半年初诊。

患者因新产后月子里与家人吵架生气患病，精神狂躁，情志异常，彻夜不眠，大便干燥，数日不下，目不识人，打人摔物，到处乱跑。患者是犯病时直接被家属带来就诊，并未服用过镇静药物。

【症见】目赤，舌红、苔黄厚腻，脉弦紧数。

【辩证】患者平时性格急躁，情绪受刺激后肝火上升，耗伤阴血，加上产后血虚，以致营血亏损，内热更盛，日久成痰火，扰乱神明。

【方药】先用了通幽汤合增液承气汤让患者排便泻火，但患者仍然暴躁不安、目赤，一派阳证火热之象。于是采用了乔玉川的三生饮惊风一号方为主方合大承气汤，还加味了一些补血的药物（依旧考虑大热后伤阴），取增液承气汤之意加玄参、生地黄、麦冬。

生石膏250克_{先煎}　生大黄60克_{泡水兑服}　生铁落30克　青礞石 60克　芒硝24克_{后下}　天竺黄15克　当归30克　鸡血藤60克　玄参30克　生地黄60克　厚朴30克　枳实15克　麦冬15克　桃仁15克

患者服用两剂后，大便得通，先排出大量黑硬燥屎，将体内的废物彻底排泄后，排泄物开始变为黏痰状。三剂后患者清醒过来，能识人，不再乱跑，目光开始聚焦，镇定下来，家人也随之松了一口气。在后面的调理中，我不时对患者进行心理疏导，最终疾病彻底治愈，这是重用时方泻法救急的案例。

狂证亦有阴证和阳证之分。一般发作时都呈现阳证，但大泻之后也有患者会由阳证转为阴证，如沉默寡言、闷闷不乐、形容痴呆。这类患者根本上就是体质虚寒，需要对其扶阳健脾、化痰、醒脑。其太阴阳虚是本，阳明湿热是标。我在当时没有接触扶阳理论，也曾有治疗阳证转阴证的失败案例一例。

3. 心肺衰竭案

姜某，男，85岁，退休干部，2017年3月30日初诊。

患者素有2型糖尿病，注射胰岛素控制血糖，轻度高血压病史，前列腺增生。2017年3月22日因感冒后出现严重咳嗽、喘咳就诊当地医院，查白细胞36×10^9/L，诊断为"老年性白血病"，随即进入重症监护室，予以大量抗生素及激素治疗，每日吸氧输液（具体药物不详）。治疗5日后，症状没有明显改善，查白细胞31×10^9/L。患者自觉年事已高，每日在重症监护室看见的多是生离死别，心理无法承受，表示不愿把人生的最后时刻留在医院，于3月28日坚决要求离开重症监护室。

3月30日患者要求家属电话联系救治，因情况紧急，只能通过电话视频进行远程会诊。

【症见】患者面色晦暗，神情呆滞，喘咳严重，语言低微，面肿足肿，气息奄奄，小便失禁。舌偏胖大、苔腻、边有瘀斑。

【辨证】心肺衰竭，肺气失宣，气化不利。

【方药】李可先生变通小青龙汤合破格救心汤加味。

炙麻黄45克　桂枝45克　赤芍45克　细辛45克　清半夏60克　五味子30克_{捣碎}　炙甘草30克　制附子45克_{先煎}　炙款冬花45克　炙紫菀45克　白果仁20克　蝉蜕45克　山萸肉60克　红参15克　党参30克　生姜30克　干姜30克　藿香30克　佩兰15克_{后下}　草果10克　白芷30克　郁金15克

一剂水煎服，分成三份。嘱咐患者煎出药后立即饮一份，若汗出透彻则停服，若不出，4小时后继服第二份。变通小青龙汤采用经方原剂量，外解寒邪，内除痰饮，合宣肺药物，提壶揭盖，以利小便，止咳定喘；取李可先生破格救心汤，峻补心肾之阳，扶阳固脱；方中药物均为大剂量，救急危重症必须如此！方中炙麻黄45克更是超大剂量，通过汗法宣通肺气，但需中病即止。李可先生讲"有胃气则生，无胃气则死"，患者多日未正常进食，所以方中还取理中汤、草果顾护胃气，藿香、佩兰芳香化湿醒脾开胃。

患者饮尽第一份药后汗出畅快，面足浮肿顿减，咳喘大减，小便可控，自觉精力稍有恢复，两目有神。中病即止，减少变通小青龙汤剂量，维持破格救心汤剂量。

炙麻黄6克　桂枝30克　赤芍30克　细辛30克　清半夏45克　五味子30克_{捣碎}　炙甘草30克　制附子60克_{先煎}　炙款冬花30克　炙紫菀40克　白果仁15克　山萸肉60克　红参30克　党参15克　生姜30克　干姜30克　藿香10克　佩兰15克_{后下}　草果10克　白芷30克　郁金15克

炙麻黄调整剂量为6克，合款冬花、炙紫菀、白果仁继续宣肺。患者服药三剂，一周后咳喘彻底消失，精神佳，小便正常，已经可以执笔写字。患者查白细胞24×10^9/L。考虑非细菌性感染，继续怀疑"老年性白血病"。予以十四味建中汤加味10剂。患者1月后自觉已如常人，无任何不适症状。

4. 慢性肾衰案

安某，男，55岁，湖北黄冈人，2017年11月23日初诊。

患者在武汉长期治疗慢性肾衰竭无效后，经人介绍自费来中医院就诊。患者受武汉西医影响，认为也是无药可治，故不抱希望，主诉时并未提及慢性肾衰。

【症见】心烦失眠，肾功能不好，小便不利，舌淡胖大，脉沉。

【辨证】肝肾亏损，心肾不交。

【方药】小四五汤合酸枣仁汤、睡眠验方四味、半夏秫米汤、柴胡加桂枝龙牡汤加味附子、益母草。

柴胡15克　黄芩12克　党参30克　清半夏60克　生姜30克　炙甘草15克　当归15克　川芎15克　生地黄30克　白芍15克　桂枝15克　白术15克　茯苓15克　猪苓15克　泽泻15克　山萸肉30克　生黄芪60克　炒枣仁30克　知母10克　黄柏10克　五味子30克_{捣碎}　合欢花15克　黄精40克　生山楂40克　生薏苡仁60克　益母草60克　生龙骨30克_{先煎}　珍珠母60克_{先煎}　制附子30克_{先煎}　大枣30克

小四五汤是经方大家陈宝田先生创立的经验合方，该方由《伤寒论》小柴胡汤、五苓散及《太平惠民和剂局方》之四物汤组合而成，取三方的字头简称为小四五汤，此方是经方和时方结合的典范，在治疗各类泌尿系统疾病上颇有疗效。本方以外有余邪、内停水湿、瘀血互阻、毒邪壅滞为辨证要点，这些恰恰是脾肾阳虚的表现。小四五汤和解少阳、调理代谢，四逆汤、理中汤、四君子汤、五苓散，顾护脾肾阳气。治疗失眠的酸枣仁汤、柴胡加桂枝龙牡、睡眠四味、半夏秫米汤调节阴阳、养血安神、降逆和胃。益母草为本方特效药物，用至60克以上利水消肿，改善肾脏代谢，可用至150~200克。患者服用上方15剂，两周后例行去武汉医院检查，竟发现肌酐指标由170μmol/l降到146μmol/l，西医甚为惊奇。患者得意外之喜，于2018年1月6日来京继续调理才诉说患有慢性肾衰竭、已不抱希望等语。我也是意料之外，但细想也是情理之中，坚持扶助脾肾阳气之法，自然就会对阳虚所致的各类疾病大有裨益，更何况小四五汤就是对泌尿系统创立的合方、验方。效不更方，加味五倍子15克、全蝎4条，以治疗尿蛋白；加味阿胶珠12克，取猪苓汤之意以防止血尿。我继续为患者开了两周的药，这样前后一个月，患者肌酐指标已经降到97μmol/l左右的正常范围。患者欣喜万分，特意致信感谢。

尊敬的张教授您好！我是您的病人安细发，很庆幸能遇上您这位医术高超的医学专家，在此，我及我的家人向您表示衷心感谢！

就我的情况，特与您老人家汇报一下，起病时是突感肚子痛，去武汉协和医院检查确诊为肠系膜上动脉夹层，两个月又出现肾功能不全，肌干146。对出现肾功能不全医生认为由两种情造成的，一是多次造影剂造成药物损伤，二是由于动脉夹层导致动脉血管狭窄而致供血不足而导致肾功能不全，以上情况武汉医生说的，仅供您老参考。

但在您老的治疗下，肾功能各项指标有大大的好转，肌干值由146降到了97，人也舒服多了。可近几个月，尿酸每月按50的比例上升，目前已达443了。张老，就目前情况，我想调理几方面，一是血管方面，二是肾功能不全方面，三是血压方面，四是皮肤痒方面，五是睡眠方面，六是夜尿多，分又易疲劳方面，就以上方面我也不知是否能一起调理，只是说说，以您老治疗意见为准。最后祝您老身体永远健康，长命百岁！

您的病人：安▪▪

2018年6月5号

5. 糖尿病坏疽阳虚案

陈某，男，53岁，2018年4月24日初诊。

患者素有糖尿病，双下肢动脉硬化狭窄、皮肤发凉发黑，皮下脂肪瘤，左脚大趾因坏疽刚截肢术后难以收口，医生称可能还需要进一步截除，患者听病友介绍急来就诊。

【症见】舌暗红、胖大、苔白腻，脉弦滑。

【辨证】脾肾阳虚，痰瘀互结。

【方药】当归四逆加吴茱萸生姜汤合阳和汤、麻黄附子细辛汤、活络效灵丹、软坚散。

当归30克　桂枝30克　赤芍45克　生姜30克　炮姜炭30克　吴茱萸45克　制附子90克_{先煎}　麻黄10克　细辛75克　白芥子30克_{捣碎}　肉桂30克　熟地黄30克　鹿角片30克　小通草10克　炙甘草60克　生黄芪130克　水蛭7.5克_{粉冲}　丹参50克　乳香15克　没药15克　醋山甲6克_{粉冲}　皂角刺45克　玄参50克　浙贝母30克　金银花60克　川牛膝40克　生地黄30克　毛冬青60克

此案患者阳虚明显，下肢血行不畅，术后疮疡难以收口，故用当归四逆加吴茱萸生姜汤温阳行气通经，合阳和汤温阳补血、散寒通滞为本案基础方；活络效灵丹为张锡纯活血化瘀名方，大剂量麻黄附子细辛汤助力扶阳行气；方中超量使用黄芪130克，突出其益气固表、托疮生肌之效，加水蛭、毛冬青、皂角刺等均为活血通滞特效药，软坚散加白芥子化痰瘀。此案为多方治一病案例，多角度、立体治疗主证。患者服药三剂，一周后双足颜色就开始变淡，两周后已现正常肤色，双足变暖，疮口恢复正常，不再担忧后续截肢。后续再调理两月余痊愈。

6. 糖尿病坏疽阴虚案

李某，男，79岁。2018年2月13日初诊。

【症见】糖尿病病史伴坏疽，右下肢动脉硬化，右脚肿胀发黑伴局部发热两周。舌红、胖大、苔裂，脉弦略数。

【辨证】肝肾亏损，血热血瘀。

【方药】为四妙勇安汤合活络效灵丹、防己黄芪汤、软坚散加味。

当归30克　金银花60克　玄参50克　生甘草30克　丹参50克　乳香15克　没药15克　水蛭7.5克_{打粉}　毛冬青30克　生黄芪60　防己15克　醋山甲6克_{粉冲}　浙贝母30克　生牡蛎30克　皂角刺45克　海藻30克　生地黄60克　赤芍30克　桃仁15克　白芥子15克_{捣碎}

此案患者按照西医的标准治疗，未来难免截肢。中医论证不论病，在我看来病机仍为素体阳气虚弱，不能温煦推动血液运行，血液运行不畅，郁而化热。该患者虽为阳虚，但是就舌象脉象来看，现阶段热象比较明显。所以先缓解标证，选四妙勇安汤合活络效灵丹清热凉血、活血化瘀，加水蛭、毛冬青、皂角刺、桃仁、赤芍来活血通络，软坚散、海藻甘草汤加白芥子化痰瘀，防己黄芪汤益气利水消肿。此方寒凉药偏多，扶阳药物偏小，为前期处方，症状缓解后可加大扶阳药物的剂量，本案患者用药三周后腿部肿胀与发黑现象消失。

小　　结

上述案例均为急危重症和疑难杂症，并都是西医救治方法有限或效果不佳之病。我之所以取得了非常好的疗效，就是因为严格遵守了前面讲的规矩，坚持了阴阳辨证大纲，抓住主证。虽然处方药物较多，但都是以证定方选药，经方、扶阳方为主，温补法为主。药物剂量也超过很多同仁，确实达到了"效如桴鼓"。所以中医如果能够沿袭、传承古人几千年来的治病规矩，敢于对症下药，疗效只会比西医更强！千余年来中医的发展已经向世人证明了其独一无二的历史价值，故此中医要有足够的自信心。

疗效才是中医生命力所在，关于如何提高当代中医的疗效水平，其实是一个全面而系统的大工程，需要国家层面的大力支持，也需要每一位中医大夫的切实努力，我仅是从规矩和剂量两个方面提出自己的看法。

注：本文被收录于2018年间，由中国民族卫生协会民族传统疗法专业委员会主办的"首届全国扶阳医学与经方临证研讨会"《专家讲义》，扶阳大会论文集，编入本书时略有修改。

牵住了牛鼻子、找到了金钥匙

——扶阳学说抓住了中医内外妇儿各科治疗的精髓

我是一位草根中医大夫，有着世袭中医的渊源，自幼备尝生活艰辛，文化水平不高，正式文凭就是个高小。行医之路也是几多坎坷，直到1979年才通过中医执业考试。由于从1987年离开国家单位，个人开办中医学校并独立开设门诊，所以职称至今一直未变，仍是个普通的执业医师。这样的经历磨炼出了我的坚韧个性，并常以郑板桥的《竹石》自勉："咬定青山不放松，立根原在破岩中。千磨万击还坚劲，任尔东西南北风。"

五十年来，我坚持"疗效才是硬道理"的行医理念，孜孜不倦地自学、求教和领悟，在临床上也敢于实践，勇于担当，在内外妇儿急危重症和疑难杂症的治疗上均取得过很多成功案例，也积累了不少专科专病专治的时方验方。但与此同时，几十年来失败的案例和心中的困惑也非常多。

药王孙思邈曾说："读方三年，便谓天下无病可治；及治病三年，乃知天下无方可用。"近代名医岳美中老师也曾遇到这样的困惑："在临床上遇到的疾病多，而所持的方法少，时有穷于应付，不能泛应曲当之感。"又有俗语称"千方容易得，一效最难求"。

这是很多中医大夫都有过的体会和感悟，我同样如此。虽然饱读医书并行医几十年，但在临床上依然穷于应付不同的患者和病症，急于寻找一个又一个前人记载的有效药方，不管经方、时方、验方、单方、秘方，乃至求助西药，只为求一效。这样下来，对于治好的疾病体会不深，对同类的疾病也难以做到举一反三，对于治不好的疾病则更是困惑难解。一个医生的名声，主要依靠有效药方的积累！如果一个中医大夫这样行医一辈子，即使他小有名气，也仍然是有点儿浑浑噩噩！

2004年我有幸接触到了扶阳学说，通过系统地研读，顿感困惑一扫而光，更有醍醐灌顶般的开悟。从《易经》《黄帝内经》开始，由张仲景沿袭至郑钦安，这一脉传承下来的扶阳学说是一个伟大的宝库，李可先生更是扶阳学说与古中医结合的光辉典范。我认为：每位医生都应学习扶阳学说，并加以领悟和融会，从不同角度去取舍和应用。

我的体会：扶阳学说牵住了中医治病的牛鼻子，找到了中医治疗疑难杂症的金钥匙。按照扶阳学说的指导，我在临床上已经能够在理、法、方、药四个层次上都做到了执简御繁，并将其贯穿在内外妇儿各科的治疗上。

"理"为病机分析，也就是辨证。

千余年来，中医关于辨证或者病机的论述，大体上有八纲辨证（阴阳、表里、虚实、寒热）、六经辨证、营卫气血辨证、气血津液辨证、脏腑辨证、三焦辨证、五行生克辨证等，这些辨证既自成体系又相互关联。在中医理论发展史上各派学说也各有侧重，在临床上中医大夫们更多的是自行体会、莫衷一是。

《黄帝内经·素问》称："阴阳者，天地之道也，万物之纲纪，变化之父母，生杀之本始，神明之府也。治病必求于本。"郑钦安袭承这一理念，在《医理真传·序》提出了阴阳为辨证的根本大纲，"医学一途，不难于用药，而难于识症。亦不难于识症，而难于识阴阳"。《医法圆通·卷一》指出："病情变化，非一二端能尽，其实万变万化，不越阴阳二法。"《医理真传·卷二》指出"仲景立法，只在这先天之元阴、元阳上探取盛衰，不专在后天之五行生克上追求"。郑钦安结合自己的临床经验和时代特色，在阴阳互根的认识上，进一步提出了阳主阴从的辨证关系，"阳者阴之根也，阳气充足，则阴气全消，百病不作"，而且认为"阳虚者，十之八九"。

我的体会就是在病机的分析上，阴阳辨证为根本大纲，张仲景提出的六经辨证为主干，其他辨证为枝干，在诊疗时首先就要辨阴阳。这样人们就会发现诸多症状不同的疾病有着相同的病机，不必再苦恼于一病一治。这样的辨证思路就牵住了病机分析的牛鼻子，将千万种疾病归纳到阴阳辨证大纲中进行认识，提纲挈领，使我们在临床辨证上有章可循。心中有纲，主次分明，对证找方，便于把控。阴阳辨证就是中医临床应用的不二法门！它解决了我长期行医中的困惑，使之能够在临床上每天接待六七十位患者，有时达到八九十位，不管遇到什么病症都能够做到游刃有余地辨证施治，主要的还是抓主证，就是把握阴阳之纲。

郑钦安对阴虚和阳虚的辨证各有简单明了的实据，在《医理真传·钦安用药金针》里有详细描述，并称"其他诸证，一概不究"，专在这先天立极之元阴元阳上求之，"百发百中"。我对此深有体会，临床上是以望诊为主，主要看舌苔、看面色和气色，只要舌体胖大、淡嫩，面色灰暗或萎黄，就可以断定是脾肾阳虚。问诊和脉诊为辅。不管患者如何述说病情，在所有问题中抓其中最要害的问题，就是阴阳这个纲。比如女孩痛经烦躁、月经不调，她可以说很多症状。我只问"手脚发凉吗""小肚子发凉吗"，发凉就是阴证。这是病之根本，不可被标证迷惑。

李可先生更进一步提出了本气自病的思想，甚至明确提出"行医多年未遇一个真正的阴虚者"。本气又分为先天之本少阴元气、后天之本太阴中气，李可先生提出辨证和治疗时要始终抓住这两个根本，这对我影响也很大。比如我擅长治疗的皮肤病，其疾病一般都表现为实证、热证，阳明燥热或者是肝胆湿热，但从阴阳辨证上明显可以看出患者多是脾肾阳虚，治疗上就必须要两本兼顾，贯穿始终才能根治。

所以扶阳学说在病机分析上确立了阴阳辨证为根本大纲的地位，使我们在病机分析上牵住了牛鼻子。

"法"为治法。

知道了病机，下一步就是确定采取哪种治法。中医一般讲的治法为八法，即汗、吐、下、和、温、清、消、补。

清代名医程钟龄在《医学心悟》里首次系统论述了八纲辨证和八种治法："论病之倚，则以寒、热、虚、实、表、里、阴、阳八字统之，而论病之方，则又以汗、吐、下、和、温、清、消、补八法尽之。"可见中医的八法是与八纲相对应的。在现实案例中，患者病情往往比较复杂，如何选取治法，以及如何根据病情的变化随之应变，许多中医都有过困惑。

扶阳学说在病机的分析上确立了阴阳辨证为根本大纲，认为阳主阴从，一切疾病缘于本气自病，现实中阳虚者十之八九，阴虚者百无一二。这些论点实际上确立了以扶阳为主的温补法在八法中的基础性地位，这一点大家是有共识的。但是除了温补法，如何认识和利用其他六法，大家的理解就不一样了。

我的体会是八纲中阴阳辨证为根本，其他辨证为枝干，既要护本，又要顾及枝干，即使在阴阳辨证中，也不能轻易地忽视阴虚患者的存在。在治疗中温补法为基础，其他六法也不可偏废。即使是明显阳虚之人，根据病情特征也会有表里、虚实、寒热的夹杂，更不用说后期病情变化有时也不尽在掌握之中。我临床体会确实是阳虚者超过90%，所以温补法常作为基础治法并贯穿整个疗程，但根据病情缓急等情况，多法并用也非常普遍。比如对于急性风湿热疾病，我大剂量使用麻黄发汗治疗（汗法），配合生石膏、生白术；针对长期低烧的患者，加上小柴胡汤（和法）；对于有大便干燥、排便困难的患者，并用大承气汤救急（下法）；治疗皮肤病时在药方里常合用五味消毒饮清理肺热（清法），对于皮肤顽癣，常用李可先生的乌蛇荣皮汤（消法）；地黄饮子的立意本是为了滋养肾阴，但通过加大附子的用量可以做到阴阳双补，效果也很不错。

温补法作为根本之法的另一层含义就是：即使标证和急证被治好了，也要继续进行温补扶阳，这样才能使患者身体达到阴平阳秘，正气充盈才能根除病患。我在治疗皮肤顽癣这方面的体会很深，治标容易，治本还是要继续坚持温补扶阳。

在治法上，我认为扶阳学说在八法治疗上也是临床应用的真谛，它确立了温补法的基础地位，以此为基础，在临床中根据患者病情特征和变化，可以做到清温并用、消补并用、寒热并用、养阴和扶阳并用。一法融八法，八法含百法。

"方"为药方、处方。

辨明病机并确定治法后就该选取药方了。

前面说了，千方易得，一效难求。自古至今，经方、时方、验方、单方，前人已留下了数不清的药方。在临床上，有人是经方派，有人是时方派，还有人是自己拟方，有人注重的是奇效、快效，有人注重的是平衡稳重。

我以为，按照扶阳学说确立的理和法为指导，对于药方的选用也变得简单清晰了。首先在阴阳辨证的基础上就可以确立一些基础方了，比如扶阳的基础方有四逆汤、附子理中汤、真武汤和麻黄附子细辛汤等，养阴的基础方有地黄饮子、六味地黄汤、左归饮、右归饮等。在辨证清晰的情况下，首先就可以确定基础方了。然后再按照急则治标、缓则治本的原则，选择其他实用的药方或药物。我的经验是经方药简力宏，要作为主要使用的基础处方，经自己试验有效的时方、验方或单方作为补充，在临床上灵活使用，一切要以疗效为准绳。下面简单介绍一下我在临床上治疗内外妇儿各科常见病的处方选择。

例如治疗内科眩晕症方面，这是个非常复杂的病种，中西医对其病机的分析上不胜枚举。以前我借鉴王殿喜大夫的验方除眩汤治疗过不少患者，但有了扶阳思路后，就合上了真武汤，效果更是上了一个很高的台阶。大多眩晕的病机主要还是阳虚痰凝痰湿，这是根本。兼有颈椎病者加葛根，有呕吐症状者加李可先生的止呕汤。

外科方面，例如治疗下肢溃疡、静脉曲张和脉管炎，我常用阳和汤合四逆汤或当归四逆加吴茱萸生姜汤。皮肤病治疗是我的专长，治标的处方有五味消毒饮、麻杏石甘汤等，治本的处方有针对湿毒和溃疡的薏苡附子败酱散，健脾祛湿的五苓散加附子、生姜，伴内分泌失调者合用血府逐瘀汤，阳虚寒凝者合用当归四逆加吴茱萸生姜汤或少腹逐瘀汤，治疗皮肤顽症选用孙一民先生的湿疹汤和李可先生的乌蛇荣皮汤等。

妇科方面，大家常用的方子有八珍益母汤、逍遥散、温经汤，但我体会临床效果不太明显。考虑到阳虚的问题后，现在常用当归四逆加吴茱萸生姜汤、少腹逐瘀汤以及自拟十二五合方（包括十全大补汤、二仙汤、五子衍宗汤、四逆汤）为基础方进行加减，效果就明显提升。

儿科方面，例如治疗小儿风寒咳嗽，我选用的主方就是小青龙汤或李可先生的变通小青龙汤，显效很快。有热象者加石膏、黄芩，寒气重者加大附子、生姜剂量，有是证则用其药。对于小儿我使用制附子最高的剂量为60克。

小儿抽动症的各家治疗方法均有不同，而我选择的就是真武汤。真武汤的歌诀说得很明确，"真武汤壮肾中阳，茯苓术芍附生姜，少阴腹痛有水气，悸眩瞤惕保安康"，一定要充分理解"悸眩瞤惕"的意义。

关于处方的选择使用，经方的基础地位是不容动摇的，治疗的关键是温阳驱寒、健脾补肾。

由于在病机上的辨证，扶阳学说做到了执简御繁，千万种疾病的病机也就变得简约和清晰了，因此在临床上我们就可以轻松做到一方治多病。比如不管患者具体病症如何，只要面色萎黄之脾土阳虚都可以考虑使用五苓散；各种内外疮证、疡证都可以使用薏苡附子败酱散；患者只要有体寒症状的，当归四逆加吴茱萸生姜汤都可以使用等。一方可以治疗多病，就是因为在阴阳辨证上抓住了共同的病根进行调理，往往会取得出人意料的好疗效，患者的其他症状常常不治而愈。

对于疑难杂症，我的策略是多方治一病。这同样是基于阴阳辨证大纲基础之上，同时考虑到病情的表里、虚实、寒热，在经方基础之上，不是加味药物，而是多处方大兵团作战，君、臣、佐、使的角色由处方担任。比如治疗癌症，可能同时用到的处方包括：扶助肾阳的四逆汤、调和脾胃的理中汤、健脾祛湿的五苓散、活血化瘀的少腹逐瘀汤、软坚散结的软坚散、消除结节的海藻甘草汤、清理肠道的大小承气汤，同时还会加大使用一些特效药物。其原理是，一来癌症患者往往多证并存且相互关联，二来对癌症的治疗也需要从整体角度进行全方位的战略布局，攻补兼施，清温并用。实践证明疗效非常明显，这些案例的疗效或有患者的书面证明，或有西医的检测证明，绝无虚假。

"药"为药随方走。

扶阳学说在病机分析方面专在元阴、元阳上做文章，提倡常用、多用、重用附子，就是以"药性之至极"，"补人身立命之至极"。这就在临床用药上提供了一个新的思路：为求实效，要敢于选择特效药物，加大药物剂量。

关于特效药物，大家都知道：扶阳不过附子、温中不过甘草、补气不过黄芪、芳香不过细辛、消阴不过大黄、寒凉不过石膏、滋阴不过地黄等。这些特效药物的选择，既要有前人的经验介绍，又要有个人的切身体会，尤其是要在剂量上下功夫，很多名方就是因为剂量不够以致疗效不佳。

有了这一思路，在特效药物的选择和使用剂量上，我也就敢于大剂量地试验和破格用药。比如附子最大用量为280克，生石膏最大用到500克，细辛最大用到90克，麻黄最大用到120克，另外木鳖子、生附子、生天南星、雄黄、巴豆、马钱子等药物也敢于大胆使用。这都是建立在自己亲身试验的基础上，当然最大剂量也不是一下子就提上去的，还要考虑到患者的耐受度，急症除外。

小　　结

古代中医并没有进行分科，后世中医逐渐分为内、外、妇、儿及针灸、骨科、五官科等，到今天还有更为细致的划分，如中医肝病科、中医心脑血管科、中医皮肤科等，中医在西化的道路上越走越远。学习了扶阳学说后，我体会到，除了针灸和骨科属于外治，其他所谓各科均属于内治的范畴，各科疾病的治疗都是在古中医的理法方药体系之内，一切分科都离不开古中医的整体辨证体系。扶阳学说将古中医的理、法、方、药对应起来大道至简，使我们能够做到提纲挈领、执简御繁，坚持温补扶阳治疗思路，敢于探索和大剂量使用特效药物，就是牵住了中医内、外、妇、儿各科治疗的牛鼻子，找到了中医治疗疑难杂症的金钥匙。因此我认为扶阳学说抓住了中医内、外、妇、儿各科治疗的精髓！

注：本文收录于2017年6月29至7月2日由中华中医药学会主办的"日首届国际扶阳医学大会会刊"《扶阳医学临证传奇》。

浅谈多处方联动的治疗思路

每位医生遣方用药都有自己的特色，初看我医案者大多会认为所用药味较多，不明就里者会误以为处方杂乱、药繁不简，甚至还"乱用"反药、畏药。这与很多人推崇的"药简力宏"观念大相径庭，所以我以为有必要与同道切磋一二。

处方的大小与药物剂量的多少不重要，关键是看疗效！大家推崇的"药简力宏"，只要有明显疗效，我也是绝对支持的。形成多处方联动的治疗思路，既是我几十年行医的体会，也是学习前人及扶阳学说后治疗思路的升华。

我自20世纪70年代开始行医至今，深刻体会到时代变迁对人体健康造成的巨大影响，以及西医对中医的影响。自20世纪90年代起，社会竞争变得激烈，人们的精神压力增多，生活方式大变，损耗人体阳气的因素变多了，阳虚体质成为这个时代的普遍现象。当代人的生活习惯已经发生了很大变化，再也不是早睡早起了。很多人都是晚睡晚起，甚至是黑白颠倒，过度耗散自身的阳气；饮食结构也变化很大，当代人喜食冷饮，暴饮暴食，不规律饮食，严重伤害脾阳，脾胃运化不利，水湿代谢失常，久则积液成痰，所以像结节、囊肿、肌瘤等怪病多发；当代人爱美，特别是年轻女孩，穿衣单薄、露肚脐、露大腿、露后背、露膝盖，日久寒邪入侵，大大提高了寒证的概率，比如月经病、不孕不育、颈肩腰腿痛、脾胃病等多为寒证。社会节奏的加快，精神压力的增大，内伤杂病（抑郁症、焦虑症）也越来越多。

现代医疗环境下，病机简单的疾病如一般的外感疾病，患者往往先看西医去了。西医看不好，才来找中医，留给中医治疗的疾病大多是病机复杂的、迁延不愈的，甚至是西医失治、误治的疾病或者毫无头绪的疾病。这时候患者病证往往由阳转阴、多有痰凝血瘀，正气往往已虚，这个时候中医是在帮西医收拾烂摊子或者治疗疑难杂症。比如有很多的感冒咳嗽，开始病在太阳，或是麻黄汤证，或是桂枝汤证，如果使用清热解毒类药物，造成咳嗽迁延不愈、邪入少阳、阳明甚至传入阴经者甚多，寒热夹杂、虚实兼见、多经同病，这时已经不是单一的病机，单一方子根本就难以解决。

我从20世纪80年代开始先后受到了刘奉五老先生四二五合方（四物汤、二仙汤、五子衍宗汤）和陈宝田先生小四五汤（小柴胡汤、四物汤、五苓散）组方思路的启发，后来又参加论坛聆听了余瀛鳌老先生对组方原则的思考心得，通过亲身实践运用和体会，多处方联动的思路逐渐开始形成。古人把四物汤与四君子汤合成八珍汤，进而加味黄芪、肉桂形成十全大补汤，岂不亦是多方合用之思路？这些处方的合用，都跳出了单一的方证思路，更是从整体着眼患者的病机。后来我有幸拜读了扶阳医学开山鼻祖郑钦安的经典书籍以及扶阳大家李可先生的著作（他的医案基本都是多处方），再相继拜读学习卢崇汉、张存悌、吴荣祖、刘力红、孙其新及王献民等当代扶阳医学中坚力量的作品，结合近20年来的临床疗效，我才逐步树立了以阴阳为大纲、以扶阳为特色的多处方联动治疗思路。近年看到中医后起之秀卓同年的"复方多法"思路，与我不谋而合。可见众多名家百虑而一致，殊途而同归。

多处方联动，不是见证拿方式的处方堆砌，更不是寒热温凉、相反相畏药物的杂烩，而是在坚持阴阳辨证基础上对患者病证进行总体分析，即首先要有整体观，在确认病机（阴阳辨证）相同的情况下选择有效的经典处方和药物，主证、兼证、急证等兼顾，因证施治，合用对应的温、清、消、补等多法，在坚持顾护脾肾两本的同时，做到一方治多病；治疗疑难顽症，则需要多路兵马进行总体布局，做到多方治一病，各方之间在扶阳思路主导下自有君、臣、佐、使之意。所以我的多处方联动思路的核心就是在坚持阴阳辨证和扶阳主导的思路下，从患者整体着眼，使用经典处方，一方治多病，多方治一病，寒、热、温、凉药物恰当地熔为一炉，共奏多法合用之效。

我的治病疗效为广大患者所认可，有数据也有案例，证明这一思路的疗效是可信的！现举两例详解这一思路。

1. 一方治多病案

孟某，女，27岁，2017年7月1日就诊。

【症见】面部大面积痤疮，月经延后、量少、经行腹痛、腹胀，手足易冰凉，畏寒，舌红、无苔，脉沉细。

【辨证】子宫虚寒，气血瘀滞。

【方药】当归四逆加吴茱萸生姜汤加附子合少腹逐瘀汤、五味消毒饮、三妙散。

当归30克　桂枝45克　赤芍45克　细辛60克　小通草30克　炙甘草60克　吴茱萸45克　生姜30克　川牛膝15克　制附子100克先煎　炮姜炭30克　小茴香30克　玄胡15克　五灵脂30克　党参30克　生蒲黄30克　肉桂30克　川芎30克　没药15克　炒薏苡仁60克　败酱草60克　金银花30克　荆芥穗15克　蒲公英30克　紫花地丁30克　野菊花30克　天葵子30克　苍术30克　黄柏10克

【按语】患者症状较多，寒湿热痛夹杂。按扶阳思路辨证，身体畏寒痛经，主证为寒湿，兼证为血瘀，患者总体属于阳虚。首选当归四逆加吴茱萸生姜汤（加味制附子），扶阳益气，驱寒暖身，这是本案的基础方；少腹逐瘀汤为腹部活血化瘀、祛寒止痛之系统方；三妙散合草果燥湿健脾，为辅助方。患者面部痤疮与舌红、无苔，虽属热象，但属于标证，根在寒凝血瘀日久化热所致，故借鉴卫气营血辨证思路，用五味消毒饮加荆芥穗辛凉解表、清热解毒、消散痈肿；薏苡附子败酱散本是治疗肠痈的经方，其本身也体现寒热并用，笔者将其灵活运用于治疗身体内外各处的痈疡之症。

待标证治愈后，处方要减去五味消毒饮，加强扶阳健脾以收尾，此案患者经过三个月的调理诸证痊愈。

一方治多病的思路，遍及我治疗的内、外、妇、儿各类疾病。

2. 多方治一病案

魏某，男，67岁，2018年7月12日初诊。

患者患类风湿关节炎20余年，手指肿胀变形3年余，指间关节骨端膨大，指关节发凉，时有疼痛，五指握拳无法伸展，患者常年服用多种西药无效。

【症见】舌暗红、苔白腻，脉弦紧。

【辨证】脾肾阳虚，风湿入络。

【方药】桂枝芍药知母汤加味方合古方三痹汤、止痉散。

桂枝30克　白芍60克　知母15克　生薏苡仁60克　败酱草60克　羌活20克　红花15克　麻黄10克　制附子100克_{先煎}　干姜75克　炙甘草60克　制草乌15克_{先煎}　制川乌15克_{先煎}　细辛30克　独活30克　桑寄生20克　秦艽20克　防风20克　川芎15克　当归15克　熟地黄18克　茯苓30克　生黄芪120克　松节30克　七叶莲30克　炙乌梢蛇15克　雷公藤15克　防己20克　夏天无20克　全蝎6克_{粉冲}　蜈蚣4条_{粉冲}

【按语】患者体质阳虚，风寒湿邪侵袭，迁延不愈，日久侵入肝肾，肝肾不足，脾土不运，湿邪更盛，闭塞阳气，痰瘀阻塞关节，故关节肿胀，不通则痛。本方以桂枝芍药知母汤加味方（加味羌活、生薏苡仁、红花、细辛）通阳行痹，祛风逐湿，和营止痛；古方三痹汤祛风湿、止痛痹、益肝肾、补气血。这两方是临床治疗风湿类风湿的常用处方，但若想起到满意疗效，其关键就在于突出扶阳，加大热性药物的剂量。为此合用麻黄附子细辛汤和乌头汤，从少阴至太阳通透扶阳，托邪外出，这是本方的主导方。重用生黄芪"治大风"，补气益表，活血祛风，然后再用一些特效药物予以辅助治疗。松节祛风湿、疏筋通络，七叶莲祛风湿止痛，夏天无是止疼良药，这些是我的经验用药；雷公藤为治疗类风湿关节炎的特效药，待症状控制，逐次减量直至去除；乌梢蛇既可补肝肾又可祛风湿，兼有全蝎、蜈蚣（又名止痉散）配伍，搜风剔络，助祛久入经络之风寒湿邪。

患者服药一周后复诊，自述疼痛消失，手指屈伸方便很多，对疗效非常满意，自述任何西药也无如此神效。上方继续加大扶阳，制附子渐次加至120～150克，制川乌加至30克，细辛加至60～90克，生黄芪加至150～180克。患者手指肿胀与关节变形逐次好转，服药三个月后患者五指抓握有力，可张开大部分手掌。

小　结

多方治一病的思路，主要是针对一些疑难病、重病，如风湿、类风湿关节炎以及神经系统疾病（严重的焦虑症、失眠症等）、心脑血管疾病、皮肤顽症（牛皮癣、白癜风等）、良性肿瘤与癌症等。

多处方联动，体现的是中医治病的整体观，故一方治多病，多方治一病；主次分明，体现出阴阳之辨为大纲，扶阳法为主导；多法合用，体现中医辨证施治的思想，以治病救人为目标，不敢囿于成见；以经典之方为基础，是对古今圣贤之传承；临证加减与选取特效药，是活学活用、灵活创新之心得；药物剂量的斟酌，是遵循古中医原剂量的思路与李可先生的教导进行探索所得。

注：本文被收录于《2019年经方与扶阳论坛"论文集》，编入本书略有修改。

扶阳学说是中医治疗疑难杂病和急危重症的战略制胜武器

长期以来，中医被人们误解为只能调理身体却治不好大病，而急危重症的治疗更鲜有中医大夫的身影。受此影响，就连相当一部分中医大夫也有同样的认识。为求疗效，他们常常还要求助于西药。李可先生称这些现象是中医的"奇耻大辱"！李可先生已经用自己的亲身实践和无数案例证实了中医在治疗疑难杂病和急危重症方面具有独特的优势，并称古中医的特有的理法方药体系是攻克世界医学难题的一把金钥匙。

我对李可先生非常推崇，视其为未曾谋面的老师。我文化水平不高，正式学历是高小，也未曾接受过系统的中医培训和指导，主要靠自学成才，因此行医之路坎坷。为了能够打开局面，我始终坚持"疗效才是硬道理"的行医理念，行医之路就是从急危重症入手，取得了一些成功案例，方才赢得了患者的信任。我敢于尝试使用经方和特效药物。虽然取得成功，但当时未接触扶阳学说，对病机和方药的认识还是不深，心里也无法泰然。对于疑难杂症的治疗，成功案例不少，失败案例也有，因而困惑很多，尤其在同一种疾病上用相似的方法治疗却有成功也有失败，更是百思不得其解。

学习扶阳学说后，我才豁然开朗，李可先生的实践经验更使我坚定信心。近些年的临床实践，我逐步体会到扶阳学说能够在战略上为中医治疗疑难杂病和急危重症提供方法论上的指导。坚持阴阳辨证之大纲，大胆运用经方和扶阳药物，扶阳固本，救逆防脱，是我在疑难杂病和急危重症治疗方面出奇制胜的法宝，下面选取一些近年来的案例与大家探讨。

1.脱证案

王某，男，64岁，北京市朝阳区人，2009年10月初诊。

既往患糖尿病、高血压、心脏病，2009年7月某日突然出现呕吐、腹泻、乏力，急诊至某西医医院，心率37～40次/分钟，心电图示房颤，情况危急。医院建议做射频消融术、安装起搏器，并告知家属即使如此，患者存活的概率也只有30%，并且手术的风险很大。家属没有同意手术，于是患者转至ICU，全身插满各种管子，在ICU住了3个月，大便、小便不能控制，双下肢重度肿胀，身体乏力，不想言语，不能坐起。医生告知家属，患者是严重心衰，可以准备寿衣了。家属看治疗无望，就另求他路，经朋友介绍前来就诊。

【症见】面色晦暗，神疲乏力，少气懒言，二便不能控制，双下肢浮肿。舌淡胖大、苔厚腻，脉沉缓无力。

【辨证】心肾阳虚，阴阳离决。

【方药】破格救心汤合丹参饮、瓜蒌薤白半夏汤加味。

红参30克　干姜90克　炙甘草60克　制附子200克先煎　党参60克　山萸肉60克　煅磁石30克先煎　生龙骨30克先煎　生牡蛎30克先煎　郁金15克　紫石英30克先煎　茯苓30克　法半夏30克　桂枝45克　生麻黄10克　丹参30克　檀香10克后下　砂仁15克后下　白芷30克　细辛30克　瓜蒌30克　薤白20克　益母草60克

【按语】患者回家即刻服药，第二天患者自觉精力恢复，可以自己坐起，愿意与人交流，二便可以控制，双下肢浮肿也明显减轻，当时患者还要下地行走，被家属坚决阻止。

上方随症加减，服药两个月，患者精神大增，下肢浮肿消失，生活可以自理。患者此后，每有不适都来调理。2011年在爱人的陪同下，患者去了西藏和台湾旅游，完成了自己的夙愿。

2.脑梗死后遗症案

王某，男，76岁，北京人，2009年4月6日初诊。

2009年3月突发脑梗死，急诊住院，综合治疗20天后出院。患者出院时依旧行走困难，神疲乏力，面目及双足浮肿，特别是双足按之凹陷如泥，腹部胀大如鼓，二便不通，苦不堪言，急叫"救命"。2009年4月6日，患者经人介绍前来就诊，初诊时患者被两个女儿搀扶入院。

【症见】重病垂危病容，舌淡胖大、苔厚腻，脉沉迟无力。

【辨证】脾肾阳虚，痰瘀互结，运化失调。

【方药】补阳还五汤合五苓散、真武汤加味。

赤芍30克　川芎15克　当归60克　地龙10克　桃仁10克　红花15克　生黄芪100克　桂枝30克　茯苓30克　生白术100克　泽泻30克　猪苓15克　制附子150克（先煎）　炙甘草60克　干姜90克　生姜30克　益母草60克　炒槟榔30克　黑丑15克　白丑15克　防己15克　党参30克　红参15克　山萸肉60克　藿香10克　佩兰15克（后下）　白豆蔻15克（后下）

【按语】此方已含李可先生破格救心汤之意，扶阳救逆与降压利水活血融于一体。

上方服尽后患者二便通，浮肿消，神志清，精神逐渐转佳，可下地行走。舌厚腻苔退去，脉和缓有力。

上方随证加减，连续服用两周后，患者可自己骑老年三轮车遛弯，旁人甚是惊讶。一个月后患者自己来就诊，表感谢，送锦旗。患者生活完全自理，即使没有不适症状，每年也会前来调理。

3.心脏瓣膜术后案例

刘某，男，63岁，北京人，某博物院退休干部，2016年7月5日初诊。

患者人工瓣膜置换术后，长期口服地高辛，并对此药十分依赖。

【症见】心前区堵塞感、疼痛，胸闷气短，神疲乏力，慢性病容，双下肢严重浮肿。舌红、胖大、边有瘀斑，脉沉滑。

【辨证】心肾阳虚，代谢失常。

【方药】济生肾气汤合四妙勇安汤、活络效灵丹、防己黄芪汤、丹参饮、瓜蒌薤白半夏汤加味。

熟地黄30克　生地黄30克　山药15克　山萸肉15克　丹皮15克　泽

泻30克　茯苓30克　桂枝30克　制附子40克_{先煎}　车前子20克_{包煎}　怀牛膝40克
金银花60克　玄参30克　当归15克　炙甘草15克　丹参30克　乳香10克
没药10克　防己15克　生黄芪60克　砂仁6克_{后下}　檀香6克_{后下}　瓜蒌30克
薤白15克　法半夏15克　猪苓15克　白术15克　楮实子40克

前期治疗突出清热和消肿，扶阳药物剂量不大，属于寒热并用。

2016年7月12日复诊：胸闷气短消失，精力好转，双下肢浮肿明显减轻。仍用前方，制附子加至60克，炙甘草加至30克，生黄芪加至90克。标证减轻，突出扶阳固本。

熟地黄30克　生地黄30克　山药15克　山萸肉15克　丹皮15克　泽泻30克　茯苓30克　桂枝30克　制附子60克_{先煎}　车前子20克_{包煎}　怀牛膝40克
金银花60克　玄参30克　当归15克　炙甘草30克　丹参30克　乳香10克
没药10克　防己15克　生黄芪90克　砂仁6克_{后下}　檀香6克_{后下}　瓜蒌30克
薤白15克　法半夏15克　猪苓15克　白术15克　楮实子40克

2016年7月19日复诊：患者心前区堵塞感完全消失，无胸闷气短，精力充沛，双下肢浮肿完全消失，仍用前方，剂量不变。

后以破格救心汤合丹参饮、瓜蒌薤白半夏桂枝汤、五苓散、平胃散善后。

干姜60克　党参30克　炙甘草30克　制附子90克_{先煎}　山萸肉60克　煅龙骨30克_{先煎}　煅牡蛎30克_{先煎}　煅磁石30克_{先煎}　白芷30克　郁金15克　细辛15克　丹参30克　檀香10克_{后下}　砂仁6克_{后下}　瓜蒌30克　薤白15克　法半夏15克　桂枝30克　白术15克　茯苓15克　泽泻15克　猪苓15克　防己15克　生黄芪60克　苍术15克　厚朴12克　楮实子40克　威灵仙18克

上方随证加减，患者服药一个月后地高辛减量，两个月后完全停服地高辛，附子最大加至100克。

4.中风后遗症案

张某，男，65岁，2015年1月17日初诊。

【症见】中风后遗症。严重头晕，恶心欲吐，如坐舟车，双手颤抖，寐差，神情呆滞，少言寡语，情绪低落，愁眉苦脸，慢性病容。因爱人不幸去世，患者出现厌世情绪，就诊时女儿搀扶入院。舌淡无苔，脉弦滑。

【辨证】脾虚湿困，虚风内动。

【方药】真武汤合验方除眩汤、天麻钩藤饮、补阳还五汤加味。

茯苓30克　生白术40克　白芍15克　制附子30克_{先煎}　生姜30克　泽泻30克　白豆蔻20克_{后下}　蝉蜕15克　竹茹15克　淫羊藿30克　决明子30克　珍珠母60克_{先煎}　天麻12克　钩藤12克_{后下}　生龙骨30克　煅赭石30克　生黄芪40克　当归12克　赤芍12克　川芎10克　桃仁10克　红花10克　地龙10克　清半夏15克　生薏苡仁30克　夏枯草30克　茺蔚子60克　何首乌30克

2015年1月24日复诊：眩晕大减，呕恶现象消失，双手颤抖减轻。患者信心大增，态度改善，交流积极，仍用前方继续服药。

上方用后患者头晕几乎消失，可以自己行走，生活与正常人无异。患者要求巩固治疗1个月。

2015年3月7日就诊：患者因贪凉而致口眼㖞斜，诊断为周围性面瘫，舌淡苔薄白，脉弦，予以大秦艽汤合补阳还五汤加味。本着"治风先治血，血行风自灭"的原则，大秦艽汤是治疗外中风的效方，同时考虑患者曾有内中风的病史，防患于未然，合用补阳还五汤。

秦艽12克　独活10克　防风15克　川芎10克　白芷15克　细辛10克　黄芩15克　生地黄15克　熟地黄15克　生石膏30克_{先煎}　当归15克　白芍15克　茯苓15克　白术15克　生黄芪60克　桃仁10克　红花10克　地龙10克　全蝎4克_{粉冲}　蜈蚣3条_{粉冲}　僵蚕10克　制附子15克_{先煎}　羌活10克　麻黄6克

2015年3月14日复诊：患者口眼㖞斜明显减轻，舌淡苔薄白，脉略弦。在前方基础上，加大白芍剂量至60克，加味炙甘草30克，葛根30克，取葛根汤之意。

上方服尽，口眼㖞斜完全消失，后以地黄饮子合补阳还五汤善后。

张某，男，63岁。

患者于2015年1月8日夜里3—4点发病，熟睡时发生脑梗，全身出虚汗，头晕目眩，但意识还是很清醒，但只能侧边躺，不能翻身，一翻就晕。

由于体质虚弱，又晕针晕血，过了一周才去医院就诊，其间女儿予司汀片维持。到了某三甲医院急诊部医生诊断为脑梗死，经化验显示略有低钾，其他血常规指标正常。输液一次就回家了，在1月底去张连义大夫处就诊，吃了两剂汤药就有所好转，但由于患者自己不注意调养，而后又不太舒服，3月初又发生了面瘫，于3月6日去西医就诊，被诊为面部神经炎。3月7日又前往张连义大夫处就诊，连续服用中药两个多月，其间也没有扎针灸，现在面瘫已经痊愈。

张某家属所写病程记录

5.神经性皮炎伴脑梗死案

张某，男，99岁，河北省邯郸人，当地书法名家，2016年5月24日初诊。

【症见】轮椅入院，周身发痒，不停搔挠，寝食难安，痴呆，反应迟钝，目光呆滞，不识亲人，下肢浮肿，按之没指，大便干燥，生命垂危。头颅CT显示双侧额顶部、颞枕部硬膜外出血。西医诊断：神经性皮炎，多发性脑梗死，脑积水。舌淡润、略胖大，边有瘀斑，脉沉细无力。

【辨证】营卫不调，代谢失常。

【方药】乌蛇荣皮汤合五苓散、补阳还五汤、防己黄芪汤。

生地黄60克　当归30克　赤芍15克　丹皮15克　紫草15克　川芎15克　桃仁10克　红花10克　桂枝15克　生姜15克　炙甘草15克　炙乌蛇梢30克　白鲜皮30克　生薏苡仁30克　防风20克　何首乌30克　白蒺藜30克　生白术60克　茯苓30克　泽泻30克　猪苓30克　车前子20克包煎　益母草60克　防己15克　生黄芪120克　地龙10克　金银花40克　石菖蒲30克　大黄10克　蝉蜕10克　徐长卿30克　制附子15克先煎

本着急则治标、标本兼治的原则，以乌蛇荣皮汤治疗老年性皮肤病（治标），补阳还五汤治疗中风后遗症（治本）。上方服药1周瘙痒大减，下肢水肿明显减退，患者可以安眠，愿意吃饭。两周后瘙痒完全消失，上方对症加减继续治疗，巩固效果。

2016年7月23日复诊：患者瘙痒未再复发，予以地黄饮子合五苓散、补阳还五汤，重在治本。

熟地黄30克　山萸肉30克　石斛30克　麦冬10克　石菖蒲30克　五味子30克_{捣碎}　肉苁蓉15克　肉桂30克　制附子60克_{先煎}　巴戟天12克　炙甘草30克　生白术100克　茯苓30克　泽泻30克　猪苓30克　生姜60克　苍术30克　荷叶30克　升麻30克　车前子20克_{包煎}　当归60克　赤芍15克　川芎15克　桃仁15克　红花10克　生黄芪120克　地龙10克　水蛭6克_{粉冲}　土鳖虫15克　徐长卿30克　党参30克　茺蔚子60克

【按语】

（1）制附子60克，对于一个近百岁的老人，剂量已然不小。

（2）苍术30克，荷叶30克，升麻30克，车前子20克，都是针对脑积水的经验用药。

患者服用上方后，重新做头颅CT，显示脑积水消失。上方继续随证加减用药，患者开始逐渐恢复情志，对外界呼唤有所回应，每次就诊也主动要和医生握手。舌边瘀斑消失，舌质转红润，目光炯炯。

6.肾癌术后案例

付某，男，52岁，某电视台领导，2014年1月7日初诊。

患者曾患有肾癌，左肾摘除术后1年，因工作及生活压力大，肝气不畅，身体极度疲乏，精神萎靡，不能坚持工作。因"咳嗽2周"就诊多家三甲医院，多予以清热润肺之品，无效。

【症见】咳声连连，咽痒，夜间加重，严重影响睡眠，舌胖大淡嫩、无苔，脉浮无力微数。

【辨证】心肺气虚，阳虚痰凝，太阴少阴合病。

【方药】真武汤合变通小青龙汤、止嗽散、定喘汤、瓜蒌薤白半夏汤。

茯苓30克　生白术30克　白芍15克　制附子60克_{先煎}　生姜30克　炙麻黄10克　桂枝15克　炙甘草30克　细辛45克　清半夏45克　五味子15克_{捣碎}　炙紫菀15克　炙款冬花15克　白果仁15克　桔梗30克　炙百部15克　炙白前15克　陈皮10克　熟地黄15克　当归15克　生薏苡仁40克　生甘草30克

鱼腥草30克　浙贝母15克　瓜蒌30克　薤白15克

2014年1月14日复诊：咳嗽消失，可以安眠，精力大增。舌渐趋红润，胖大缩小，脉平缓。仍用前方，微调剂量，加生黄芪和煅牡蛎。

茯苓30克　生白术30克　白芍15克　制附子60克_{先煎}　生姜30克　炙麻黄15克　桂枝15克　炙甘草30克　细辛45克　清半夏45克　五味子15克_{捣碎}陈皮10克　炙紫菀15克　炙款冬花15克　白果仁15克　桔梗30克　炙百部15克　炙白前10克　熟地黄15克　当归15克　生薏苡仁40克　生甘草30克　鱼腥草30克　浙贝母15克　瓜蒌30克　薤白15克　生黄芪60克　煅牡蛎30克_{先煎}

2014年1月28日三诊：患者无咳嗽，精力充沛，请求调理身体。予以真武汤合地黄饮子、肾八味，加疏肝和软坚散结药物。

茯苓30克　生白术30克　白芍15克　制附子60克_{先煎}　生姜60克　熟地黄30克　山萸肉20克　石斛15克　麦冬15克　五味子15克_{捣碎}　石菖蒲15克　远志10克　肉桂30克　肉苁蓉15克　巴戟天15克　炒杜仲15克　沙苑子30克　淫羊藿30克　菟丝子30克　补骨脂30克　枸杞子15克　生黄芪60克　佛手10克　月季花10克　炙甘草50克　山药15克　茵陈30克　白芥子15克_{捣碎}　浙贝母30克　清半夏30克　木鳖子30克　海藻50克

上方随证加减抗癌药物，坚持用药两月余，患者逐渐停服所有西药，心情舒畅，工作生活和正常人无异。持续三年随访，患者诉精力充沛，每年单位组织体检，主要指标正常。

7.淋巴癌术后案

牛某，男，38岁，新疆乌鲁木齐市人，2010年7月7日前来就诊。

2009年11月24日，在乌市体检，B超检查发现右肾有占位性病变，后经多家医院确诊为右肾淋巴瘤，长约6cm，宽约4cm。于12月初在某医院泌尿外科通过腹腔镜手术成功将肿瘤及右肾一起摘除，术后病检为恶性淋巴瘤。

2010年3月，术后复查发现肝脏及脾脏有多个小囊肿。患者术后一直注射干扰素治疗，未进行化疗。无论夏冬，患者都是手脚冰凉，身体乏弱无力，气短，工作、生活不能自理。

【症见】患者慢性病容，便溏，手脚冰凉，乏弱无力，气短，舌淡胖大，脉沉无力。

【辨证】脾肾阳虚，中气不足。

【方药】参苓白术散合补中益气汤、四神丸加减。

党参15克　白术10克　陈皮10克　山药15克　肉桂15克　干姜30克　制附子60克_{先煎}　补骨脂10克　核桃肉6克　菟丝子20克　白芍15克　炙黄芪30克　砂仁10克_{后下}　鸡内金粉10克　升麻8克　柴胡8克　肉豆蔻10克　五味子12克_{捣碎}

上方用药完毕，便溏消失，精力恢复，后予以十四味建中汤合肾八味。

当归15克　熟地黄15克　川芎12克　白芍12克　红参10克　炙黄芪30克　白术12克　茯苓10克　炙甘草30克　肉桂30克　制附子60克_{先煎}　麦冬12克　法半夏10克　肉苁蓉15克　枸杞子30克　菟丝子30克　补骨脂30克　淫羊藿30克　炒杜仲15克　巴戟天12克　白花蛇舌草30克　何首乌30克　白蒺藜30克　生姜30克

上方随证加减，服药两个月后，患者无便溏，手足温暖，精力明显好转，重新回到工作中，可以一口气爬上5楼。患者信心十足，继续服用中药。

2010年11月，患者体检复查发现肝上有小血管瘤，左肾小腺瘤。2010年12月8日来诊。辨证为脾肾阳虚，痰瘀互结，予以李可先生攻癌夺命汤加味。

海藻30克　炙甘草30克　全蝎12只_{粉冲}　蜈蚣21条_{粉冲}　柴胡10克　白芥子15克_{捣碎}　夏枯草30克　丹参30克　桃仁10克　红花10克　王不留行30克　木鳖子30克　生牡蛎30克_{先煎}　泽兰10克　路路通10克　生姜60克　细辛30克　肉桂30克　制附子90克_{先煎}　枸杞子30克　菟丝子30克　补骨脂30克　淫羊藿30克　鳖甲30克_{先煎}　生黄芪40克　水蛭3克_{粉冲}　炮山甲6克_{粉冲}　雄黄1克_{粉冲}

上方随证加减，坚持服药三个月后，2011年3月31日复查，所有囊肿及小腺瘤全部消失，后予以十四味建中汤加味善后。

炙黄芪40克　太子参30克　炒白术15克　茯苓10克　炙甘草15克　炮姜炭15克　干姜15克　熟地黄20克　当归15克　白芍15克　川芎10克　肉桂

10克　制附子30克_先煎　麦冬15克　法半夏10克　肉苁蓉15克　白花蛇舌草30克　何首乌30克　枸杞子30克　菟丝子30克　补骨脂30克　淫羊藿30克　炒杜仲15克　川续断20克　怀牛膝15克　巴戟天12克　砂仁15克_后下　黄柏10克　龟甲10克_先煎

　　患者一直服药至2014年，在此期间患者偶有出现便溏情况，予以参苓白术散合四神丸立即起效，再用地黄饮子加味或者肾气丸加味调理。患者在后期的体检中未发现任何病变，肾功能正常，体内癌胚抗原指标也恢复到正常范围。

8.胃癌案

　　张某，男，83岁，离休干部，胃部肿瘤，因年龄大，患者及家属拒绝手术。因其爱人曾在这里治疗红斑狼疮，效果显著，患者遂于2012年10月27日前来就诊。

　　【症见】患者精神尚可，胃脘部胀满，疼痛不适，肿瘤未扩散，既往胆囊炎病史，小便潜血（＋）。舌暗红胖大、苔稍腻，脉沉涩无力。

　　【辨证】脾肾阳虚，痰瘀互结。

　　【方药】李可先生攻癌夺命汤变方、理中汤加经验抗癌药物。

　　海藻30克　生甘草30克　全蝎5克_粉冲　蜈蚣4条_粉冲　木鳖子30克　鳖甲30克_先煎　白花蛇舌草30克　重楼30克　生蛤壳30克　黄药子30克　法半夏30克　夏枯草30克　玄参30克　浙贝母15克　生牡蛎30克_先煎　山慈姑10克　北豆根10克　生黄芪90克　制附子100克_先煎　肉桂30克　赤石脂30克　党参30克　茯苓12克　白术15克　炮姜炭30克　砂仁10克_后下

　　上方随证加减，连续服药，一个月后胃部胀满不适、疼痛消失，继续服药三个月，CT显示胃部肿瘤消失。

9.肺结节案

　　张某，男，33岁，某电视台青年导演，2016年9月13日初诊。

　　【症见】患者因咳嗽、乏力就诊多家中西医三甲医院，CT显示肺部结节，考虑为阻塞性肺疾病。面色晦暗，无法集中精力，不能继续工作。舌红胖大、边有齿痕、苔白腻，脉沉迟。

【辨证】脾肾阳虚，寒凝痰瘀。

【方药】变通小青龙汤合阳和汤、三子养亲汤加减，取金水六君煎之意。

炙麻黄10克　桂枝30克　赤芍30克　细辛45克　五味子15克_{捣碎}　制附子100克_{先煎}　炙紫菀40克　炙款冬花15克　桔梗15克　白前10克　陈皮15克　茯苓30克　熟地黄30克　肉桂30克　白芥子15克_{捣碎}　鹿角片15克　当归15克　生黄芪60克　炙甘草30克　苏子15克　莱菔子30克　杏仁15克　生薏苡仁30克　败酱草60克　皂角刺45克　水蛭粉6克_{冲服}　生姜60克　徐长卿30克

运用小青龙汤原剂量，减轻麻黄用量，突出扶阳药物制附子100克，细辛45克，肉桂30克，生姜60克。

2016年9月21日二诊：服药一周后咳嗽明显好转，面色晦暗好转，精力大增，工作正常。仍用前方，制附子加至120克，生姜加至90克，白前10克改为法半夏15克，增强止咳功效。

2016年9月28日三诊：咳嗽基本消失。仍用前方，制附子加至150克，法半夏加至30克。加大扶阳和止咳（降肺金之气），本次就诊后患者自行停药。

10.虚劳紫癜症案

叶某，男，37岁，北京人，2014年12月13日初诊。

患者2008年10月24日突然神疲乏力，入院查血小板＜$10×10^9$/L，住院6日，诊断为血小板减少性紫癜，予以西医综合治疗，出院后血小板＞$100×10^9$/L，继续口服激素，一个月后开始上班。2013年11月27日患者在上班期间突然出现神疲乏力，急诊入院，查血小板$3×10^9$/L，1小时后血小板$2×10^9$/L，继续类似西医综合治疗，住院5日后出院，血小板恢复正常范围，开始6个月的激素口服治疗，此次出院后身体素质急剧下降，而且身体上特别是足部留有紫癜，易疲劳，易感冒。但数次复查血小板，在$17×10^9$/L至$24×10^9$/L之间。为防止病情复发，患者自2014年11月15日在家休息静养。2014年12月8日，患者又自觉不适，查血小板$12×10^9$/L，急诊入院，查血小板$8×10^9$/L，第二天查血小板$2×10^9$/L，通过5天的注射治疗，血小板恢复到

$35×10^9$/L，改为口服激素治疗，医院建议输血治疗，但因条件限制，患者未能及时输血。12月13日出院，并于当天来我处就诊。

【症见】面色苍白、萎黄，气短懒言，精神萎靡，由父亲搀扶就诊，下肢多发片状出血点，色暗。血常规：血小板$25×10^9$/L，白细胞$18×10^9$/L。每天口服12片激素，西医建议输血。舌淡白、无苔胖嫩，脉沉缓无力。

【辨证】脾肾双亏，元气不足。患者疾病属中医"虚劳证"范畴，阴阳两虚，脾不统血。

【方药】十四味建中汤合睡眠验方四味、珍珠母补益方。

党参15克　西洋参15克　白术15克　茯苓15克　炙甘草15克　熟地黄18克　当归15克　白芍15克　川芎12克　肉桂15克　炙黄芪40克　制附子30克_{先煎}　麦冬15克　清半夏45克　肉苁蓉15克　生薏苡仁60克　黄精30克　炮姜炭30克　山萸肉30克　淫羊藿30克　仙鹤草60克　生藕节30克　五味子30克_{捣碎}　合欢花15克　珍珠母60克_{先煎}　生龙骨30克_{先煎}　首乌藤30克　炒枣仁30克

【按语】十四味建中汤大补元气以固本，半夏秫米汤合睡眠验方四味（黄精、合欢花、五味子、生山楂）安神，山萸肉、生龙骨收敛欲脱之气，合参附就有了破格救心汤之意。

2014年12月20日二诊：患者自觉精力明显好转，已经能够缓慢步行就诊，血常规：血小板$172×10^9$/L，白细胞$12×10^9$/L，西医建议不必输血，此次继续十四味建中汤加味，剂量不变。

2014年12月27日三诊：患者精力继续好转，下肢出血点颜色鲜红，考虑为阳虚化热，加用水牛角、白茅根以替代犀牛角的作用，另减合欢花、首乌藤，生龙骨改为煅牡蛎。

党参15克　西洋参15克　白术15克　茯苓15克　炙甘草15克　熟地黄18克　当归15克　白芍15克　川芎12克　肉桂30克　炙黄芪40克　制附子60克_{先煎}　麦冬15克　清半夏45克　肉苁蓉15克　生薏苡仁60克　黄精30克　炮姜炭30克　山萸肉30克　淫羊藿30克　仙鹤草60克　生藕节30克　五味子30克_{捣碎}　珍珠母60克_{先煎}　煅牡蛎30克_{先煎}　炒枣仁30克　水牛角15克

白茅根60克

上方续服用两周后,下肢出血点消失。

【按语】患者坚持服药,血小板逐步上升,口服中药四个半月后,停服激素,仅口服中药汤剂,血小板保持在血小板170×10^9/L以上。至2016年2月4日,患者服用中药汤剂13个月后,停服中药汤剂,改用李可先生的培元固本散(胎盘[①]、鹿茸、红参、灵芝、三七、琥珀等)自制药丸口服,其中重用鹿茸,并加入蛤蚧等,口服药丸费用1年花费人民币3000元左右,患者血小板恒定在190×10^9/L~210×10^9/L。下肢片状出血点未再出现,不再容易感冒,患者已经正常上班,随访两年没有复发。

11. 白癜风案

梁某,男,20岁,山西大同人,某大学在读研究生,2013年8月17日初诊。

【症见】头前顶部头发片状变白,头发生长部皮肤也变白,白如枯骨,严重影响个人形象,患者非常焦虑,舌淡胖大,脉沉细无力。

【辨证】脾肾阳虚,寒凝血瘀。

【方药】乌蛇荣皮汤合麻黄附子细辛汤。

生地黄30克 当归30克 赤芍15克 川芎15克 桃仁10克 红花10克 丹皮15克 紫草15克 桂枝30克 生姜30克 炙甘草30克 防风15克 白鲜皮40克 生薏苡仁60克 炙乌梢蛇30克 何首乌30克 白蒺藜100克 麻黄15克 制附子100克先煎 细辛60克 白芷75克 降香10克 肉桂30克 干姜30克 木鳖子30克 天麻12克 豨莶草18克 毛冬青30克 丹参30克

【按语】以"细辛60克、白芷75克"代替麝香,既给患者减轻负担,还具有社会效应。重用白蒺藜100克,平肝祛风以治疗白癜风,为特效药。

上方随证加减,患者服药一个月后白发及头皮开始变灰白,半年后头发基本变黑,头皮恢复正常色泽。

---

① 胎盘为紫河车,现未收入《中国药典》。

最终扶阳药物的剂量：制附子280克，细辛75克，生姜150克，桂枝45克，肉桂30克。

小　结

以上所选案例均是我按照扶阳思路进行救治的疑难杂症和急危重症，疗效已得到广大患者、患者家属的肯定，并被西医的检测报告所证实。我强调扶阳学说是中医治疗疑难杂症和急危重症的战略制胜武器，并不是说有了扶阳学说或是按照扶阳思路治疗就能够解决一切医学难题，而是强调它在战略上对我们分析疑难杂症和急危重症提供了一种高于目前任何理论的认识论，强调扶助人体阳气（正气）对于治疗疾病的重要性。战略高度有了，我们就有信心在战术层面进行方法论研究，逐一攻克医学难题。对于我个人而言，有了这一战略制胜武器，每天面对不同的疑难病例，都能够做到从容应对，泰然处之。

注：本文被收录于2017年6月29日至7月2日由中华中医药学会主办的"首届国际扶阳医学大会"会刊《扶阳医学临证传奇》，编入本书时略有修改。

扶阳思路治疗皮肤顽症心得

一 治疗思路

古代医家有句谚语称"内不治喘，外不治癣"，意指呼吸系统的喘证和皮肤病里的癣症非常难治，即使是名医也无很大把握治好，治不好就容易砸自己的牌子，所以很多医生都不愿意治疗这两类疾病。癣症是皮肤顽症，难治是共识。其实皮肤病里还有很多顽症也一样难治，包括各类慢性湿疹、白癜风、带状疱疹后遗症等，有的病难在不能除根，有的病难见疗效！现代医药更新换代迅速，治法和新药层出不穷，但在皮肤病治疗上可以说依然是没有实质性的突破，绝大部分治疗也只是缓解标证、急症。

近些年我按照古中医和扶阳思路治疗，并进行探索，治愈了不少皮肤顽症，有所心得，特拿出来请同仁斧正。

对皮肤顽症我认为，首先就要有总体性的辨证认知。古中医的特色就是讲求总体性的辨证论治，扶阳思路强调阳主阴从，把这两种思路熔为一炉，辨证格局就焕然一新。人体五气（木火土金水），本于阴阳，阳主阴从，肾阳为先天之本；五气运转，中气（脾土之气）为轴，此为后天之本。治病救人，当始终如一顾护两本，此为辨证一切疾病的基础医理。理法方药，此为第一！它为治疗各种疑难杂症、破解人类医学难题提供了很好的思路，这是我学习李可及彭子益两位老师的重要心得体会。

研究皮肤病的病理（其他疾病亦然），首先要在阴阳辨证上着眼。"邪之所凑，其气必虚"。虚在哪里？首先就要关注两本！其次再进行具体分析。皮肤（皮毛）为人体之表，人身荣卫之气与自然寒热之气交感于此。荣卫之气不足或失衡，则外邪入侵脏腑，所以皮肤病医理之二就是着眼于作为表证的荣卫气血。

荣卫不和就会伤到中气，脾土受伤则运化不利而生湿。错误治疗荣卫表病（单纯使用清热去火寒凉之法）最伤中气，迁延日久，肾阳元气亦受伤害。至于体表则或寒或湿或热，寒至极则生瘀生斑，乃至肿块；湿至极则生疮生疹生油；热至极则生燥，皮肤失养，以致生痒生癣掉皮。

比如湿疹，就是湿热内蕴于体表而向外透发所致，湿邪本质上都是寒湿的问题，也就是脾阳和肾阳命门之火虚弱的问题。寒凝是因，湿热是果。牛皮癣的直接原因就是血不荣肤，直接病因归结起来就是两点，血寒和血热。血寒导致气滞血瘀而气血难以行及皮肤，但根本上是肝脾肾阳虚寒逆引起的；血热导致津液营养耗失，无法营养皮肤，其根本在于肝肾阴阳并虚，以致血虚内燥化风，体表血热夹瘀。

因此一切皮肤病的标证就是营卫气血失和，肝胆（木气）和肺胃（金气）升降不利所致，但根本在于脾土（中气）与肾阳（元气）不足，所以我常说阳明燥热或肝胆湿热是标，太阴少阴阳虚是本，此谓阴阳辨证为本。

中医治病八法，即汗、吐、下、和、温、清、消、补，都是古圣先贤针对病情的辨证而总结出来的八种主要治疗思路，强调有是证用是法。以证定法，以法出方，以方选药。这就充分说明八法皆有其用，只是因人而异，关键是要在坚持阴阳之辨的前提下灵活运用。皮肤病作为顽症，恰恰是因为患者表里虚实寒热等症并存，轻重缓急又各不相同，单纯一法难以贯穿彻底。温补扶阳为主，多法合用、多法活用才是辨证施治。

比如不少老年人常年阵发性瘙痒，身上潮热，睡眠质量差，舌体较红，这就是气血津液不足，血不荣肤。其根本上还是老年人身体总体器质性衰败和阳气衰弱所致，也就是阴阳并虚，这类患者的治疗就要阴阳兼顾，前期要以滋阴为主，后期再以扶阳为主。

因阳气乃人身立命之根本，正气足则邪不可干，所以在绝大多数疾病的治疗思路上，扶阳（脾阳和肾阳）思路是要贯彻始终的。又因疾病往往多证合一，要善于抓住主证，灵活运用八法。我的总体思路是将伤寒、扶阳思路与温病学说相结合，具体而言：

（1）在解表方面，辛温解表与辛凉清热解表思路兼容，具体依据辨证各有偏重，辛温解表处方包括麻黄汤、桂枝汤、麻附辛汤等，辛凉解表处方包括清卫分之热的银翘散、五味消毒饮，清气分之热的人参白虎汤与清血分之热的犀角地黄汤（以丹皮、紫草代替犀角）；麻杏石甘汤兼有两种思路，麻黄与石膏相配合共同宣泄肺部郁热，常用于痤疮类疾病的治疗；治疗湿疹伴皮炎类疾病，两种解表思路融合更为明显。

（2）在皮肤顽症的基础方选择上，按照干湿分型，分别选用李可先生的乌蛇荣皮汤和孙一民先生的湿疹汤。偏湿热者，可合用三妙或四妙散加土茯苓、苦参等；偏燥热者，可合用二至丸（女贞子与墨旱莲）滋养肾阴，加大生地黄、赤芍、金银花、丹皮、紫草等药物剂量养阴凉血。

（3）前期为急症的，可用龙胆泻肝汤、防风通圣散、消风散等，过敏者合用李可先生经验方脱敏灵（苏叶、蝉蜕、浮萍草、地龙）和徐长卿祛风止痒；

（4）在扶阳固本方面，需时刻谨防寒凉之药伤害中气，兼用理中、建中方药，偏于本虚者更需加大理中、四逆类方药剂量。在皮肤病治愈后，可根据患者体质选用十二五合方、地黄饮子、破格救心汤等作为基础方予以调补。

即使完全按照上述思路临床，也会存在疗效不佳的情况，这就要考虑药物剂量和特效药的寻找。重病顽症必须用重药！观古今名家用药有奇效者，莫不在剂量上下功夫，"医家不传之秘在于量"，诚不我欺！

特效药的选择就是不要拘泥于原有处方，"药不执方，合宜而用"（张景岳）。古人可以在方子的基础上灵活变动加减化裁，现代医家也应这样做！这就需要医家平时注意收集或亲身试验积累一些特效药物，对一些药的药性掌握透彻。比如在治疗湿疹时我经常把土茯苓用到在120克以上，祛湿疗效甚好；白蒺藜活血祛风，我用于治疗白癜风可用100克以上；针对一些顽固皮肤病，苦参、狼毒、木鳖子等都是特效辅助药。

二　临证验察

现在与大家分享一些案例。从慢性湿疹、湿疹急性期、神经性皮炎、白癜风、带状疱疹这些具有代表性的案例说明我的思路。

1. 青年慢性湿疹案

季某，女，31岁，2016年10月27日初诊。

【症见】手指、脚趾部湿疹，色红成片状，瘙痒，挠后范围扩大，面色发黄，便干。舌红胖大、边有齿痕、苔薄黄，脉沉滑。

【辨证】脾虚湿困，寒湿化热。

【方药】湿疹汤合五苓散加附子生姜、济川煎。

冬瓜皮30克　冬瓜仁30克　生薏苡仁30克　赤小豆30克　胡黄连10克　苍术15克　黄柏10克　桃仁15克　生地黄30克　当归60克　滑石块30克包煎　炙甘草30克　生白术100克　茯苓30克　泽泻15克　猪苓15克　桂枝30克　制附子60克先煎　生姜60克　茵陈30克　土茯苓30克　徐长卿30克　炙乌梢蛇15克　肉苁蓉15克　生黄芪40克　大黄10克　金银花15克　荆芥穗10克

【按语】这位患者就是典型的脾虚湿困、寒湿化热，虽然皮疹色红，其性为热，但不过是标证，其本质还是脾阳虚。如果只用寒凉药物就大错特错，即使能起一时之效，但效果不能维持，甚至越治越坏。对于此类患者我以施今墨弟子孙一民先生的湿疹汤为基础方加大剂量，在此基础上合五苓散加制附子、生姜温阳化气，利湿行水，固护脾阳，加茵陈取茵陈五苓散之意退黄去热；土茯苓、炙乌梢蛇为治疗皮肤病的要药，土茯苓30克起，常常用至90～120克，炙乌梢蛇粉冲更佳；徐长卿抗过敏止痒；加金银花、荆芥穗辛凉解表、清热解毒，用量不大，体现寒热并用；患者便秘，合济川煎加生白术100克治疗阳虚便秘，加生黄芪及可助济川煎运转大气通便，又可托毒外出治疗湿疹；加少许大黄且不后下，主要取其清透内热作用，又助通便。上方基本未变，患者服药一个月后慢性湿疹痊愈。

2. 中年慢性湿疹案

张某，男，45岁，2017年6月24日初诊。

【症见】面色晦暗，形体肥胖，慢性湿疹伴神经性皮炎一年有余，使用激素药物涂抹当时有效，不久复发，更加严重，病患部位皮肤粗糙较厚，皮损暗红，右脚为重，舌红略胖大、苔白，脉沉细。

【辨证】肝肾不足，营卫失调。

【方药】乌蛇荣皮汤合四逆汤、三妙散、银翘散之意、五苓散。

桃仁15克　红花10克　当归30克　生地黄40克　赤芍30克　川芎15克 丹皮15克　紫草30克　桂枝30克　生姜30克　炙甘草30克　生薏苡仁40克 白鲜皮30克　防风20克　何首乌30克　制附子30克先煎　炙乌梢蛇30克　苍术15克　黄柏10克　土茯苓120克　木鳖子30克　金银花40克　连翘15克 荆芥10克　白术30克　茯苓30克　猪苓15克　泽泻30克

【按语】此患者与上一个患者的体质有所不同，上一个患者是脾阳虚为主，本方患者主要是肝肾不足，伴轻微脾阳虚症状。本方选用李可先生的乌蛇荣皮汤补肝肾调营卫，本方为桂枝汤、桃红四物汤、定风丹加乌梢蛇、白鲜皮等而成，培补肝肾、养血润燥、活血祛瘀、通调营卫，不仅仅是对于湿疹，而且对于大多的疑难皮肤病，只要灵活使用它都能起效。破格使用土茯苓120克除湿解毒和木鳖子30克消瘀散结，两者为治疗疑难皮肤病的要药，必须在剂量上突破。三妙散健脾燥湿，银翘散之意辛凉解表、清热解毒。考虑患者脾阳虚，取五苓散之意以达脾肾同治。

患者服药后红疹逐渐褪去，不再瘙痒，但患者皮肤依旧粗糙较厚。断续治疗半年后于2017年12月7日去掉五苓散，主治皮肤硬化，加玄参30克、浙贝母30克、全蝎4克（粉冲）、蛇蜕15克、木鳖子加至50克。后续扶阳药物逐渐加量，桂枝50克、生姜90克、制附子130克、炙甘草60克。患者治疗半年多基本痊愈。

3. 老年急性湿疹案

严某，女，81岁，2016年6月14日来诊。

患者长年慢性湿疹，一周前急性发作。

【症见】全身红疹，色鲜红呈片状，皮肤瘙痒，面色灰暗伴面部扁平疣，小便短涩。舌红胖大、苔黄腻，脉弦滑。

【辨证】肝肾亏损，营卫不和。

【方药】龙胆泻肝汤合防风通圣散、四逆汤。

龙胆草20克　黄芩12克　炒栀子12克　泽泻25克　木通10克　车前子20克_{包煎}　当归15克　生地黄40克　柴胡15克　炙甘草30克　防风20克　川芎15克　赤芍30克　薄荷10克_{后下}　大黄10克　麻黄6克　杏仁15克　生石膏30克_{先煎}　滑石块30克_{包煎}　苍术30克　金银花40克　荆芥10克　生姜30克　制附子60克_{先煎}　徐长卿30克　炙乌梢蛇30克　皂角刺45克　白鲜皮30克

本着急则治标缓则治本的思路，患者肝胆火盛，此阶段表里俱实，木火侮金，选防风通圣散表里双解，合龙胆泻肝汤泻肝胆火热，为主方，以清下法为主。合六一散利湿清热，灵活引入麻杏石甘汤泻肺之壅热，并取麻杏苡甘汤加皂角刺治疗扁平疣；加金银花、荆芥穗辛凉解表；炙乌梢蛇、白鲜皮为治疗皮肤病的要药，徐长卿抗过敏止痒。其中，最需要说明的是为何在患者热象明显的情况下，依旧用了制附子60克、生姜30克。因为从其舌脉看，患者还是素体阳虚，中气不足，所以加制附子、生姜寒热并用，并不矛盾，且对于保护胃气，效果更佳。如果只选择寒凉药，待急性期一过，效果就不再理想了。

服药一个月后，疾病完全控制，红疹面积范围明显缩小，色泽淡红，轻微瘙痒，双小腿轻微肿胀。舌红、苔白，脉沉。此时急性期已过，改以扶阳固本思路为主，开下方。

桃仁15克　红花15克　当归30克　生地黄30克　赤芍15克　川芎15克　桂枝30克　生姜30克　炙甘草15克　丹皮15克　紫草15克　防风20克　白鲜皮30克　生薏苡仁40克　炙乌梢蛇15克　何首乌30克　白蒺藜30克　麻黄10克　杏仁15克　皂角刺45克　徐长卿30克　白术15克　生黄芪40克　防己15克　益母草60克　制附子40克_{先煎}　苍术30克　黄柏10克

此方随证化裁，立法格局不变，逐渐加大扶阳药物剂量，一个月后。

【按语】本案是要明示大家对于湿疹急慢性期的治疗思路，当急性期过后，病机发生变化，思路也要随之改变，如患者舌体胖大，脾虚湿困严重，还应选择湿疹汤合五苓散的思路；偏于肝肾亏虚的，选用乌蛇荣皮汤，乌蛇荣皮汤本身就是寒热并用，多处方联动，体现了复方多法，辨证加减灵活，可治疗多种疑难皮肤病。

4. 顽固神经性皮炎案

张某，男，41岁。2017年6月24日初诊。

【症见】面色萎黄，腹部及腿部红色片状神经性皮炎十多年，患处皮肤干燥较厚，瘙痒难耐。舌淡胖、苔白，脉弦紧。

【辨证】脾虚湿困，营卫不和。

【方药】乌蛇荣皮汤合四逆汤、三妙散、五苓散。

桃仁10克　红花10克　当归30克　生地黄40克　赤芍30克　川芎15克　丹皮30克　紫草30克　生姜30克　桂枝30克　炙甘草30克　白鲜皮30克　防风20克　何首乌30克　徐长卿30克　炙乌梢蛇30克　苍术15克　黄柏10克　生薏苡仁40克　土茯苓120克　木鳖子30克　狼毒6克　制附子60克_{先煎}　金银花40克　荆芥穗10克　白术30克　茯苓30克　泽泻30克　猪苓15克

此案阴阳失调，本寒标热，所以阴阳并调、寒热兼顾，突出清热祛湿，土茯苓是祛湿特效药，木鳖子、狼毒为治疗神经性皮炎的特效药，软坚散结。皮炎逐渐好转，生地黄、生姜、制附子、甘草、金银花等扶阳清热药物剂量逐渐加大，2017年8月19日处方。

桃仁10克　红花10克　当归30克　生地黄60克　赤芍30克　川芎15克　丹皮30克　紫草30克　桂枝30克　生姜60克　炙甘草60克　白鲜皮30克　防风20克　何首乌30克　细辛45克　炙乌梢蛇40克　苍术15克　黄柏10克　生薏苡仁60克　土茯苓120克　木鳖子30克　狼毒6克　制附子90克_{先煎}　金银花90克　荆芥穗10克　白术30克　茯苓30克　麻黄10克　蛇蜕15克

后续处方加减的原则就是保持阴阳平衡，此案患者治疗半年多，患处皮肤变薄好转，基本痊愈，无明显不适症状，后期偶尔调理。

5. 遗传性牛皮癣案

刘某，男，48岁，2016年3月15日初诊。

本患者为遗传性牛皮癣，全身均有，以前胸、后背更重，皮损处面积大而厚，色红，已有30多年病史，尝试几十种中西医治疗方案无显效。

【症见】全身瘙痒，病患部位皮质很厚，易掉屑，舌红、苔微黄，脉细。

【辨证】肝肾亏损，营卫不和。

【方药】乌蛇荣皮汤合四逆汤、二至丸、重用金银花。

桃仁15克　红花10克　生地黄60克　当归30克　赤芍30克　川芎10克　丹皮30克　紫草30克　桂枝30克　生姜30克　炙甘草15克　白鲜皮40　防风15克　何首乌30克　白蒺藜30克　炙乌梢蛇30克_{粉冲}　生薏苡仁40克　木鳖子30克　狼毒9克　金银花40克　荆芥穗10克　土槿皮15克　蛇蜕15克　板蓝根30克　制附子15克_{先煎}　生槐花30克　女贞子15克　墨旱莲15克　徐长卿30克

此案患者阴阳并虚，但偏于阴虚，血热妄行，故清热养阴药物比重较大。对于皮肤病顽症，选取乌梢蛇、木鳖子、狼毒、土槿皮、蛇蜕专药治疗，乌梢蛇粉冲服口味不太容易被接受，但事实证明冲服效果更好。初见疗效后适当调整处方继续服用，三个月后病患部位基本不痒，皮肤已变软。选取2016年7月2日处方。

桃仁15克　红花10克　生地黄60克　当归60克　赤芍30克　川芎15克　丹皮30克　紫草30克　桂枝30克　生姜30克　炙甘草15克　防风15克　白鲜皮40克　何首乌30克　白蒺藜30克　乌梢蛇30克_{粉冲}　生薏苡仁40克　金银花100克　土槿皮15克　蛇蜕15克　制附子30克_{先煎}　生黄芪60克　板蓝根30克　生槐花30克　女贞子30克　墨旱莲30克　徐长卿30克　全蝎4克_{粉冲}

【按语】由此可见养阴清热、祛风止痒、调和营卫始终是重中之重，但扶阳思路也贯穿始终，逐渐加量。后续减板蓝根加上水牛角60～100克，取犀角地黄汤之意，加重凉血散瘀之效，制附子剂量逐渐加至60克。此案患者疗效显著，因是遗传性牛皮癣，让患者皮肤完全回归正常，这一点确实没有做到。但经过半年多不到一年的治疗，患者全身已不瘙痒，病患部位皮肤厚度已如正常皮肤，患者非常满意。后续偶有瘙痒发作，服药一次即可控制。

6. 牛皮癣伴白癜风案

金某，男，40岁，2012年8月30日初诊。

【症见】头皮有牛皮癣伴白癜风，耳部湿疹，瘙痒流水。舌红、苔黄腻，脉滑。

【辨证】脾肾阳虚，寒湿化热。

【方药】乌蛇荣皮汤合五味消毒饮、潜阳丹、三妙散。

桃仁10克　红花10克　生地黄30克　当归30克　赤芍15克　川芎15克　丹皮15克　紫草15克　桂枝15克　生姜15克　炙甘草15克　防风10克　白鲜皮30克　炙乌梢蛇30克_{粉冲}　何首乌30克　白蒺藜60克　细辛15克　制附子60克_{先煎}　肉桂30克　砂仁10克_{后下}　金银花15克　连翘12克　荆芥10克　蒲公英15克　紫花地丁15克　天葵子15克　野菊花15克　苍术30克　关黄柏10克　生薏苡仁30克　土茯苓120克　蛇床子30克

【按语】此方以乌蛇荣皮汤调和阴阳气血营卫为基础方，前期清热解毒为重，用五味消毒饮合三妙散，加重使用土茯苓和蛇床子，祛湿止痒。对于白癜风的重点治疗药物，我从《医林改错》的通窍活血汤中感悟到麝香的重要性，但麝香名贵，不易寻找，后多以白蒺藜、白芷、细辛等芳香辛窜的药物替代麝香，故在此重用白蒺藜60克，虽然患者阴虚，依旧加细辛15克。方中桂枝汤和四逆汤可有效防止寒凉过度，顾护两本。砂仁、黄柏、甘草和附子又有潜阳丹之意，温肾纳气，引火归元，对耳部湿疹这种虚阳外越之证颇为有效。

2012年9月25日，患者牛皮癣好转，诸证改善。去土茯苓、砂仁，加白芷和干姜。金银花加至40克辛凉解表止痒效果佳，生薏苡仁加至60克利湿效果好，白蒺藜加至100克养血止风更突出，主治牛皮癣和白癜风。效不更方，患者服药一个月后，2012年10月25日，较前方减了连翘，增加了木鳖子、狼毒，桂枝、生姜、炙甘草和细辛加至30克，干姜加至90克，制附子加至120克。

桃仁10克　红花10克　生地黄30克　当归30克　赤芍15克　川芎15克　丹皮15克　紫草15克　桂枝30克　生姜30克　炙甘草30克　防风10克　白鲜皮30克　炙乌梢蛇30克_{粉冲}　何首乌30克　白蒺藜100克　细辛30克　白芷15克　制附子120克_{先煎}　肉桂30克　干姜90克　木鳖子30克　狼毒6克　苍术30克　黄柏10克　生薏苡仁60克　蛇床子30克　金银花40克　荆芥10克　蒲公英15克　紫花地丁15克　天葵子15克　野菊花15克

【按语】此方中可见清热药物比重大为降低，扶阳健脾药物大为提高，白芷、细辛和白蒺藜是方中的特效药。后续处方未变。制附子剂量最高加至200克。患者坚持服药到12月底，前后共4个月。牛皮癣和湿疹痊愈，白癜风消失。

7. 心脏病伴白癜风案

石某，女，53岁，2016年3月1日初诊。

【症见】冠心病病史，胸闷，痛彻后背，血压不稳，神疲乏力，有甲亢史，面色萎黄，面部有白癜风，舌淡红胖大滑润、苔白，脉沉缓。

【辨证】心肾阳虚，脾虚湿困。

【方药】破格救心汤合丹参饮、瓜蒌薤白半夏桂枝汤、五苓散、潜阳封髓丹。

干姜60克　党参60克　炙甘草60克　制附子100克先煎　山萸肉40克　煅龙骨30克先煎　煅牡蛎30克先煎　煅磁石30克先煎　紫石英30克先煎　川芎30克　丹参30克　檀香6克后下　砂仁15克后下　白芷30克　细辛45克　郁金15克　瓜蒌30克　薤白15克　法半夏15克　桂枝30克　生黄芪40克　白术30克　茯苓30克　泽泻15克　猪苓15克　黄柏10克　麻黄6克　龟甲6克先煎

【按语】患者是来治疗心脏病的，主证为心肾阳虚，李可先生的破格救心汤为挽救心肾阳气之要方，故破格用药，防止不测，大补心肾，收敛元气，加白芷、郁金、细辛代麝香芳香解郁开窍；合丹参饮行气化瘀，瓜蒌薤白半夏汤振奋胸阳；潜阳封髓丹伏心之虚火，纳气归肾；五苓散温阳化湿，健利中焦。然后再考虑中气的问题，中气不足，再好的药也吸收不了，故用大剂量的五苓散。本方主要是治疗心脏病，但患者又有白癜风，其病机是一致的，都是在阳虚基础上的气滞血瘀，抓住心肾阳虚的主证，以人为本，调整了人体的阴阳平衡，对心脏病和白癜风都有治疗效果，特别是白芷、细辛，也是治疗白癜风的要药。

患者服药两周后，胸闷大为减轻，痛彻后背现象消失，精力明显好转，后继续加大保护心肾之阳，制附子加至120克，山萸肉加至60克，白芷加至40克，逐渐去潜封髓阳丹，开始兼顾治疗白癜风，加味白蒺藜60克。患者前后服药共3个月，诸症痊愈。

此案患者病位在心，面部白癜风相对而言为次要病症，所用方药主旨都是扶阳，为治疗白癜风只是突出了细辛、白芷和白蒺藜的作用，就取得了很好的疗效，这也恰恰说明白癜风与人体阳虚存在必然关系，坚持扶阳思路，必能探索出整套的白癜风治愈方案。

8. 带状疱疹案

吴某，男，47岁。2017年3月7日初诊。

【症见】头部疱疹伴皮炎，口苦。舌红、苔微黄，脉弦。

【辨证】少阳不和，脾虚湿困，寒湿化热。

【方药】小柴胡汤合薏苡附子败酱散、芍药甘草汤、五味消毒饮、三妙散。

柴胡30克　黄芩15克　党参15克　天花粉15克　生姜15克　制附子30克_{先煎}　生薏苡仁30克　败酱草30克　炙甘草30克　白芍60克　马齿苋90克　贯众30克　板蓝根30克　白鲜皮30克　金银花30克　连翘15克　荆芥穗10克　蒲公英30克　紫花地丁30克　野菊花30克　天葵子30克　苍术15克　黄柏10克　苦参10克　炙乌梢蛇15克　公丁香12克　郁金10克　玄胡12克

【按语】医学界多认为带状疱疹为肝胆湿热，包括中医教材的书籍都记录以龙胆泻肝汤为主方治疗。我临床体会是：纯粹的肝胆湿热证很少，往往患者是脾阳不足，相火不降，木火乘土，以少阳证居多。邪在半表半里之间，疼痛多为神经性，单单清热效果不能持久，此病案就是如此。以小柴胡汤和解少阳；合芍药甘草汤、丁香、郁金、玄胡止疼；合五味消毒饮、三妙散清热解毒；薏苡附子败酱散扶阳利湿消痈；马齿苋、贯众、板蓝根既可清热解毒，又可治疗皮损。患者服药两次治愈。

对于肝胆热象明显的症状，可选用龙胆泻肝汤或在上方基础上合用龙胆泻肝汤，但待热象消失，要及时去龙胆泻肝汤，并加大扶阳药物剂量，这样才能健脾阳，固护胃气，保证疗效。

9. 带状疱疹后遗症案

徐某，男，79岁。2012年7月17日初诊。

【症见】患者胸前后背带状疱疹后遗症，疼痛多年不止。面色萎黄，食欲不振，呃逆，尿频。舌淡红、苔白，脉弦细。

【辨证】少阳不和，气血瘀滞。

【方药】小柴胡汤合芍药甘草汤、薏苡附子败酱散、丁香柿蒂汤、小半夏茯苓汤、平胃散、焦三仙。

柴胡15克　法半夏12克　党参15克　黄芩10克　生姜30克　大枣20克
炙甘草30克　白芍60克　公丁香10克　郁金10克　柿蒂10克　马齿苋90克
败酱草30克　生薏苡仁30克　制附子30克_{先煎}　板蓝根30克　全蝎4克_{粉冲}　蜈蚣3
条_{粉冲}　苍术10克　厚朴10克　茯苓12克　焦神曲6克　焦麦芽6克　焦山楂6克

【按语】本案依旧选用小柴胡汤和解少阳，芍药甘草汤及丁香、郁金、全蝎、蜈蚣止痛；马齿苋、板蓝根是抗病毒特效药；薏苡附子败酱散扶阳利湿消痈，对带状疱疹和胃部不适均有疗效；丁香柿蒂汤合小半夏加茯苓汤治疗呃逆；平胃散健脾燥湿、祛痰行气；焦三仙消食导滞，健运脾胃。此案一周显效，三周痊愈。方中有四逆汤、理中汤之意，两本皆护。

小　结

以上均为皮肤顽症案例，之所以能取得令人满意的疗效，关键就是在扶阳思路指导下坚持阴阳辨证大纲，始终顾护两本。在此基础上再结合前人或他人的用方用药经验，积极进行探索。在临床上，医患配合也很关键，因为皮肤类疾病治疗周期相对较长，有不少患者取得一定疗效后就放弃治疗，实在可惜。

注：本文被收录于2018年7月，由中国民族卫生协会民族传统疗法专业委员会主办的"首届全国扶阳医学与经方临证研讨会"《卖家讲义》，编入本书时略有修改。

扶阳思路指导下用中药汤剂
治疗头面部美容浅见

本文所说的头面部美容类疾病，主要指的是脸部的各种（扁平）疣、（色）斑、（痤）疮及其导致的面部瘢痕、无光泽等症状以及各种类型的脱发、白发。当今社会，"爱美"成为人们一种不自觉的时尚追求，无论是富豪明星还是平民百姓，"爱美"不分男女老幼，"面子"更是"头等"大事。"一白遮百丑，脸上光溜溜"，是人们对头面部美容的最广泛、最基本的追求。与此同时头面部美容类疾病也已成为一种时代疾病，比如青春痘不再局限于青春期，现已遍及各个年龄段；以前中年人才有的黄褐斑，现在也早早爬上年轻人的脸；不少老年人也爱美，到处寻访治疗老年斑（我认为是扁平疣）。社会有需求，利益趋鹜之。君不见，打着各种牌子的美容机构遍布大街小巷，顾客更是络绎不绝。为了迎合并引导时代的广泛需要，现代医药及医疗器械更新换代迅速，治法和新药层出不穷，广告更是铺天盖地。但据我观察，它们依然是没有实质性的突破，大多数治标不治本，容易复发，后遗症较多，如激光祛斑后，因皮肤灼伤而容易出现黑色素沉着，留有黑印，后期很难去除。比如痤疮"易"治，瘢痕难除，现实中就有不少人是瘢痕脸，治疗无望。

中医在治疗头面部美容方面有着独特的方法论优势，中医讲求的整体性辨证论治比西医见皮治皮的外科式治疗思路更能兼顾标本、着眼长远。中医理论界对面部美容类疾病的病机基本都有共识，而且有不少流传下来的经典处方。按照古中医本气自病的思路，"有诸内必形诸外，有诸外必根诸内"。美容无外乎气血与脏腑两个层次。但很多中医大夫在临床上疗效却不是很好，我认为主要原因在于三个方面：

（1）辨证论治不到位：辨证上套用了西医式的见皮治皮思路，比如基于肺主皮毛、肝主血的理论，就只重视肝郁肺热的问题，缺乏对整体气机的辨证和灵活把控。

（2）不重视扶阳：没有坚持阴阳辨证大纲，对太阴少阴两本之阳气的扶持不够重视。

（3）基础方药的剂量偏小，药效难以企及。

我潜心研究皮肤病数十年，也是在近十余年才悟得其中奥妙，按照古中医和扶阳思路，治疗患者上万例，几乎无无效者。完全治愈者数千例，其中包括数百例脱发者。现将一得之见与同仁分享。

在治疗思路上，首先就要坚持阴阳辨证之大纲，坚持扶阳为基础治疗思路。现代社会人们喜吃生冷麻辣，爱喝碳酸和清凉饮料，追求身材苗条，常年生活在空调房间里，经常加班熬夜等等，人体阳气过度消耗，脾肾之火无力驱除体内积聚的寒湿之邪，这才是人们患上皮肤病的根本原因。皮肤类疾病作为顽症，恰恰是因为患者表里虚实诸证并存，轻重缓急各不相同，单纯一法难以贯穿彻底。坚持温补扶阳为基础、多法合用、多法活用才是真正的辨证施治。比如有不少年轻女孩，脸上反复起痘，痘印明显，吃饭消化功能又不好，身体乏力，月经不调，甚至痛经等，多证合一，岂能单用一法？我的经验是要首先抓主证和急症，主证就是阳虚寒逆（太阴少阴），急症就是脸上起痘（阳明），也就是阳明积热是标，太阴少阴阳虚是本。抓主证才能彻底治愈，抓急症才能让患者尽快看到效果。治疗主证阳虚寒逆需温补之法，治疗急症需消清之法，然后才能照顾兼证。如果病机相同者可以同时治疗，病机不同者就分步治疗。

所以我治疗头面部皮肤美容类疾病的思路就是按照古中医的思路，以阴阳辨证为大纲，坚持扶阳为基础治疗思路，寒热并用，清温并用。下面分享一下笔者的临床经验。

一　痤疮、扁平疣的治疗经验

由于在临床上痤疮多与扁平疣并发，且病机较同，我将这两类病症纳入同一范畴进行辨证医治。痤疮由于标证体现为湿热和红肿痒痛，历来医家多用凉血清热、消瘀软坚之法医治。清热之法，短期效果可见，但长期效果不佳。经研习扶阳学说，遂知见皮治皮、降火清热之思路，乃是管中窥豹、舍本逐末。所谓热毒，乃是人体相火离位或阳气运行不畅所生，健脾补肾、温通扶阳才是顾本之法。扁平疣主要是由于脾虚湿困、运化不畅以致湿浊淤积体表，脾肾阳虚仍是根本。对于阳虚的患者，处方思路一定要坚持扶阳且贯穿始终。

我治疗痤疮的思路是最早来自陈宝田先生的经验，以麻杏石甘汤合生四物汤为基础方，麻杏石甘汤宣降肺部郁热以解表，生四物汤养血活血化瘀。在临床中，我通过自身感悟又加入了《金匮要略》里的薏苡附子败酱散这个治疗肠痈的经方，此方扶阳利湿，消痈排脓，一以贯之使用效果更佳。接触扶阳医学后，笔者从整体上把握阴阳辨证，将伤寒辛温解表与温病辛凉解表思路相结合，并更加重视脾肾阳虚与寒湿为标热之本，在治疗上坚持扶阳固本，才取得了巩固的疗效。

我治疗扁平疣的思路来自李可先生麻杏苡甘汤加炮山甲（现以皂角刺代之）、白鲜皮的经验，麻杏苡甘汤通阳解表、祛湿除风；炮山甲祛瘀散结，活血消癥，白鲜皮清湿热，疗死肌。结合西医认为扁平疣为病毒之意，加味板蓝根、贯众、蜂房、马齿苋等清热抗病毒中药。

（一）临证加减

（1）湿热严重者，合用五味消毒饮加荆芥穗、三妙散，也可加味重剂苦参与升麻。

（2）治疗皮肤表面的痘印、色素沉着、瘢痕，合用软坚散（又名消瘰丸，包括玄参、浙贝母、生牡蛎）、海藻甘草汤与白芥子。

（3）皮肤暗黄者，重用茵陈合附子、干姜，取茵陈蒿汤之意，祛面部阴黄；常加白芷、降香，取通窍活血汤之意，祛面部色斑。

（二）分类治疗思路

（1）对于阳虚不重、标证明显的患者，直接使用上述方药。

（2）对于有情志郁结的女性患者，上述基础方和加味方合用王清任的血府逐瘀汤，再加味扶阳方药。患者体质多属于脾肾阳虚，务必引入扶阳思路，如附子理中汤、四君子汤、四逆汤、五苓散加味附子生姜、肾四味等。

（3）对于阳虚寒凝患者，以当归四逆加吴茱萸生姜汤加附子与少腹逐瘀汤为基础方。这类患者基本都有贪凉、喜食冷饮、甜腻的习惯，常常伴有手脚与少腹冰凉等症状；这类患者的病症是典型的寒湿化热表现。

（4）对于偏肝肾亏损的患者，或伴有皮炎者，上述基础方和加味方合用李可先生的乌蛇荣皮汤。此类患者多为中老年人，既有美容方面的需求，脸上长有痤疮、老年斑（扁平疣），也伴有各种老年性的皮肤瘙痒疾病。这一类患者的用药思路是养阴与扶阳并重，阴阳气血同时调理！偏于阳虚的加大附子生（干）姜和桂枝等的剂量，偏于阴虚的加大生地黄、赤芍、紫草、丹皮等的剂量，还可选用二至丸（女贞子、墨旱莲）等加味。

（三）临证验察

1. 痤疮伴扁平疣案

张某，男，30岁，2016年3月7日初诊。

【症见】面部大面积痤疮伴扁平疣，面部痘印多，反复10年，愈发严重，多方求治无效，面色萎黄。舌淡胖滑润、苔白，脉沉。

【辨证】脾肾阳虚，痰湿化热，痰瘀互阻。

【方药】麻杏石（苡）甘汤合生四物汤、五苓散加味附子生姜、薏苡附子败酱散、软坚散、海藻甘草汤。

麻黄10克　杏仁15克　生石膏30克先煎　炙甘草30克　生地黄15克　当归15克　赤芍15克　川芎10克　桂枝30克　白术30克　茯苓30克　泽泻15克　猪苓15克　生姜30克　制附子60克先煎　生薏苡仁40克　败酱草30克　玄参30克　浙贝母15克　生牡蛎30克先煎　白芥子15克揭碎　金银花45克　连翘30克　荆芥穗15克　海藻30克　皂角刺45克　马齿苋60克

白芷30克　茵陈60克

麻杏石（苡）甘汤合生四物汤解表利湿，活血化瘀；五苓散健脾利湿，加附子生姜有四逆汤之意，脾肾双补；麻杏苡甘汤加皂角刺（替代穿山甲）活血消瘾，加白芷解表通窍、活血化瘀；重用茵陈取茵陈蒿汤之意，祛面部阴黄；薏苡附子败酱散寒热并用，扶阳利湿消痈；合软坚散、海藻甘草汤、白芥子治疗面部硬结，配合主方对面部痤疮以及遗留瘢痕有很好的治疗作用。患者现阶段湿热标证明显，重用金银花、连翘、荆芥穗、马齿苋辛凉解表、疏散热邪。

此方辨证加减，患者口服4周痤疮痊愈，后期进行整体调理并消面部痘印，培元固本兼顾巩固疗效，逐渐减少寒凉药物，加大温热药物用量。

2016年4月21日的处方：

麻黄10克　杏仁15克　生石膏30克_{先煎}　炙甘草60克　生地黄15克　当归15克　赤芍15克　川芎10克　桂枝45克　白术45克　茯苓45克　泽泻45克　生黄芪60克　干姜90克　制附子120克_{先煎}　生薏苡仁60克　败酱草60克　玄参30克　浙贝母15克　生牡蛎30克_{先煎}　苍术30克　白芥子15克_{捣碎}　金银花15克　荆芥穗15克　白豆蔻15克_{后下}　海藻60克　皂角刺45克　白芷30克　茵陈30克　紫草15克　肉桂30克　狼毒6克

较前方清热药物比重大减，扶阳药物（制附子、肉桂等）大幅提升，扶助脾阳的五苓散贯穿始终。

本案坚持服药两个月，患者面部光滑，面色透红。痤疮痊愈，痘印全无。

2. 情志郁结痤疮案

李某，女，33岁，2016年12月27日初诊。

【症见】情志郁结，心情烦躁，严重痤疮，面部出油多，舌红嫩、无苔，脉弦细。

【辨证】肝郁气滞，痰瘀互结。

【方药】血府逐瘀汤合麻杏石（苡）甘汤、薏苡附子败酱散、五味消毒饮、三妙散。

柴胡15克　枳壳10克　生姜30克　炙甘草30克　桃仁15克　红花10克

生地黄15克　当归15克　赤芍15克　川芎15克　麻黄10克　杏仁15克
生石膏30克先煎　生薏苡仁40克　制附子60克先煎　败酱草60克　金银花40克
荆芥穗10克　蒲公英30克　紫花地丁30克　野菊花30　白鲜皮30克　板蓝
根30克　苍术30克　黄柏10克　生侧柏15克　皂角刺45克

【按语】血府逐瘀汤就是桃红四物汤加柴胡、桔梗、枳壳、牛膝而成，既调经，又疏肝。患者面部出油多，热象明显，用五味消毒饮、三妙散、生侧柏清热祛湿。患者服药两个月痊愈，其间处方基本未变，主要是加大了附子和生姜的剂量，生姜60克、制附子90克，温、清、消法贯穿始终，扶阳比重逐渐加大。

3. 面颈部痤疮案

赵某，女，73岁，2012年7月10日初诊。

【症见】面部潮红，面部颈部痤疮，片状红疹，色鲜红，发痒，面部多发扁平疣，多处黑色素沉积，老年斑。舌红、苔薄黄，脉弦滑。

【辨证】脾虚湿困，寒湿化热。

【方药】麻杏石（苡）甘汤合薏苡附子败酱散、生四物汤、银翘散、五味消毒饮、软坚散。

麻黄10克　杏仁15克　生石膏50克先煎　生薏苡仁60克　炙甘草30克　皂角刺10克　制附子60克先煎　败酱草60克　生地黄30克　当归15克　川芎15克赤芍30克　金银花30克　荆芥穗15克　连翘12克　紫花地丁15克　蒲公英15克　野菊花15克　天葵子15克　白茅根60克　白鲜皮30克　玄参30克浙贝母15克　生牡蛎30克先煎　白芷15克　细辛6克　板蓝根30克　马齿苋30克　蜂房10克　水牛角15克　苍术30克　土茯苓120克　蝉蜕10克

【按语】由于患者热象明显，前期清热解毒、凉血化瘀为主，重用生地黄、白茅根，并加水牛角取犀角地黄汤清热凉血之意，加土茯苓120克搜剔湿热之蕴毒。此方体现了伤寒思路与温病思路的结合。显然方中清热药物较重，但由于内含四逆汤和麻黄附子细辛汤，一直顾护着患者的阳气，且疏通经络，助推药效。控制住标证之后，就转换思路调和营卫、扶助正气，拟善后处方思路就变成乌蛇荣皮汤加味。

桃仁10克　红花10克　生地黄30克　当归30克　赤芍15克　川芎10克　丹皮15克　紫草15克　桂枝45克　生姜60克　生甘草45克　炙乌梢蛇30克_{粉冲}　何首乌30克　白蒺藜30克　防风10克　白鲜皮30克　生薏苡仁30克　败酱草30克　制附子90克_{先煎}　生黄芪60克　板蓝根30克　马齿苋30克　木贼草10克　金银花45克　连翘12克　荆芥穗15克　木鳖子30克　益母草60克

【按语】此方重在调理营卫，阴阳并重，方中一直以四逆辈扶阳之剂主导，以银翘散之意辛凉解表，透营分热毒，开门逐盗。阳主阴从，阳行阴生，气血双调，营卫乃和。患者三年皮肤顽疾，三个月痊愈。

4. 四肢厥冷痤疮案

孙某，女，25岁，2016年3月31日初诊。

【症见】面色萎黄伴痤疮，月经不调，手脚发凉，晨起头昏。舌淡红胖大、苔白，脉沉。

【辨证】脾肾阳虚，寒湿困脾，冲任不调。

【方药】当归四逆加吴茱萸生姜汤合四逆汤、少腹逐瘀汤、薏苡附子败酱散、麻杏石（苡）甘汤、五苓散、软坚散。

当归20克　桂枝15克　赤芍15克　细辛45克　炙甘草30克　小通草10克　吴茱萸30克　制附子60克_{先煎}　生姜30克　生薏苡仁30克　败酱草30克　川芎15克　熟地黄15克　白豆蔻15克_{后下}　麻黄10克　杏仁15克　生石膏30克_{先煎}　茯苓30克　白术30克　泽泻30克　猪苓15克　金银花20克　荆芥10克　苍术30克　皂角刺45克　白鲜皮30克　玄参30克　浙贝母20克

患者服药一周疗效甚佳，证明用药思路正确，后期逐渐增加扶阳药物比重，如2016年4月12日处方附子、生姜剂量猛增。

当归20克　桂枝15克　赤芍15克　细辛45克　炙甘草60克　小通草10克　吴茱萸30克　制附子120克_{先煎}　生姜90克　生薏苡仁30克　败酱草30克　川芎15克　熟地黄15克　白豆蔻15克_{后下}　麻黄10克　杏仁15克　生石膏30克_{先煎}　茯苓30克　白术30克　泽泻30克　金银花20克　苍术30克　荆

芥10克　皂角刺45克　白鲜皮30克　玄参30克　浙贝母20克　蜂房10克

　　此案患者前后治疗两月余，面色红润，月经正常。

5.男性老年斑案

　　古某，男，71岁，2015年11月24日初诊。

　　【症见】面部、脖子、手上老年斑（扁平疣）较多，经冷冻治疗无效，脾胃不好但无明显症状（后续检查称有糜烂性胃炎），高血压、糖尿病史，舌淡嫩胖大、苔白，脉沉。

　　【辨证】脾虚湿困，升降失调。

　　【方药】薏苡附子败酱散合砂半理中汤、五苓散、四逆汤、麻杏苡甘汤加皂角刺加味。

　　生薏苡仁30克　制附子60克_{先煎}　败酱草30克　砂仁10克_{后下}　法半夏15克
党参15克　炒白术30克　茯苓30克　泽泻15克　猪苓15克　桂枝15克
生黄芪40克　生姜60克　炙甘草30克　白鲜皮40克　蜂房10克　板蓝根30克　麻黄6克　杏仁15克　皂角刺45克　木贼草10克　马齿苋60克

　　【按语】此案为老年人美容之特殊案例，患者急于祛除老年斑。处方以保胃气养肾气为根本，所用均为经典方药，扶阳药物剂量较大。只要是后天生长的老年斑（扁平疣），往往是阳虚后导致的局部瘀证，在扶阳的基础上对症治疗，哪怕是年迈者的老年斑也是可以消除的。患者年龄大，充分考虑脾肾阳虚，以砂半理中汤、五苓散补脾阳，以四逆汤补肾阳，先顾护人体正气，在此基础上以麻杏苡甘汤加皂角刺合薏苡附子败酱散加蜂房、马齿苋治疗扁平疣。

　　上方辨证加减坚持半年余，患处扁平疣均已脱落，意外的是做检查，糜烂性胃炎痊愈，说明薏苡附子败酱散不仅仅治疗肠痈，针对其他寒热夹杂、以寒为主的痈疡都有很好的效果。

二　色斑的治疗经验

　　借用西医的说法，色斑是脸部常见的色素障碍性皮肤病，多呈黄、褐、黑、青色。色斑形状大小不一，患者一般无明显自觉症状。本病多见于女性和中老年人，青年男性较少。

西医对病机的看法多种多样，内外因都很多。治疗上除了外科式祛斑治疗外，并无有效疗法。中医对此病病机的论述，大多坚持本气自病原理，认为是人体内阴阳失衡所致：一因肝气郁结，致使血瘀颜面；二因脾胃虚弱，气血不能润泽颜面，湿热上升至颜面形成斑点；三因肾阳不足，阳气弥散，血瘀停于颜面而成。由此可见，色斑的形成与人体肝木、脾土和肾阳气机失衡所致，肝木之气升华不畅为标，脾土虚寒中气运化乏力和肾阳动力不足为本。分清标本、辨明主证和兼证，临证处方思路就明确了。

我治疗色斑的基础方是四物汤（血中带滞加桃红）加白芷、降香（取通窍活血汤之意）对药，从肝论治，养血活血、通窍化瘀以祛色斑；合用重剂茵陈与附子、干姜，取茵陈蒿汤之意祛面部阴黄；可加味丹参助活血养血之效，加味细辛助通窍之力，加重剂生黄芪以运气生血并健补中气，加味僵蚕、白附子可以增强美容养颜功效。在上述方药基础上，结合对患者的辨证，进行分型治疗，主要分为三类。

（1）气血亏损型：此类患者一般是阴阳并虚且较为严重，症状主要包括面色萎黄、神疲乏力、中气不足、舌淡胖大、手足或腹部怕凉、易潮热出汗等。此类患者多因脾肾亏虚严重，因虚而致气滞血瘀。这一类型的治疗思路，以自拟十二五合方合上述基础方。

十二五合方是我以刘奉五老先生治疗女性气血亏损性闭经的四二五合方基础方加味而成，由十全大补汤（四物汤、四君子汤加黄芪、肉桂）、二仙汤（仙茅、淫羊藿、肉苁蓉、巴戟天）、五子衍宗汤（覆盆子、五味子、枸杞子、车前子、菟丝子）合四逆汤组成，此方重视从整体上调补阴阳与气血，是治疗一切气血亏损型病症的良方。

（2）气滞血瘀型：此类患者多为存在内分泌失调的女性患者及存在情志抑郁的其他患者，症状包括心烦、易怒、胁痛不适、月经不调等。这类患者的治疗主方为血府逐瘀汤（内含四物汤）并合用上述基础方，这一思路的特色为在活血的同时要疏肝解郁。

（3）肝肾亏损型：此类患者往往阴阳两虚，多为老年患者，舌体偏瘦、色红苔燥。治疗思路以乌蛇荣皮汤为主方。

需要说明一点，临床中很少有患者专为祛斑而来，我对色斑的治疗多是在治疗患者主证时予以兼顾，下面具体案例予以说明。

1. 黄褐斑案

杨某，女，44岁，2017年5月13日初诊。

【症见】颜面黄褐斑，乏力气短，口腔溃疡反复发作，月经有血块。舌暗红胖大、苔白微黄，脉沉。

【辨证】脾肾阳虚，气血不和，虚火上浮。

【方药】十二五合方合少腹逐瘀汤之意、潜阳封髓丹及白芷、降香对药。

熟地黄30克　当归15克　白芍45克　川芎15克　仙茅20克　淫羊藿30克　巴戟天20克　菟丝子30克　补骨脂30克　五味子30克揭碎　枸杞子15克　覆盆子30克　车前子30克包煎　党参45克　白术30克　茯苓30克　炙甘草60克　生黄芪90克　肉桂30克　干姜60克　制附子90克先煎　炮姜炭30克　炒小茴香30克　砂仁21克后下　黄柏10克　龟甲10克先煎　白芷60克　降香15克

【按语】十二五合方从整体调补气血阴阳，潜阳封髓丹引火归元，是扶阳派治疗一切虚火上浮的特效方。白芷、降香走窜经络，通窍活血，与四物汤、生黄芪共奏祛斑祛瘀之效。月经有血块，稍加炮姜与炒小茴香取少腹逐瘀汤之意温暖胞宫即可。

患者服药三天，口腔溃疡明显好转，二诊时溃疡已愈。后续处方基本未变，逐次加大补脾肾阳气之力，一个月后患者色斑明显消退，口腔溃疡再未犯。善后方中制附子120克、干姜90克、炙甘草60克、黄芪120克。

患者用药两个月，月经正常，精力充沛，面部色斑全部消退，面色红润。

2. 色斑伴扁平疣案

杨某，女，42岁。2018年3月24日初诊。

【症见】患者因乳腺增生、月经量少在我处治愈后，开始治疗色斑，其。

面色萎黄，色斑严重伴扁平疣。舌红、苔白腻，脉沉弦。

【辨证】脾肾阳虚，气血双亏，痰凝血瘀。

【方药】十二五合方合四逆汤、麻杏苡甘汤加皂角刺、白芷降香对药。

熟地黄30克　当归15克　川芎15克　白芍45克　仙茅20克　淫羊藿30克　巴戟天30克　肉苁蓉15克　炒薏苡仁60克　黄柏10克　覆盆子20克　五味子30克捣碎　枸杞子30克　菟丝子30克　补骨脂30克　党参30克　炒白术30克　茯苓15克　炙甘草60克　制附子200克先煎　干姜150克　桂枝45克　生黄芪60克　麻黄10克　杏仁10克　皂角刺75克　茵陈90克　白芷30克　降香15克

【按语】此案患者阳虚严重以致乳腺增生，痰瘀互结，邪之所凑，其气必虚，气血亏损。我一直用大剂量扶阳思路治疗，此次继续大补精血、大力扶阳，并加味白芷、降香。治疗两个月患者面部气色红润，面部扁平疣完全褪去，扁平疣脱落。

3. 黄褐斑伴扁平疣案

杨某，女，39岁，2018年3月8日初诊。

【症见】面部黄褐斑伴扁平疣，月经量少色暗，头发早白。舌红、无苔干燥，脉细。

【辨证】肝肾亏损，营卫失调。

【方药】乌蛇荣皮汤合二至丸、麻杏苡甘汤加皂角刺、白芷降香对药。

桃仁15克　红花10克　当归30克　生地黄90克　赤芍30克　川芎15克　丹皮30克　紫草30克　桂枝30克　生姜30克　炙甘草15克　生薏苡仁60克　白鲜皮40克　防风20克　何首乌30克　白蒺藜60克　炙乌梢蛇30克　女贞子50克　墨旱莲50克　毛冬青50克　麻黄10克　杏仁10克　皂角刺60克　板蓝根30克　丹参50克　白芷60克　降香15克　独活30克

【按语】此案患者偏于阴虚，为特殊案例。方中扶阳的处方仅有桂枝汤，养阴方药比重较大，如生地黄、女贞子、墨旱莲剂量较大，同时养血祛风药物比重也很大，如丹皮、紫草、白鲜皮、何首乌、白蒺藜、独活等，麻杏苡甘汤加皂角刺、板蓝根治疗扁平疣，毛冬青和丹参取活血之意，白芷、降香芳香通窍，活血养颜。经治两月余，患者面色红润，白发大半变黑。此处列举本案例是告诉大家，临证还是要先辨证阴阳，我以扶阳为主，但不囿于阳虚证，一切以临床阴阳辨证为准。

4. 严重胎记案

林某，女，25岁，2018年3月31日初诊。

【症见】面部严重胎记，右半前额及右眼周围连成一片，色泽深暗，面部扁平疣、痤疮，月经量少推后，痛经。舌红、苔白，脉弦。

【辨证】气滞血瘀，脾肾双亏。

【方药】血府逐瘀汤合麻杏苡甘汤、薏苡附子败酱散、少腹逐瘀汤之意。

柴胡10克　枳壳10克　桔梗10克　炙甘草30克　桃仁15克　红花10克　生地黄30克　当归15克　赤芍15克　川芎15克　丹参50克　麻黄10克　杏仁10克　生薏苡仁60克　皂角刺60克　白鲜皮30克　板蓝根30克　炮姜炭30克　小茴香30克　白芷90克　细辛30克　白蒺藜60克　法半夏30克　茯苓30克　败酱草60克　制附子60克_{先煎}　金银花30克　荆芥穗15克

【按语】祛除胎记，业内成功案例不多，患者本人也未抱希望，本次主要为调理妇科而来，兼顾治疗面部痤疮、扁平疣。本案以血府逐瘀汤活血行气化瘀，加白芷、细辛代替麝香作用，有通窍活血汤之意，并加炮姜、小茴香取少腹逐瘀汤之意治疗妇科；合麻杏苡甘汤加皂角刺、白鲜皮、薏苡附子败酱散治疗面部痤疮、扁平疣。

上方效不更方，患者连服一个月，月经再至经量增多，痛经减轻，面部痤疮、扁平疣逐渐消失，最令人振奋的是，胎记明显减轻，色泽变浅且已经碎化。后来患者因工作繁忙，经常出差，仅偶尔来调理妇科病。

5. 红疹色斑案

时某，女，49岁，2016年9月6日初诊。

【症见】面部红疹色斑，颜色鲜红。舌淡嫩胖大、苔白，脉沉细。

【辨证】脾虚湿困，营卫不和。

【方药】乌蛇荣皮汤合犀角地黄汤之意、银翘散减味方、麻杏苡甘汤。

桃仁10克 红花10克 当归30克 生地黄40克 赤芍30克 川芎15克 丹皮15克 紫草30克 桂枝30克 生姜30克 炙甘草15克 防风20克 白鲜皮30克 生薏苡仁30克 炙乌梢蛇30克 水牛角60克 生石膏30克_{先煎} 金银花30克 连翘15克 荆芥穗10克 制附子60克_{先煎} 麻黄6克 杏仁15克 徐长卿30克 皂角刺45克 生藕节30克 蝉蜕10克 板蓝根30克

【按语】此方阴阳并重，气血双补，治疗标证以麻杏苡甘汤为主方，主症用乌蛇荣皮汤进行调理营卫。患者现阶段热象明显，加味大剂量水牛角取犀角地黄汤之意凉血养阴，银翘散减味方辛凉解表透热毒；加味附子生姜，又有四逆汤之意。患者治疗两周见到明显效果，坚持治疗两个月面部色斑痊愈。善后方中生地黄60克、桂枝30克、生姜60克、炙甘草30克、制附子90克。

三 脱发的治疗经验

脱发病机，简单来讲就是伤在营卫，阻在气血，根在肝肾。肾藏精，其华在发；肝藏血，发为血之余。患者体质百千不同，不外乎阴阳之辨。只是大部分医家多从养阴清热思路论治，很少关注患者阳虚之证结。皮肤油腻乃脾肾阳虚，以致寒湿化热于体表，体质虚弱必阳气受损，久病之人更是阳证在表，湿寒之邪久伤阳气于里。从养阴清热思路论治，比较适合阳虚不明显的患者，而对阳虚明显的患者则缺乏长期稳定疗效。

我总结脱发的病机有三大类：一是太阴阳虚、阳明湿热。患者往往体型偏胖，有热象，头面部出油多，头皮油腻毛囊闭塞，多为脂溢性脱发；二是气血亏虚、肝肾不足。发为血之余，身体根本亏虚不能生发；三是情志因素明显，因气滞血瘀导致气血运行道路不畅而脱发。在临床治疗时，三种情况往往同时出现，互为因果的。比如患者先有脾虚湿困，脾运化失调，进而气血亏虚；或患者气滞血瘀，郁而化热，又有热象；或患者气血亏虚，气不统血，血不生气，导致气滞血瘀等。故李可先生称脱发"内连脏腑，并与情志变动、气血失和息息相关"，着眼点在于"整体气血失调"。治疗脱发还是要着眼于整体辨证。

我治疗脱发的基础方有两个，并常合用。

一个是神应养真丹。本方最早出自宋代陈言《三因极一病证方论》，药物包括当归、白芍、川芎、熟地黄、天麻、菟丝子、防风、木瓜、羌活。方中当归、川芎、白芍、熟地黄为四物汤，能养血活血（偏于阴虚，熟地黄改成生地黄或同用，白芍改为赤芍），熟地黄、木瓜、菟丝子滋养肝肾，天麻、羌活辛苦而温，祛风通络，引药上行顶巅。本方适用病机为头皮表面营卫气血失和，不能荣养毛发，治疗思路为养血活血，祛风化瘀。

一个是验方生发汤。本方为我学习吴熙大夫所得，原方摘自《辽宁中医杂志》1979年第6期，具体包括何首乌、桑椹子、补骨脂、枸杞子、菟丝子、黑芝麻、生地黄、熟地黄、丹参、黄芪、当归、川芎。其中何首乌、桑椹子、补骨脂、枸杞子、菟丝子、黑芝麻、生地黄、熟地黄补肝肾、益精血，参芪补气，丹参、当归、川芎补血活血行气，诸药合用，有滋补肝肾、养血生精之效，可促进毛发生长。

在具体治疗上，我在前人基础上加入了扶阳思路并一以贯之，做到清法、温法、补法并用，药物上寒热温凉熔为一炉。具体而言：

（1）肝郁气滞者，以血府逐瘀汤加味。

（2）气血亏损者，以十二五合方加味。

（3）肝肾亏损者，以乌蛇荣皮汤加味。

（4）受风邪则加味玉屏风散、独活祛风。

（5）情志受刺激则合用柴胡加桂枝龙骨牡蛎汤及滋补肝肾的药物。

（6）偏阴虚者合用二至丸（女贞子、墨旱莲），并加大生地黄、熟地黄、丹皮等养阴药物剂量。

（7）对于脂溢性脱发，前期需要清热解毒，合用五味消毒饮、三妙散加土茯苓、苦参。

（8）因为时代特色，患者多少都有阳虚症状，治疗脱发的同时仍然要呵护两本阳气，合上健脾补肾的扶阳处方或药物，如四逆汤、四君子汤、附子理中汤、肾四味、五苓散等，标本兼顾，疗效更佳。

下面结合具体案例予以说明。

1. 斑秃案

赵某，男，48岁，2018年12月12日初诊。

【症见】斑秃月余，夜眠梦多汗出，血压偏高，高脂血症病史。舌红、苔白，脉弦。

【辨证】脾肾阳虚，情志郁结，营卫失调。

【方药】柴胡加桂枝龙骨牡蛎汤合半夏秫米汤、神应养真丹、潜阳封髓丹。

柴胡10克　桂枝30克　白芍30克　生姜30克　生龙骨30克_{先煎}　生牡蛎30克_{先煎}　制附子60克_{先煎}　清半夏90克　生薏苡仁60克　熟地黄15克　当归15克　川芎15克　羌活15克　防风15克　天麻15克　菟丝子30克　木瓜15克　大枣20克　砂仁15克_{后下}　关黄柏10克　龟甲6克_{先煎}　细辛15克

【按语】患者情志因素明显，予以柴胡桂枝加龙骨牡蛎汤调节阴阳；眠差，予以半夏秫米汤；汗多，牡蛎散合用潜阳封髓丹；脱发，择用神应养真丹。患者斑秃用药三周痊愈。

2. 更年期斑秃案

张某，女，51岁，2012年5月10日初诊。

【症见】月经提前，睡眠差，腰酸困，子宫肌瘤，严重斑秃，下肢酸沉。舌淡红、苔白，脉沉细。

【辨证】心脾亏损，肝肾不足。

【方药】神应养真丹合四逆汤、肾四味、四君子汤、理中汤、二至丸。

熟地黄30克　当归15克　白芍15克　川芎12克　羌活10克　防风10克　木瓜15克　天麻10克　菟丝子30克　何首乌30克　白蒺藜30克　炙甘草15克　生姜15克　制附子15克_{先煎}　枸杞子15克　补骨脂30克　淫羊藿30克　桑椹15克　五味子15克_{捣碎}　炒枣仁15克　威灵仙30克　菊花10克　益母草60克　党参15克　茯苓10克　白术15克　炙黄芪30克　女贞子12克　墨旱莲12克

此案患者处于更年期，阴阳气血均亏，滋阴扶阳兼顾为治疗之本。神应养真丹为主方，加入李可先生的肾四味大补肾阳，合二至丸补肾阴；患者心脾亏损，睡眠差，取归脾汤之意补益心脾。后期处方逐渐加大扶阳药物比重。此案患者当月脱发显效，两个月后生出新发。2012年7月24日善后处方如下：

熟地黄30克　当归15克　白芍15克　川芎12克　羌活10克　防风10克　木瓜15克　天麻10克　菟丝子30克　何首乌30克　白蒺藜30克　炙甘草30克　干姜30克　制附子60克_{先煎}　枸杞子15克　桑椹15克　五味子15克_{捣碎}　炒枣仁15克　威灵仙30克　补骨脂30克　淫羊藿30克　菊花10克　党参15克　炙黄芪30克　女贞子12克　墨旱莲12克　茯苓10克　白术15克　黄芩10克　桑寄生15克　地骨皮15克　钩藤12克_{后下}

3. 脂溢性脱发案

齐某，男，22岁，2016年11月29日首诊。

【症见】面色萎黄，脂溢性脱发，头发出油多，腰酸，舌边尖红、苔白腻，脉滑。

【辨证】寒湿化热，肝肾亏损。

【方药】银翘散减味方合二妙散、五味消毒饮、神应养真丹、肾四味。

金银花15克　连翘15克　荆芥穗10克　苍术15克　黄柏10克　苦参10克　蒲公英15克　紫花地丁15克　野菊花15克　天葵子15克　茵陈30克　白鲜皮30克　生地黄15克　熟地黄15克　当归15克　白芍15克　川芎15克　何首乌30克　炙乌梢蛇15克　菟丝子30克　木瓜15克　防风15克　天麻12克　白豆蔻15克_{后下}　枸杞子15克　淫羊藿30克　补骨脂30克　桑椹15克

上方突出初期清热祛湿思路，在继续以神应养真丹合肾四味为主方的前提下，突出运用了五味消毒饮、二妙散加苦参清热，并取银翘散之意（金银花、连翘、荆芥）透热外出，寒热并用，体现了急则治其标的原则。

2016年12月15日患者出油明显减少，去五味消毒饮和银翘散，加二至丸、四君子汤、理中汤、四逆汤。具体如下：

金银花20克　苍术15克　茵陈30克　白鲜皮30克　生地黄15克　熟地黄15克　当归15克　白芍15克　川芎15克　何首乌30克　炙乌梢蛇15克　菟丝子30克　木瓜15克　防风15克　天麻12克　白豆蔻15克_{后下}　枸杞子15克　淫羊藿30克　补骨脂30克　桑椹15克　女贞子15克　墨旱莲15克　党参15克　炙黄芪18克　生姜15克　茯苓15克　白术15克　制附子30克_{先煎}

治疗到2017年2月23日，扶阳药物比重和剂量进一步提升，生黄芪为40克，制附子为60克。此时患者面色红润而有光泽，脱发已愈，甚至长出新发，发质优于脱发前。

4. 皮肤病伴脱发案

任某，男，26岁，2016年8月24日初诊。

【症见】面色萎黄，面部皮肤瘙痒，身上偶发红疹，头晕，严重脂溢性脱发。舌边尖红胖大、苔白，脉沉细。

【辨证】肝肾亏损，脾虚湿困。

【方药】生发汤加味炙乌梢蛇合四君子汤、理中汤、四逆汤加味。

桑椹15克　菟丝子30克　五味子30克_{捣碎}　枸杞子30克　补骨脂30克　女贞子15克　墨旱莲30克　楮实子30克　覆盆子15克　生地黄15克　熟地黄15克　当归15克　白芍15克　川芎15克　何首乌30克　土茯苓120克　炙乌梢蛇30克　党参20克　白术15克　茯苓15克　炙甘草30克　干姜60克　制附子90克_{先煎}　生黄芪40克　白鲜皮30克　泽泻15克　威灵仙30克　白豆蔻15克_{后下}

此案虽为脂溢性脱发，但前期兼症较多，并有皮肤病症状，阴阳俱虚，阴虚火热与脾肾阳虚症状并见，处方思路为养阴与扶阳并重。后期主治脱发，加上防风，有玉屏风散之意；加五味消毒饮清热解表，扶阳健脾药物贯穿始终。2016年11月29日处方如下：

桑椹15克　菟丝子30克　生地黄15克　当归15克　白芍15克　川芎15克　何首乌30克　土茯苓120克　炙乌梢蛇30克　党参20克　白术15克　茯苓15克　炙甘草30克　干姜60克　制附子90克_{先煎}　生黄芪40克　白鲜皮30克

天麻12克　防风15克　羌活10克　金银花30克　荆芥穗10克　蒲公英30克　紫花地丁30克　野菊花30克　天葵子30克　苍术15克　黄柏10克

此案患者坚持服药，逐次显效，半年左右头发完全长好。

注：本文被收录于2018年7月，由中国民族卫生协会民族传统疗法专业委员会主办的"首届全国扶阳医学与经方临证研讨会"《专家讲义》，编入本书时略有修改。

百（怪）病多由痰瘀作祟

——论扶阳法应当在治疗痰瘀方面发挥主导作用

痰（饮）与血瘀历来是中医大家关注的重要问题，二者既是某些病因所形成的病理产物，又是导致诸多病证的病理因素。自《黄帝内经》以来方家论述不断，到如今业内已经形成了很多有益的共识，比如百病多痰瘀、久病多痰瘀、怪病多痰瘀、痰瘀互现、痰瘀同源、痰瘀同病、痰瘀同治等，并形成了较为全面的治疗思路和方药。

我不才又来小论痰瘀，主要原因有二：一是在几十年来临床经验中，我切身体会到大部分患者都存在痰瘀的症状，久病疑难患者尤为明显，需要引起医家的广泛重视；二是在新的时代背景下，如何灵活应用前人已有的治疗思路确有再度商榷的必要。我根据临床体会，按照阴阳辨证，当前患者"阳虚者十分之九，阴虚者百难见一"（李可），因此在治疗痰瘀方面突出扶阳法，并以此作为基础法，是取得广泛、长期、稳固疗效的重要保障，也是我们探索治疗各种疑难杂病正确的努力方向。

痰瘀同源一说源于历代中医对"津血同源"的认识，二者都是水谷精微所化生，流行于脉内者为血，布散于脉外、组织间隙之中则为津液，在病理状态下津凝为痰、血滞为瘀。

按照中医常识，生痰的内因与肺、脾、肾三脏的运行失常有关，肺主气机升降而通调水道，下输膀胱；脾为肠胃运化精微上达于心血，合肺金之力以灌溉于全身；肾藏水纳火，主蒸腾化气、行水。三脏运行失常进而也会导致三焦这一津液运行的主通道不畅，津液滞留于脉外、组织间隙之间，或因寒凝而积聚成痰，或因燥热煎熬成痰等。

人体血液与心肝脾三脏直接相关。血液的运行，由心阳所主，血液的生成及统摄，有赖于脾气的健旺，血之藏受及调节则又与肝有关。心阳与脾气同为人体之阳气。气与血的辨证关系也历来为医家所重视，如唐容川所说："载气者血也，而运血者气也。"而最为经典的概括就是"气为血之帅，血为气之母"。所谓血瘀，从内因来看就是气虚无力助推血液正常运行，在患处形成瘀滞，而气虚根在脾肾阳虚。

由此可见，津血同生于脾胃，津血作为人体之阴液共同需要阳气推动敷布全身，运行不畅则形成痰瘀，阳气一处不到即是病，阳气一处不通就有痰瘀。这是对痰瘀病机的最基本认识。所以从本质上讲痰瘀是同源，病机也是相同的，同病于人身整体之阳气虚弱。忽视了对这一病理根本的阴阳辨证，人们就很容易被标证所迷惑，陷于对风痰、湿痰、热痰、燥痰以及各种饮证、各种瘀证等的分别探究。不是说对痰瘀进行更细化和具象分析不重要，而是不要忽视人体阳虚之这一本质，在标证和局部上钻牛角尖，在疑难杂症和迁延日久病症的治疗上，这一点尤为重要。

扶阳学说让我明白临床一定要始终坚持阴阳辨证这一大纲和顾护两本元气的整体治疗思路，唯有如此才能抓住治疗痰瘀的根本，分清主次，化繁为简，表里兼顾。古今论述痰瘀病机与治法者众多，但学医行医者却经常难以辨证和下手，常常陷入"见痰治痰""见瘀治瘀"的困境，治疗有效者有之，无效者更有之，令医家十分困惑，就是因为缺乏对阴阳辨证和扶阳法的重视。

我按照应用扶阳法的心得，治疗痰瘀的逻辑分为几步：

第一步，在辨证上坚持阴阳大纲，坚持扶阳为基础思路。我的认识和经验，几乎没有纯阴虚的患者，即使有明显热象的，也多为急症和标证，可以在扶阳的同时清热养阴，急症与标证消失后就要专心扶阳养正气。所以治疗的总体思路就要坚持扶阳，但要注意根据病情的变化予以变通，不可死撞南墙。

第二步，所谓扶阳，就是始终顾护两本元气。元气充足且畅行无阻自然驱散阴霾。我在处方结构中，占主导的都是健脾胃、补中气和温肾阳、通经络的方药。

第三步，才是"治痰""治瘀"的思路。针对具体病机慎选祛痰化瘀处方，要尽可能少选寒凉败胃泄气的方药。关于方药的选择，我崇尚使用经方和经典的时方，反对闭门造车自编方。在药物剂量上，师法仲景经方原剂量和李可先生经验，对于急症、顽症和久治不愈症，要敢于大胆破格用药，不搞添油战术。

第四步是选择一些验之有效的特效药予以辅助，如醋山甲、全虫、蜈蚣、狼毒、木鳖子、水蛭、地龙等。

我结合两个案例予以详细说明这一治疗思路。

1.静脉炎伴湿疹案

徐某，男，90岁，2019年1月22日初诊。

【症见】双下肢深静脉炎30年病史，下肢伴湿疹，脚跟处发黑溃烂久不愈合，只能穿拖鞋，且不能独立行走。患者多方求治中西医无效，苦不堪言，舌淡嫩、胖大、暗红、有齿痕，脉沉涩。

【辨证】阴阳俱虚，偏于阳虚。

【方药】当归四逆加吴茱萸生姜汤合薏苡附子败酱散、阳和汤、活络效灵丹、四妙勇安汤、四妙散及特效药物。

当归30克　桂枝60克　赤芍45克　细辛60克　小通草30克　炙甘草60克　吴茱萸45克　生姜60克　制附子120克_{先煎}　炒薏苡仁60克　败酱草60克　熟地黄30克　鹿角霜30克　炮姜炭30克　生黄芪130克　麻黄10克　白芥子30克_{捣碎}　丹参50克　乳香15克　没药15克　金银花60克　玄参30克　炙乌梢蛇30克　土茯苓120克　苍术30克　黄柏15克　川牛膝30克　水蛭9克_{打粉}　醋山甲6克_{粉冲}　白芷45克　徐长卿30克　荆芥穗15克

我对此案患者的辨证思路为：

首先是阴阳之辨。患者年逾九十，身体气机自然就属虚弱，结合舌象胖大淡嫩有齿痕，这都是阳虚寒湿之证，故患者偏于阳虚；但患者年老，身体器官老化，亦属于阴虚范畴；下肢患处溃烂，又是一派热象。所以辨证为阴阳俱虚，但偏于阳虚。

其次是分析病机与治疗思路：下肢静脉炎症，乃因静脉血液受寒回流受阻而淤积形成血栓，故下肢肿胀发黑，治疗思路当温阳散寒、活血行气以化瘀；下肢因湿疹而溃疡久不收口，病机为皮里、管外津血因寒湿成痰瘀，久而化热成湿疹，因瘙痒被抓而溃烂。由于新鲜血液不能及时营养患处，以致久不收口。治疗思路应当一方面祛除寒凝血瘀，运大气、行血液，同时清湿热、止瘙痒，两手同时抓，而权衡之下，药物剂量的轻重是关键所在。

处方思路是这样的：

（1）选择基础方：峻补阳气，驱散表里之寒。患者三十余年病史，必然寒邪蛰伏肌体深处，久病多痰瘀，且痰瘀不可能仅限于患处（下肢）。基础方应当峻补阳气，祛除皮里膜外之寒。《伤寒论》讲："手足厥寒，脉细欲绝者，当归四逆汤主之。若其人内有久寒者，宜当归四逆加吴茱萸生姜汤。"其方歌亦讲"养血通络寒逆消"，是扶阳与通络并举。学习扶阳后，常常将此方加味制附子效果更佳，而对于久病之人，通常会合用麻黄附子细辛汤，少阴太阳通治。制附子使阳气直入少阴，通十二经络；细辛被李可先生誉为"安内攘外"的扶阳大将；麻黄引导阳气达腠理，开表闭，透伏寒，祛伏邪。一般情况下基础方要贯穿始终使用。

（2）选取系统方：血证要立足于气和血，不可见血治血。针对溃疡久不收口，阳证用仙方活命饮，阴证用阳和汤，这是业内共识。阳和汤这个经典时方出自清代王维德汇编的《外科证治全生集》，方歌讲"阳和汤法解寒凝，贴骨流注鹤膝风"，恰对患者寒痰血凝与溃疡之证。原文讲"治之之法，非麻黄不能开其腠理，非肉桂、炮姜不能解其寒凝，此三味虽酷暑不可缺一也。腠理一开，寒凝一解，气血乃行，毒亦随之消矣"。此方既重视扶阳，又重视养阴活血与祛痰化瘀，用熟地黄、鹿角胶生养阴血，用白芥子祛皮里膜外之痰。此处我又借鉴王清任的思路加味大剂量黄芪健脾气、运津血，同时黄芪还有托疮生肌愈合伤口之效；加味白芷（我选取代麝香之药）取芳香通窍活血之意。

另我合用了活络效灵丹，这是张锡纯所制活血化瘀名方，可用于一切血瘀之症，方中突出丹参为活血君药；加味了醋山甲和水蛭两味通血管的特效药。

（3）关注标证。标证是患者最为关注的，但不应成为医者最重视的，医者要明白主次。此案患者的标证就是下肢寒湿化热，瘙痒溃烂，久不收口。既然热入血分，我们就要对症下药，引入清热之法。我通过加大金银花剂量与荆芥穗合用辛凉解表透热毒，合用治疗坏疽的对应方四妙勇安汤，清热解毒滋阴泻火。为加强功效，合用了薏苡附子败酱散这一治疗肠痈的经方，此方已被我活用至各种内外痈疡之证。

因寒湿化热所致瘙痒，选择四妙散（苍术、黄柏、炒薏苡仁、川牛膝）燥脾祛湿，加味土茯苓祛湿效果尤佳，另加味徐长卿止痒。

此方立意就是坚守阴阳为辨证大纲，着眼整体，分清主次表里，在治法上以扶阳为基础和主导统领祛痰化瘀，因证施治，融入温病思路，温补清消四法融入一炉，经方、时方相得益彰。方子虽多，但布局有序，药味虽多，但俱有所据，未敢拼凑。

2019年4月9日复诊。患者服药后，溃疡处收口，下肢肤色变淡，肿痛之感消失，可以正常穿鞋独立行走。上方加减，患者又坚持治疗一月余，症状全消。患者神采奕奕，要求继续调养身体。我调整思路拟下方：

桃仁15克　红花15克　当归30克　生地黄60克　赤芍45克　川芎30克　丹皮30克　紫草30克　桂枝60克　生姜60克　炙甘草60克　白鲜皮45克　防风30克　何首乌30克　白蒺藜30克　炙乌梢蛇30克　苍术30克　黄柏15克　生薏苡仁60克　土茯苓120克　苦参30克　金银花60克　荆芥穗15克　丹参50克　白芷45克　生黄芪150克　水蛭7.5克_{打粉}　醋山甲3克_{粉冲}　制附子120克_{先煎}　麻黄10克　细辛60克　吴茱萸30克

此方为调养正气、兼顾病史的善后方。乌蛇荣皮汤为李可先生所创，养阴与扶阳并重来调和营卫气血，是针对老年性皮肤病的有效基础方。方中继续使用麻黄附子细辛汤，持续温阳散寒、托透伏邪，继续使用益气行血、活血通窍和清热祛湿的药方，另方中已含当归四逆加吴茱萸生姜汤和玉屏风散之意，从里寒、表热、外风三个层次整体施治。

【按语】关于阴证下肢血栓类疾病的治疗，我了解到李可先生选用黄芪桂枝五物汤为主方，国医大师唐祖宣以真武汤为主方（2018年扶阳大会听讲所得），大家的治疗经验虽然不同，但成功的核心都是抓住了扶阳的思路。

2.冠心病伴颈椎病案

宋某，男，54岁，2017年2月25日初诊。

患者有30年的吸烟喝酒史，既往高血压、高脂血症病史，长期失眠影响正常生活工作。2017年春节前患者检查出冠心病，医生建议他做搭桥手术。患者在了解到搭桥手术的过程和麻醉的风险及手术后需要终生服药后，断然拒绝了搭桥手术，仅口服西药。但服药不到两周，患者开始头晕、恶心、乏力，自我感觉还不如用药前的状态，遂自行停药于2017年2月25日到我处就诊。

【症见】面色黯淡，胸闷、神疲乏力，严重失眠，情绪急躁，颈椎病病史，颈椎僵硬疼痛。舌淡红、胖大、苔白腻，脉沉。

【辨证】心肾阳虚，痰瘀互结。

【方药】破格救心汤合丹参饮、瓜蒌薤白半夏汤、葛根汤、天麻钩藤饮。

干姜60克　炙甘草60克　党参60克　山萸肉60克　制附子90克先煎　生龙骨30克先煎　生牡蛎30克先煎　煅磁石30克先煎　白芷30克　郁金15克　丹参30克　檀香15克后下　砂仁10克后下　瓜蒌30克　薤白20克　法半夏15克　桂枝15克　葛根60克　赤芍15克　川芎15克　苍耳子15克　鹿角片15克　鹿含草15克　防风15克　煅赭石30克先煎　天麻15克　钩藤30克后下　茺蔚子60克

【按语】患者胸闷、失眠、颈椎僵硬，这些症状明显是痰瘀结于心阳与颈部。按照阴阳辨证思路，急需峻补阳气，坚持心肾同治思路，故选取李可先生所创破格救心汤为基础方，加味白芷、郁金、细辛替代麝香通全身经络，挽垂危之阳，救暴脱之阴，扶阳养阴固脱、活血化瘀通窍；选取常规治疗心脏疾病的瓜蒌薤白半夏汤合丹参饮为系统处方活血通阳；辅以天麻钩藤饮减味方及煅赭石、茺蔚子应对肝阳上亢之风险。这些应对冠心病、高血压的处方和药物有可能显得过多，但患者身患重症不肯服西药做手术，我们出方思路宁求全，也决不能拿患者生命当儿戏。针对兼证颈椎肩周僵硬疼痛，以经方葛根汤治之，加味苍耳子祛风散寒，用鹿角片和鹿含草活血散瘀，补肾益精，强筋壮骨。

上方用药两周（至3月11日），患者睡眠好转，之前每天过了零点才能入睡，现在过了21点就开始有困意，胸闷明显减轻，精力好转，情绪平稳，患者充满信心，一直未服西药。睡眠好转乃是心肾相交、浊阴下降的缘故。效不更方，患者继续口服汤药。至4月份，患者每天上床10分钟就能安然入睡，患者每日自测血压三次，血压恒定在116/90mmHg左右，精力大为好转，每天正常上下班。患者先前每天行走五千步困难，现在行走一万步也不疲劳，亲友对患者的变化甚为诧异。

小　　结

分析上述处方，破格救心汤温阳通经、行气散寒为主导，瓜蒌薤白半夏汤和天麻钩藤饮是针对冠心病和高血压的系统方，多为医家使用，主要在活血化痰上下功夫，但如果没有破格救心汤的主导统摄，二者将功效大减，遇到急危重症甚至毫无效果。坚持了扶阳主导，这就是标本兼治。

医者行医各有特色，以上遣方用药思路仅供读者参考，但坚持扶阳法作为治疗痰瘀类疾病的主导思路，确实将辨证思路化繁为简，且确实疗效显著，已为我诸多案例证实。

注：本文被收录于2019年6月21日至23日，由中国中医药信息学会扶阳学派研究分会主办的"2019年扶阳与经方论坛"《会议资料》，编入本书时略有修改。

突出扶阳学说是中医走向复兴的最佳选择

伟哉中华民族，蔚哉中华文明！盛于古时五千年，衰于近世三百载，兴于崭新一时代。当今政事昌明，民生百业俱盛。民族复兴蓝图已就，老牛亦当奋蹄。一介布衣，起于草根，顶无冠盖，名不闻达，潜心岐黄悬壶济世半百有余，备感中医内治流弊甚多，心忧先贤正道偏流。恰逢政府大力推动中医药振兴时机，不揣浅陋略论中医内治复兴之道，首当循古中医法脉，正本清源，传承精华，次则守正创新，创新当重视扶阳学说。

中华圣贤，观天察地，感悟天道自然，取象类比返之于自身而内观。法天地阴阳之变、气机之转、术数之理，相参于人事与人体，形成天人合一、道法自然的哲学观念。中华文化以此肇基，古中医亦然。《黄帝内经》集先圣之大成，将易医结合阐明古中医之病理医理，首重阴阳整体辨证，治病必求诸阴阳之本。《难经》进而发微内经宏旨，并提出"望闻问切"四诊法；《神农本草经》研究药性，践行药有阴阳；按照人体所感分为寒热温凉，按气味分为酸、咸、甘、苦、辛，按药味配伍提出君臣佐使，奠定中药学根基。仲景感病邪之传变，创六经辨证治疗法则；集百家之长制113经方，将古中医理法方药熔为一炉。涓涓细流终汇成江河，至此基于天人一体、重视整体辨证的古中医法脉始成。术有千种，理则无二。守正创新，当以此为本源。

千余年来，中华圣贤不断究察天人之际，研习中医理法方药，累累硕果，难以尽述。金元以来中医发展变轨，四大名家分别长于滋阴、清热、补土、攻下，丰富中医治法，于时疫功不可没，于病理、方药亦皆有贡献；然则流弊亦为甚剧，颠倒阴阳，本末倒置；重视局部，失之整体，中医分派，各自为战。

一 各家学说

明代张景岳力挽狂澜，强调"医易相通，理无二致"，力驳"阳常有余，阴常不足"谬论，强调"天之大宝只此一轮红日，人之大宝只此一息真阳"，提出"阳常不足，阴本无余"，倡导重视温补命门元阳。于治则上提出"二纲六变"，强调阴阳辨证为"医道之纲领"，统表里虚实寒热六变，增益六经辨证，被后世衍为八纲辨证。

明清瘟疫频仍，旦夕夺人性命。吴又可、叶天士、吴鞠通等先贤创立温病学说，在阳明病的治疗上发展出卫气营血辨证、三焦辨证，于温热传染病方面功在其时，利在当今（防治"非典""新冠"）。然其流弊亦为深远，轻阳重阴，滥用寒凉，以温病学为中医王霸之道，以传染病思路广治天下之病，此恐亦非先贤所愿。

清代黄元御精研古中医法脉渊源，制《四圣心源》鸿篇巨著。"慨自越人、仲景而后，秘典弗著，至教无传"，后世医家"徒托大象，不测其原""莫解其要"。古中医本源于易医一体，天人同气；阴阳升降，中气乃生，中气为阴阳升降之枢轴，中气旋转，五行六气而成。内外感伤诸病，总此六气旋转失常所致。黄氏一气周流思想，复原发掘古中医医理精髓，统筹百家学说，褒贬各家长短，厘清主干与枝叶，可谓中医医理之集大成者。其重视脾胃中气升降一说，将人体之病统于太阴，于医家更有画龙点睛之开悟。清末彭子益宗其经旨进而探原发微，梳理出古中医传承断层之脉络，从河图中分析出医易合一、天人一体的古中医学"圆运动"精髓，称古中医乃"人身与宇宙同一大气的物质势力圆运动之学"，使古中医理论更近完善。彭子益于民国时中医危亡之际，系统梳理出数千余年古中医医理精髓，建立起中医之高于西医的理论自信，被李可先生称为"中医复兴之父"。

清代郑钦安同样力纠世弊，精研四圣经旨，悟"人身阴阳合一之道"，创立扶阳学说（亦称火神派）。其倡导以阴阳为纲判分万病，认为"仲景立法，只在这先天之元阴、元阳上探取盛衰，不专在后天之五行生克上追求"；认识到阴阳互根，但阳主阴从，"人生立命全在坎中一阳"；治病救人当重视扶阳思路，尤其重视扶助少阴肾火；突出使用温热药物，且药量不拘一格。扶阳学说既出，其治病救人疗效令世人振聋发聩，于是亲炙、遥承、私淑者影从，名家辈出。天府有卢铸之、卢崇汉、范中林、补晓岚等，沪上有祝味菊、徐小圃等，云南有吴佩衡等，广东有陈伯坛、黎庇留等，广西有唐农、刘力红等，山西有李可等，中原有王献民、傅文录等，关东有张存悌等，海外有卓同年等，扶阳一派为冰雪世界点燃了星星之火渐有燎原之势。

二　当代发展

今世仲景李可，乃山野村夫，却精研医道，矢志中医复兴，于德、功、言三品俱有崇高建树。

（1）他历经数十年发掘整理出版彭子益遗书，乃推动古中医圆运动思想为世人广知之第一人。

（2）他认为圆运动以易经河图中气升降之理，破解了《黄帝内经》《难经》《神农本草经》《伤寒杂病论》及温病学说的千古奥秘，批判地继承、发展了古中医学，从头绪纷繁的古中医经典著作中，理出了"生命宇宙整体观"。在更高层次上全面继承了易医大道，使古中医成为系统的医学科学。

（3）他指出易医结合、继承传中医之路是中医复兴的唯一出路。

（4）他认为伤寒六经辨证可统筹万病之机而纳百法，是中医攻克世界医学十大难题的一把金钥匙。

（5）他将古中医圆运动理论与扶阳学说融为一体，突出强调先天肾气与后天胃气构成的浑元一气为人生命之两本。治病救人要始终以顾护两本阳气为第一要义。认为圆运动理论与扶阳学说的有机融合，将使古中医学无敌于天下。

（6）他突出扶阳，又不废八法，重视方规，又长于圆通，广纳百家之长，彰显医学大家气度。

（7）他常年奔波于山野村庄，以苍生大医之心救治数以千计垂危患者，其中被西医下达病危通知书者亦有百余人，力破中医"慢郎中"形象，于急救方面力证古中医"起死回生""妙手回春"之功效，向世人展示了擅治急症是古中医的固有传统。正是李可先生使得中医在急救领域尚有一席之地可立足！他所创破格救心汤、攻毒承气汤已成为中医急症治疗之传世经典处方。

（8）他力批李时珍"汉之一两，今用一钱"谬论及当今药典、教材对中药剂量的严格限制，推崇经方原剂量思路，大胆尝试所谓峻猛药物药性与剂量，于医者常求太平安稳之世态，展现出敢于担当之精诚大医风范。

三 个人心得

余才学浅薄，懵懂行医半世纪，至晚年方悟正道。廿载以来但知远宗内经伤寒，近师钦安李可，坚守古中医扶阳思路，时刻顾护两本阳气，以"疗效是硬道理"为尊，借百家之长为用，于临床中建立起"辨证自信、理法自信、方药自信、疗效自信"。此诚非个人贪天之功，皆因法古中医正统所得。

观今日中医内部之怪现状，门派林立，至死不肯互通；众学说纷纭，学者不知所从；院校教育与临床脱节，学医数载竟不能治病；丢弃中医理法，习惯西医辨病用药思路；制方无规矩，乱用自编方；宁为太平郎，不为治病医；常用寒凉药物，伤人于无形；诸多弊端，难以备述。于外人看来中医效微，患者心灰，临床业者锐减，中医队伍有断层之虞，实在岌岌可危！

值此中央鼎力支持中医药复兴之际，业内人士纷纷建言建策。朝堂热论，江湖相隔，复兴之议，多有隔靴搔痒之嫌，抓之皮毛，失之根本。然则中医今日之窘境，除受外来冲击之外，中医自身亦难辞其咎。

余残年不求名利，但求为中医复兴克尽绵薄之力，呐喊呼吁！窃以为中医复兴，举措万千，但执其要，纲举目张。谨于中医内治方面列如下要点：

（1）首当正本清源，梳理中医理法精髓，筑牢中医理论根基，此即为李可先生所指出之突出扶阳的古中医理论。此举可于世人眼中辨别清千百年来中医发展之根基与枝叶，可使中医法脉清晰，体系完整，学者皆有所从，建立起高于西医的理论自信。

（2）大刀阔斧进行中医院校教育改革。当前中医教育失败乃有识者之共识！中医西化乃是根本方向性错误！国医大师邓铁涛就曾言"中医药大学根本培养不出合格中医，只能培养出中医掘墓人"。反之，欲振兴中医，进行中医院校改革就需要大刀阔斧。需按照古中医思路重订中医教材体系，将经典原著尤其是四大经典列为必修课程；中医课程要占绝对优势比例，同时加大中国传统文化课程比例，让学生形成中国式思维、中医式思维；重视临床，大量聘请中医临床名家进行授课指导，及早、大量安排学生进行临床实践；招生上应以文科生为主，便于研读经典，易于形成传统思维。

（3）彻底调整中医师职称评价体系，改为以疗效为主要标准来考察医生等级。任何医学当以治病救人为第一要义，唯有疗效才能赢得患者的认可与尊敬。古时对医者有上工、中工、下工之分即是重视疗效之标准。今之评价体系，过于依赖公立院校，过于重视文凭、论文、师承等虚名，头衔高而临床差者难以尽数。如不以患者疗效评价为重，则常使位高名重者在业内形成"学术霸权"，垄断评价体系，在临床上败坏中医疗效形象，而真才实学者埋没荒野，常需忍辱负重前行。以疗效为主要标准，就是要通过疗效竞争的方式激发医生不断前进，清理尸位素餐者出局，同时让确有疗效的民间医、家传医以及私立医疗机构的医生都能获得职称上的晋升空间，整体提升医疗队伍质量。

（4）当放宽中药剂量限制，推崇以疗效是遵。俗语云"中药不传之秘在于量"，剂量乃是中医疗效之刀刃。伤寒经方原剂量大小的问题早已被学界证实，其剂量远大于当今医者通用之量，更远高于当今药典限制。监管当局及业内同仁装聋作哑、熟视无睹，岂非贻误中医？李时珍误传一句话，使中医蒙羞几百年，今当止矣；现代科学对于药性的研究，可作为参考，而不必作为限制，应以医者临床实践和疗效为参考。

美芹之献，不遑多言，中医复兴重在自救，切莫自缚拳脚，授人以柄！最后以李可赠弟子语与同志者共勉："立大志，受大苦，成大业，中医复兴，舍我其谁；人民儿女，菩萨心肠，英雄肝胆，霹雳手段。"

2019年4月有感而发

注：本文被收录于2022年7月至20日，由世界中医药学会联合会扶阳专业委员会主办的"业界中联扶阳专业委员会成立大会暨第一届学术年会"《专家文集》。

简论中药配伍的相反相畏问题

读者在阅读我医案时，一定会注意到我经常使用一些反药和畏药，比如反药里常将甘草与海藻合用，附子、川乌与半夏、瓜蒌、贝母合用，早年还曾合用甘草与甘遂，畏药里常用李可先生的三畏汤，人参与五灵脂，肉桂与赤石脂，丁香与郁金，也合用附子与水牛角（代犀角）。

关于反药与畏药的配伍禁忌，自古及今一直都有争议，并无定论。常见的反药与畏药，已被前人总结在了"十八反、十九畏"歌诀里。这也成为目前中医界较为普遍认同的药物配伍禁忌，大多数中医在临床上避之唯恐不及，不敢越雷池一步，现结合我个人的临床应用体会简论一二。

通常认为，"相反"是指药物同用能产生毒性或不良反应，"相畏"是指药物之间能产生互相抑制作用。反药和畏药的配伍禁忌，是历代中医结合个人经验出于用药安全和提高疗效方面的考虑总结而成，这方面确有其积极的价值。但观历代医家，对反药和畏药的认识不尽相同，敢用善用者多为名医大家，且对疑难杂症往往疗效殊胜。

仲景先师以甘遂半夏汤将甘遂与甘草合用治疗留饮欲去证，以赤丸方将乌头与半夏合用治疗寒饮腹痛证；孙思邈《备急千金要方》中用反药的处方乃多达数十方，如风缓汤将乌头与半夏同用，大八风散中乌头与白蔹同用，茯苓丸中大戟与甘草同用；大五饮丸既有人参、苦参与藜芦同用，又有甘遂、大戟、芫花与甘草同用；宋代官方颁布推行的《太平惠民和剂局方》中的润体丸、乌犀丸二方都将川乌与半夏同用；李东垣以散肿溃坚汤合用海藻、甘草治疗治马刀疮结硬如石者，朱丹溪《脉因证治》中的莲心散将芫花与甘草同用；当代大医李可先生创制的"三畏汤"（红参与五灵脂、丁香与郁金、肉桂与赤石脂三组畏药）用于治疗胃肠消化系统难症、痼疾，未见相畏相害，却有相得益彰之效。

　　这说明反药、畏药并非不可用，十八反、十九畏的配伍禁忌有其参考价值，但不宜绝对化，甚而束缚中医治病救人的手脚。我结合先贤经验，认为反药畏药的应用应当坚持"有是证则用是药"的辨证思路，如对方证，就应大胆应用。

　　敢用善用反药、畏药的名医难道就没有过顾虑吗？他们当然也曾有过顾虑！但基于对疑难杂症治疗的探索，他们都有以身试方、试药的多年实践，切身去体会方药的剂量与药效，总结出药味的配伍经验再行之于临床。李可先生曾说过，"我一生学做中医55年，经历了无数困苦磨难，闯过五大关（明理关、医德关、临证关、剂量关、毒药关）"。其中剂量问题是经方不传之秘，是取得疗效的关键；毒药即药性偏峻烈之药，都是攻邪要药，对于疑难大病往往有起死回生之效。清代陈修远讲"以毒攻邪都是回生妙手"。李可先生以其几十年的亲身实践勇闯五关，给我们留下了很多现成可用的治病思路和用药经验，值得我们学以致用。他曾反问："所有的风险我们这一代人都冒过了，你们照猫画虎，吃现成饭，还有什么顾忌呢？"

　　我一生最服膺医圣仲景与李可先生，视两位为业师。早年间我也曾在亲自种植草药，连续三年上昆仑山采药，亲自辨别、采购中药并进行炮制，更亲身尝试体会过巴豆、马钱子、甘遂、麻黄、生石膏等烈性药物的药性与剂量。学习扶阳医学后，在李可先生的指引下，我已将附子、半夏、川乌及常用的反药畏药均一一试验体会，深感先贤所言不虚，疗效远胜以往。

　　我使用反药、畏药都是在严格按照阴阳辨证的前提下，突出顾护两本阳气的同时合用反药、畏药，并非单独使用。如针对辨证为脾肾阳虚的心脏疾病，我以破格救心汤合瓜蒌薤白半夏桂枝汤等组方，里面就有附子、瓜蒌和半夏的反药配伍；在治疗辨证为肝肾亏损的肿瘤结节类疾病时，常以地黄饮子合用乌头汤或王献民先生的"杀破狼"组合、海藻甘草汤，里面就有川乌、附子、半夏、浙贝母、海藻与甘草的反药配伍；李可先生的三畏汤更是被我广泛应用于胃肠系统疾病以及阳虚型糖尿病的治疗，结合患者具体病症，三畏汤可全用，也可单独使用某一组合。但是对于妊娠妇女及婴幼儿患者，笔者是严格遵守药物配伍禁忌的，这一点也请读者注意。

纸上得来终觉浅，绝知此事要躬行！我们学医行医，既要学习前人经验，更要身体力行，知行合一方能再创新知，亲验方药，方知疗效能否中病，实践并应用反药畏药，乃为治病救人！四平八稳的太医院处方如能治疗疑难大病，中医又何来"慢郎中"一称谓呢？一孔之见，仅供参考！

附：十八反药歌与十九畏药歌

十八反药歌

本草明言十八反，半蒌贝蔹及攻乌。

藻戟芫遂俱战草，诸参辛芍叛藜芦。

十九畏药歌

硫黄原是火中精，朴硝一见便相争。

水银莫与砒霜见，狼毒最怕密陀僧。

巴豆性烈最为上，偏与牵牛不顺情。

丁香莫与郁金见，牙硝难合京三棱。

川乌草乌不顺犀，人参最怕五灵脂。

官桂善能调冷气，若逢石脂便相欺。

名方应用系列

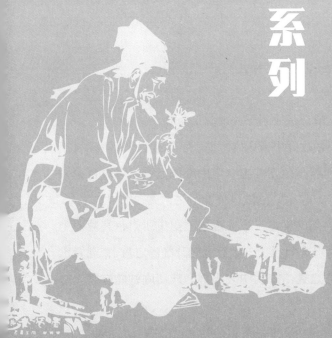

名方地黄饮子的变通与活用

地黄饮子是笔者临床中常用的一个基础系列方，在扶阳思路的指导下，笔者已将地黄饮子的立意广泛提升，将其适用病症范围大为扩展。

地黄饮子出自金代刘河间（刘完素）《黄帝素问宣明论方》记载了喑痱证，原文为："内夺而厥，舌喑不能言，二足废不为用，肾脉虚弱，其气厥不至，舌不仁。《经》云'喑痱'，足不履用，音声不出者，地黄饮子主之。"

具体方药为：熟地黄、山萸肉、石斛、麦冬、五味子、石菖蒲、远志、白茯苓、肉桂、制附子、肉苁蓉、巴戟天、薄荷、生姜、大枣。

刘河间的地黄饮子是在北宋《圣济总录》"地黄饮"的基础上加薄荷为引药而成，针对"喑痱"之病症而立。诸多先贤已对此方做过很多精辟的分析与注解（此处不予赘述），笔者从中收获颇多，进而想到撇开具体病症，重点关注造成"喑痱"的根源，去探究病症之理，以求触类旁通，开阔此方的应用思路。

1.从先贤的分析中归纳出关于此类患者病理的三点共识

（1）下元（肾元）虚弱。

（2）虚中带火，为阴中之火虚，是故阴阳并虚。

（3）肾火不足，木失所养，是故虚中带（内）风。

简而言之，此类患者的辨证就是阴阳并虚，虚中带风。看遍名家百论才体会到清代汪讱庵所著地黄饮子方歌中"喑厥风痱能治之，火入水中水生木"一语乃是此方点睛之笔。病理为阳气不足，下元虚弱；阴失所附，气厥而上逆，形成内风挟痰上壅；治法为引火归元（方中有金匮肾气汤之意），温肾水生肝木。张景岳将此方归为补益之剂治疗阴中之火虚，汪讱庵将此方归为祛风之剂治风火，正是从不同角度诠释了此方。

在扶阳的思路下再度审视地黄饮子，笔者又重新体会到了阴阳互根与阳主阴从的味道。关于阴阳互根的分析，笔者更喜欢温补大师张景岳的论述："阴阳之理，原自互根，彼此相须，缺一不可，无阳则阴无以生，无阴则阳无以化"（《景岳全书·大集·隰草部·地黄》）、"故善补阳者，必于阴中求阳，则阳得阴助而生化无穷；善补阴者，必于阳中求阴，则阴得阳升而源泉不竭"（《景岳全书·德集·新方八阵·补略》）。阴阳之大纲，是中医医理之精髓，是中医临床必须要坚持到底、贯穿始终的辨证思路。临证必须首辨阴阳！"阳主阴从"乃是扶阳学说基于《易经》与《黄帝内经》的论点，在阴阳互根基础上更进一步明确了阳和阴的主从关系，是扶阳学说的理论根基。

从地黄饮子适应证来讲，肝肾亏损虽偏于阴虚，但阳虚才是本。从临床实际观察，医家使用地黄饮子，药物及剂量多偏于养阴填精，辅以温补，弱在扶阳，是"阳中求阴"的思路，可以达到较低层次的"阴阳平衡"，即所谓的标证"治愈"；如果能够及时调整用药思路，突出扶阳药物比重，以扶阳固本为主，养阴填精为辅，这就有了"阴中求阳"的思路，阴阳互根以达到更高层次的"阴阳平衡"，这才是"阴平阳秘，精神乃治"境界。适时调整方中养阴与扶阳药物的剂量和比重，这实际考察的是医家动态辨别患者服药前后阴证阳证状变化的能力。

扶阳既强调扶助先天之肾气，也强调扶助后天之中气，李可先生就强调"救胃气，保肾气"。而且从临床上看，地黄饮子适应证患者多有形体消瘦、中气不足、四肢萎弱等症。因此在临床应用中，笔者常常将李东垣的"脾胃论"思想贯穿其中，"大抵脾胃虚弱，阳气不能生长，是春夏之令不行，五脏之气不生。脾病则下流乘肾，土克水，则骨乏无力，是为骨蚀，令人骨髓空虚，足不能履地，是阴气重叠，此阴盛阳虚之证"（《脾胃论·脾胃盛衰论》）。因此应用地黄饮子要同时兼顾脾胃中气，笔者在临床中常常将黄芪建中汤、理中汤、补中益气汤、四君子汤、金水六君煎、参苓白术散等方剂融入地黄饮子固土以伏火。

2.地黄饮子方意的变通理解

（1）此方是为阴阳并虚之证立法，不必拘于喑痱之病症。

（2）阴阳之大法，首重脾肾两本阳气，地黄饮子当突出扶阳特色。

（3）要适时动态调整方中阴阳之结构与比例，并以扶阳为主善后。

（4）在把握阴阳互根、扶阳为主的前提下，针对不同病症，可以将温清消补等思路嵌入其中，各行其道，相得益彰。

（5）凡人之为病，莫过于阴阳失衡。"凡病有不可正治者，当从阳以引阴，从阴以引阳，各求其属而衰之"（《景岳全书·传患录·阴阳》）。通过调整地黄饮子阴阳方药的比重实现阴阳互求，再合用对症方药，为我们探索治疗一些疑难杂症提供了很好的思路。

有了上述思路，在临床中地黄饮子的应用范围就极为广泛了。在辨证上患者必须是阴阳并虚；从临证经验上看以望诊为重，患者多有这类症状：面色萎黄（晦暗），神疲乏力，形体消瘦（鲜有肥胖者），皮肤干燥，虚火明显（尤其鼻、眼、口、耳、舌、喉等头部器官容易出现鼻衄、眼睛干痒、口腔溃疡、牙痛、中耳炎、耳鸣、慢性咽炎等症状），行走不便，言语不利，甲亢或类甲亢症状（进食增多，体重减少，交感神经兴奋，虚热，心悸、心动过速，失眠，情绪易激动、甚至焦虑）；舌象上看，一般多为舌体发红或暗红，苔燥，边有齿痕，少有胖大滑润之象；脉象弦浮数紧者多偏于阴虚，脉沉缓细者多偏于阳虚。

3.临床应用上的三个思路

（1）对症应用。针对偏于阴虚的症状，在坚持使用地黄饮子的同时加味对应症的方剂，如眼部干涩者加味明目地黄汤（六味地黄汤加杞、菊、归芍），口眼㖞斜者加味补阳还五汤（王清任），两肋疼痛者加味膈下逐瘀汤（王清任）等。

（2）普遍应用。在无明显标证的情况下，普遍适用于很多老年病和一些早衰的中青年患者疾病。各类病均可考虑做将地黄饮子作为基础方，顾护患者的总体病机，再针对不同病症将对症治疗思路嵌入其中，各行其道，相得益彰。或者在消除急证、标证后，将此方作为固本方或善后方使用。

（3）探索应用。由于此方抓住了阴阳平衡的大纲，我们就可以在此基础上合用专方专药，探索治疗一些疑难杂症，包括小脑萎缩、帕金森、糖尿病、高血压、脑梗后遗症、焦虑症（神经官能症）、青光眼等。

4.地黄饮子的临床验案分类

大体上可分为这四个方面：

（1）以眼睛不适为主症之一的慢性杂病案例。

（2）以神疲乏力为主症的青年亚健康案例。

（3）中老年杂病案例。

（4）探索治疗疑难杂病案例。

一 以眼睛不适为主症之一的慢性杂病案

中医认为肝开窍于目，肝木之气异常与龙雷虚火都源于肾水火弱，肝肾阴虚，眼睛得不到足够的血液濡养，就会干涩、发胀，进而视物模糊，严重者就会导致青光眼、白内障等疾病，乃至失明。西医病名较多，中医根据症状可一概而论。眼部不适的并发症也较多，包括头晕、头痛、高血压及心脑血管疾病等。在笔者接触的临床案例里，以肝肾亏损导致的眼部不适及并发症案例较多，所以将其单列出来。治疗眼部不适等慢性眼病症，笔者的临床体会是，如果患者在其他地方经过明目地黄汤、杞菊地黄汤或石斛夜光丸等对症方药治疗效果不明显者，选用地黄饮子为基础方加以合用，则疗效提升非常明显。这就是因为地黄饮子有"火入水中水生木"之阴阳互根的整体调节治疗思路。现举例如下。

1.眼部不适伴头晕目眩案

孙某，女，63岁，2019年6月4日初诊。

【症见】3月份进行了乳腺癌的化疗，术后口眼发干，神疲乏力，头晕目眩，寐差。舌暗红胖大、苔燥，脉沉细。

【辨证】肝肾阴虚，中气不足，虚风内动。

【方药】地黄饮子合明目地黄汤、石斛夜光丸、半夏天麻白术汤、泽泻汤、半夏秫米汤、黄芪建中汤、金水六君煎。

熟地黄60克　山萸肉60克　石斛45克　麦冬30克　五味子30克_{捣碎}　石菖蒲30克　远志15克　茯苓30克　肉桂15克　制附子30克_{先煎}　肉苁蓉30克　巴戟天30克　薄荷15克_{后下}　干姜30克　炒麦芽60克　当归15克　白芍60克　菊花15克　枸杞子30克　党参60克　生黄芪90克　天麻30克　清半夏90克　生白术45克　炙甘草30克　炒薏苡仁60克　红景天30克　泽泻75克

【按语】地黄饮子作为基础方调理总体阴阳平衡，在治疗前期养阴药物比重较大，扶阳药物比重较小，待主证见效明显后再逐渐调换阴阳药物的比重。加入杞、菊、归、芍，方中就有了治病本病的对症处方——明目地黄丸（汤）。实际上由于石斛剂量也较大，方中也有石斛夜光丸（汤）之意，这些都是针对肝肾阴虚和虚中带风的本证。头晕目眩源于虚风（内风）妄动挟痰上壅，故选用半夏天麻白术汤化痰降逆，重用泽泻取泽泻汤利水下行止痰逆之意。因头晕目眩患者眠差，加味半夏秫米汤颇为见效，方中黄芪建中汤、金水六君煎和炒麦芽，健脾胃补中气，提振患者的精气神。

上方加减，患者服药两月余，眼睛发干基本愈，其他诸证也明显改善，继续巩固治疗。标证控制后就要加大扶阳力度，以阳生阴，追求更高层次的阴阳平衡。8月29日处方加肉桂30克，制附子60克。此案患者因年龄较大，化疗对身体阴阳伤害都很大，以地黄饮子为基础方进行调理，能够有效解决化疗的不良反应，并尽可能地恢复患者的身体健康。

2. 偏于阴虚诸证案

李某，女，65岁，2018年8月8日初诊。

【症见】面部扁平疣，玻璃体浑浊，眼干流泪，腿肿，夜睡差。舌红瘦小、苔燥，脉细小数。

【辨证】肝肾亏损，阴阳并虚，偏于阴虚。

【方药】地黄饮子合沙参麦冬汤、明目地黄汤、石斛夜光丸、四物汤、黄芪建中汤。

熟地黄60克　山萸肉30克　石斛40克　麦冬15克　五味子15克_{捣碎}　石菖蒲15克　远志15克　茯苓15克　肉桂30克　制附子60克_{先煎}　肉苁蓉15克　巴戟天20克　薄荷10克_{后下}　生姜30克　大枣30克　北沙参30克　桑叶15克　玉竹30克　当归15克　白芍90克　枸杞子30克　菊花10克　密蒙花10克　炒酸枣仁50克　川芎10克　生黄芪60克　生薏苡仁30克　炙甘草30克　益母草60克

【按语】此案患者偏于阴虚，地黄饮子中加大养阴药物剂量，并合用沙参麦冬汤养阴润燥，针对眼部主证合用明目地黄汤，加味酸枣仁酸甘化阴治疗失眠。但患者依旧是阴阳俱虚，加之年老阳虚，气血不足以上达于目，水湿聚于下肢，故扶阳药物肉桂、制附子、巴戟天和生黄芪等剂量也不少，以阳化阴；加特殊用药益母草可活血利水并降压。

一诊后下肢水肿下消，眼干流泪明显减轻，四诊后诸证好转，眼干流泪消失，腿肿已愈好转。

3. 眼部不适伴心脏不适案

滑某，男，71岁，2019年5月16日初诊。

【症见】视物不清，眼红目痛，大便不畅，心脏不适。舌淡胖大、苔腻，脉弦。

【辨证】肝肾亏损，阴阳双亏，运化不良。

【方药】地黄饮子合明目地黄汤、石斛夜光丸、丹参饮、金水六君子汤、瓜蒌薤白半夏桂枝汤。

熟地黄60克　山萸肉30克　石斛45克　麦冬30克　五味子30克_{捣碎}　石菖蒲15克　远志15克　茯苓30克　肉桂30克　制附子60克_{先煎}　肉苁蓉30克　巴戟天20克　干姜30克　当归60克　白芍30克　枸杞子50克　菊花15克　生白术100克　丹参50克　檀香10克_{后下}　砂仁10克_{后下}　生黄芪60克　党参30克　瓜蒌50克　薤白30克　清半夏30克　决明子30克　羚羊角粉0.6克_{冲服}

【按语】地黄饮子处方结构为阴阳并重。因患者伴有心慌，合用丹参饮和瓜蒌薤白半夏桂枝汤活血化痰通瘀，这是治疗心脏疼痛不适、冠状动脉硬化的对应处方。决明子、羚羊角粉是清热养肝明目特效药，对于眼睛红肿热疼颇有疗效。方中重用当归和生白术是益气润肠通便之用，重用生黄芪大补中气使方中有了黄芪建中汤之意。另理中汤、四君子汤俱在其中，这就是顾护中气。

患者坚持服药两周，眼红目痛愈，视物模糊改善，大便改善；服药两月余，心脏自觉已无异常，视物模糊明显见效。由于患者年岁事已高，需要继续坚持服药以巩固疗效。

4. 眼部不适伴两肋胀痛案

高某，女，64岁，2018年11月29日初诊。

【症见】糖尿病史，眼睛视物模糊，两肋胀痛。舌红、苔燥，脉弦紧。

【辨证】肝肾亏损，虚火上浮，气滞血瘀。

【方药】地黄饮子合明目地黄汤、石斛夜光丸、膈下逐瘀汤。

熟地黄60克　山萸肉45克　石斛45克　麦冬15克　五味子30克_{捣碎}　石菖蒲30克　茯苓30克　远志15克　肉桂15克　制附子45克_{先煎}　肉苁蓉30克　巴戟天20克　生姜30克　枸杞子50克　菊花15克　当归15克　桃仁15克　丹皮15克　赤芍45克　乌药10克　川芎15克　五灵脂30克　红花15克　枳壳15克　香附15克　鳖甲30克_{先煎}　木香10克　柴胡15克

【按语】此案患者偏于阴虚，滋养肾阴药物比重偏大，后续熟地黄加至90克，制附子降为30克，后续一直守方未变。治疗两肋胀痛，重用王清任活血祛瘀大法膈下逐瘀汤。桃仁、鳖甲是预防治疗肝硬化、肝纤维化的经验用药，桃仁活血破瘀，鳖甲滋阴清热，潜阳息风，软坚散结，加柴胡疏肝解郁。

患者药后视物模糊明显减轻，胁痛减轻，诸证渐次好转，半年后经查肝脏指标正常。

5. 眼部不适伴更年期案

田某，女，50岁，2019年6月18日初诊。

【症见】面色萎黄，烘热汗出，头晕目胀，舌淡红、苔腻，脉弦滑。

【辨证】肝肾亏损，阴阳俱虚，冲任失调。

【方药】地黄饮子合明目地黄汤、石斛夜光丸、二仙汤、半夏天麻白术汤、泽泻汤。

熟地黄60克　山萸肉30克　石斛45克　麦冬15克　五味子30克_{捣碎}　石菖蒲30克　远志15克　茯苓30克　制附子90克_{先煎}　肉桂30克　肉苁蓉30克　巴戟天30克　薄荷15克_{后下}　干姜60克　炙甘草30克　当归15克　白芍18克　枸杞子30克　菊花15克　川芎15克　仙茅20克　淫羊藿30克　知母15克　黄柏10克　天麻30克　炒白术45克　泽泻75克　清半夏30克

【按语】此案患者肝肾亏损的同时伴有更年期综合征，所以地黄饮子合张伯讷先生的二仙汤。眼睛干涩肿胀使用对应方剂明目地黄汤，头晕考虑祛痰化湿利水，合用半夏天麻白术汤和泽泻汤。另外方中已含有真武汤，这是治疗头晕的基础方。后方减薄荷，加味生黄芪60克加强补气之力，方中仍突出四逆汤以求阴阳平衡。

患者用药一周诸症好转明显，两个月痊愈。

6. 眼部不适伴泌尿系统疾病案

房某，女，49岁，2019年4月23日初诊。

【症见】面色萎黄，黄褐斑，小便急迫，经常失禁，大便干涩不畅，眼睛干涩。舌红燥、少苔，脉弦浮数。

【辨证】肝肾亏损，元气不足，代谢失常，运化不良。

【方药】地黄饮子合明目地黄汤、缩泉丸、肾四味。

熟地黄90克　山萸肉60克　石斛45克　麦冬30克　五味子30克_{捣碎}　石菖蒲30克　远志15克　茯苓30克　肉桂15克　制附子30克_{先煎}　肉苁蓉30克　巴戟天30克　薄荷15克_{后下}　生姜30克　大枣30克　生白术100克　当归60克　白芍15克　枸杞子30克　菊花15克　桑螵蛸15克　益智仁30克　乌药10克　藿香30克　补骨脂30克　淫羊藿30克　菟丝子30克　生黄芪60克

【按语】此案患者体质仍是阴阳并虚，但略偏于阴虚，故养阴滋阴药物比重偏大。尿频失禁也需大力稳固中焦，重用生黄芪有补中益气汤之意，再加味缩泉丸、肾四味益肾填精，温补肾阳。重用当归、生白术益气润肠通便。

用药一周，患者眼睛干涩明显好转，大便好转，小便急迫症状好转。一个月后制附子从30克渐次增加到90克。至第六周，诸证已不明显。患者坚持用药半年，诸症痊愈。

7. 眼部不适伴甲亢案

高某，女，53岁，2019年10月26日初诊。

【症见】甲亢两月余，体重减了10多千克，手发抖，眼眶突出，常有饥饿感；甲状腺肥大可见，仍服西药，白细胞指标偏低，舌胖大暗红，脉弦紧。

【辨证】脾肾阳虚，虚火上浮，中气不足，痰凝血瘀。

【方药】地黄饮子合真武汤、潜阳封髓丹、海藻甘草汤、软坚散、王献民先生"杀破狼"组合。

熟地黄60克　山萸肉60克　石斛45克　麦冬30克　五味子30克_{捣碎}　石菖蒲30克　远志15克　茯苓45克　肉桂30克　制附子60克_{先煎}　肉苁蓉30克　巴戟天30克　薄荷15克_{后下}　干姜60克　炒白术45克　赤芍45克　砂仁15克_{后下}　黄柏10克　海藻60克　炙甘草60克　夏枯草60克　玄参20克　浙贝母30克　生牡蛎50克_{先煎}　生黄芪90克　制川乌45克_{先煎}　清半夏30克　制天南星30克

【按语】甲亢患者症状属于阴阳并虚，偏于阴虚，上热下寒，地黄饮子、真武汤和潜阳封髓丹均为对应方。地黄饮子"喑厥风痱能治之，火入水中水生木"，真武汤"少阴腹痛有水气，悸眩瞤惕保安康"，潜阳封髓丹温肾纳气、交通阴阳。对于甲亢这种疑难顽症三者合用效果极佳。患者甲状腺肥大有痰凝血瘀之证，海藻甘草汤减味方消肿散结，王献民先生的"杀破狼"组合（川乌、半夏、天南星）通阳消阴、逐瘀化痰，力道雄厚。

患者连续服药三周后自觉甲状腺缩小，虚热出汗好转，精神好转，眼球突出已无症状。至12月21日经治两个月后，患者体重涨了6千克，已无饥饿感，身体有力量，手发抖已愈，自觉甲状腺缩小，经化验四碘甲状腺原氨酸

（T₄）指标已正常。后续巩固治疗中，逐渐加大扶阳药物剂量，制川乌加量至60克，生黄芪加量至120克。

二 以神疲乏力为主症的青年亚健康案

很多中医大夫通常认为青年人阳气旺盛，很少会阳虚，所以在用药上很少会想到扶阳。由于时代的特色，现在青年人不懂得爱惜自己的身体，过度地挥霍了身体的阳气。以神疲乏力为主症的青年亚健康患者越来越多，在他们身上，笔者发现阳虚比比皆是、阴阳并虚的情况也非常普遍。现举例如下。

1. 亚健康伴泌尿系统疾病案

谢某，女，39岁，2019年4月25日初诊。

【症见】月经量少，眼干，善太息，便溏，神疲乏力，眠差，面色萎黄，手掌及下肢发胀，舌淡胖滑润，脉沉细。

【辨证】脾肾阳虚，阴阳并虚，代谢失常。

【方药】地黄饮子合防己黄芪汤、明目地黄汤、半夏秫米汤、理中汤。

熟地黄60克　山萸肉30克　石斛45克　麦冬15克　五味子30克捣碎　石菖蒲30克　远志15克　茯苓30克　肉桂30克　制附子90克先煎　肉苁蓉30克　巴戟天30克　薄荷15克后下　干姜60克　大枣30克　生黄芪90克　防己30克　益母草90克　枸杞子30克　菊花15克　当归15克　白芍15克　炒白术30克　炮姜炭30克　清半夏90克　炒薏苡仁60克　党参30克　炙甘草60克

【按语】患者明显阳虚严重（善太息，神疲乏力），眼干为标。地黄饮子作为基础方在结构和剂量上阴阳并重，辅以防己黄芪汤、益母草活血益气、行水消肿。只有脾肾阳气强盛才能消除水湿肿胀，才能有精气神，上方总体而言扶阳益气药物数量和剂量均占主导。

患者服药月余诸证均明显好转，后患者自述还有尿潜血，尿频等症，在上方基础上重新调整方剂与药物布局，加味泌尿系统方剂小四五汤（陈宝田先生合方），另加味炮姜炭、阿胶珠止血尿。

　　熟地黄60克　　山萸肉30克　　石斛45克　　麦冬15克　　五味子30克_{捣碎}　　石
菖蒲30克　　远志15克　　茯苓30克　　肉桂30克　　制附子90克_{先煎}　　肉苁蓉30克
巴戟天30克　　薄荷15克_{后下}　　干姜30克　　柴胡24克　　黄芩15克　　党参30克
清半夏90克　　炙甘草60克　　炒白术45克　　泽泻45克　　猪苓30克　　当归15克
赤芍30克　　川芎15克　　炮姜炭30克　　炒薏苡仁60克　　阿胶珠12克

　　患者服药一个月后检查尿潜血消失。此案始终坚持阴阳并重，使用地黄
饮子做基础方，就是抓住了患者辨证之大纲，针对不同病症灵活运用对症方
剂与药物，融合多种治疗思路，多方合一达到一方治多病、一方愈多症的
目的。

2.亚健康伴痛风、口腔溃疡案

吴某，男，29岁，2019年6月6日初诊。

【症见】腰痛，困倦乏力，怕冷，尿酸高，既往痛风性关节炎病史，口腔
溃疡。舌暗红、苔白，脉沉细。

【辨证】肝肾亏损，阴阳并虚，中气不足，虚火上浮。

【方药】地黄饮子合肾四味、龟鹿二仙汤、萆薢分清饮、麻黄附子细辛
汤、潜阳封髓丹。

　　熟地黄60克　　山萸肉30克　　石斛45克　　麦冬15克　　五味子30克_{捣碎}　　石
菖蒲30克　　远志15克　　茯苓30克　　肉桂30克　　制附子60克_{先煎}　　巴戟天30克
肉苁蓉30克　　生姜45克　　生黄芪60克　　枸杞子30克　　菟丝子30克　　补骨
脂30克　　淫羊藿50克　　鹿角片30克　　龟甲15克_{先煎}　　沙苑子30克　　党参30克
土茯苓120克　　滑石块100克　　萆薢50克　　麻黄10克　　细辛45克　　砂
仁15克_{后下}　　黄柏10克　　生藕节30克

【按语】地黄饮子阴阳并重固本，肾四味合龟鹿二仙汤益肾填精。麻黄附
子细辛汤祛内外之寒、托邪外出。黄芪及理中汤顾护中气；潜阳封髓丹收敛
虚阳；治疗尿酸痛风重用特效药物土茯苓、滑石和萆薢清热利湿，这是借鉴
王幸福先生的经验。

患者用药一周，眼球充血愈，腰痛及神疲乏力明显好转，怕冷好转。一个月后复查尿酸正常，后逐渐减量治疗尿酸药物，加大扶阳固精药物，巩固治疗两个月气色甚佳。

3. 亚健康伴反复性口腔溃疡案

张某，男，29岁。2018年6月5日初诊。

【症见】面色晦暗，容易乏力，时常困倦，晨起口咽干，反复性口腔溃疡。舌红胖大、苔白腻、中间微黄，脉沉弦。

【辨证】脾肾阴阳并虚，虚火上浮，寒热夹杂。

【方药】地黄饮子合半夏泻心汤、潜阳封髓丹、四物汤。

熟地黄30克　山萸肉30克　石斛40克　麦冬15克　五味子15克_{捣碎}　石菖蒲15克　远志15克　茯神15克　肉桂15克　制附子60克_{先煎}　肉苁蓉15克　巴戟天20克　薄荷10克_{后下}　生姜30克　大枣20克　清半夏45克　党参15克　炙甘草15克　黄芩10克　黄连8克　砂仁15克_{后下}　龟甲15克_{先煎}　黄柏10克　白芷15克　细辛15克　当归15克　赤芍15克　川芎15克

【按语】地黄饮子阴阳并补，治疗虚劳；长期反复性口腔溃疡为中焦之寒热错杂与下焦虚火上浮所致。笔者在借鉴陈宝田先生半夏泻心汤合四物汤的经验基础上，合用潜阳封髓丹收敛虚火，加味白芷、细辛代替麝香以开窍通经。如果患者只是偶尔口腔溃疡，通常只用潜阳封髓丹就能有覆杯之效。

患者服药一周口腔溃疡治愈，神疲乏力症状明显改善，口干、咽干症状基本消失，巩固治疗后逐渐加大扶阳药物比重：肉桂加至30克，生姜改为干姜60克，制附子加至90克。患者治疗三周后虚劳明显改善，后断续调养，疗效甚佳。

4. 甲亢伴颈椎病案

郭某，男，38岁。2018年4月14日初诊。

【症见】甲亢病史，面色晦暗，无明显亢奋症状，反觉容易神疲乏力，颈椎病史，颈项背部疼痛，伴左上肢外侧发麻，偶有口腔溃疡，舌淡红、苔白，脉沉弦。

【辨证】肝肾亏损，阴阳并虚，营卫失调。

【方药】地黄饮子合葛根汤、芍药甘草汤、潜阳封髓丹、龟鹿二仙汤、黄芪建中汤、生黄芪与鸡血藤对药、海藻甘草汤。

熟地黄30克　山萸肉30克　石斛40克　麦冬15克　五味子15克_{捣碎}　石菖蒲30克　远志15克　茯神18克　肉桂30克　制附子100克_{先煎}　肉苁蓉15克　巴戟天20克　薄荷10克_{后下}　干姜30克　大枣20克　葛根60克　桂枝30克　白芍60克　炙甘草30克　砂仁15克_{后下}　黄柏10克　龟甲15克_{先煎}　鹿角片30克　生黄芪60克　鸡血藤60克　海藻30克　白芷15克　细辛15克

【按语】患者虽有甲亢，但此时病证反应偏于阳虚，并非阴虚阳亢的病证，所以地黄饮子在结构上偏重扶阳，且养阴润燥、益肾填精（龟鹿二仙汤）、引火归元（潜阳封髓丹加味白芷细辛）同步并行治疗。海藻甘草汤化痰散结；颈椎病选择对应方剂葛根汤与芍药甘草汤，加味生黄芪鸡血藤这一对药益气活血通痹治疗手麻。黄芪建中汤提气振颓。

患者服药一次显效，面色有光泽，神疲乏力好转，颈项背部有舒适感，左上肢发麻明显减轻，口腔溃疡痊愈。患者巩固治疗近两个月，诸证痊愈。

5. 甲亢伴心脏不适案

马某，女，27岁。2017年8月5日初诊。

【症见】面色萎黄，额头扁平疣，甲亢，心慌。舌红胖大、花剥苔，脉弦。

【辨证】肝肾亏损，阴阳并虚，营卫失调，顽痰凝聚。

【方药】地黄饮子合潜阳封髓丹、理中汤、柴胡加桂枝龙骨牡蛎汤、海藻甘草汤。

熟地黄30克　石斛30克　山萸肉30克　麦冬15克　五味子15克_{捣碎}　石菖蒲30克　远志15克　茯神30克　肉桂30克　制附子45克_{先煎}　肉苁蓉30克　巴戟天20克　薄荷15克_{后下}　生姜15克　大枣20克　黄柏10克　龟甲10克_{先煎}　砂仁15克_{后下}　党参15克　柴胡15克　生龙骨30克_{先煎}　生牡蛎30克_{先煎}　夏枯草30克　煅龙齿15克_{先煎}　海藻30克　炙甘草30克　玄参20克　浙贝母20克

【按语】此案患者的甲亢病症偏于阴虚。地黄饮子阴阳并调，滋阴药物比重偏大；柴胡加桂枝龙骨牡蛎汤调节阴阳，潜阳封髓丹收敛虚阳；海藻甘草汤合软坚散化痰散结，体现多方治一病的治疗思路。

上方随证加减，患者治疗四个多月，三碘甲状腺原氨酸（T_3）、四碘甲状腺原氨酸（T_4）指标基本正常。

6. 扁平疣案

王某，男，39岁，2017年2月25日初诊。

【症见】面色萎黄，整日感觉困倦，大眼袋，面部扁平疣，舌淡红、苔白，脉沉。

【辨证】肝脾肾亏损，阳虚为甚，脾虚湿困，中气不足。

【方药】地黄饮子合茵陈五苓散、麻杏苡甘汤加皂角刺。

熟地黄30克　山萸肉30克　石斛30克　麦冬15克　远志10克　石菖蒲15克　五味子15克捣碎　茯神18克　肉桂30克　制附子90克先煎　肉苁蓉15克　巴戟天20克　薄荷10克后下　生姜30克　丹参30克　生黄芪60克　茵陈90克　桂枝30克　炒白术30克　猪苓15克　泽泻30克　草果10克　麻黄6克　杏仁15克　生薏苡仁60克　白鲜皮30克　皂角刺45克

【按语】地黄饮子阴阳双补，入少阴，为基础方；加味并重用丹参、生黄芪益气活血；五苓散温阳利水健补中气，重用茵陈合附子生姜取茵陈蒿汤之意治疗阴黄；麻杏苡甘汤加味皂角刺、白鲜皮治疗扁平疣，麻黄附子细辛汤温阳通经、由内而外托透一身之寒邪。

患者服用一周显效，将生姜改为干姜60克，强化四逆汤之意，患者连续治疗一个月停止治疗，精气神明显改善。

7. 虚火上浮下肢肿胀案

刘某，男，31岁，2018年6月23日初诊。

【症见】面色萎黄，神疲乏力，汗出多，下肢肿胀，心情烦躁。舌淡胖大、苔燥，脉弦。

【辨证】阴阳两虚，虚火上浮，中气不足，冲任失调。

【方药】地黄饮子合三仙汤、潜阳封髓丹、甘麦大枣汤。

熟地黄30克　山萸肉30克　石斛40克　麦冬15克　五味子30克_{捣碎}　石菖蒲15克　远志15克　茯神18克　肉桂15克　制附子45克_{先煎}　肉苁蓉15克　巴戟天20克　薄荷10克_{后下}　生姜30克　大枣20克　仙茅20克　淫羊藿50克　仙鹤草60克　当归15克　知母15克　黄柏10克　砂仁15克_{后下}　龟甲15克_{先煎}　浮小麦50克　炙甘草30克　生黄芪60克　煅牡蛎30克_{先煎}　红景天30克

【按语】上方阴阳结构较为平稳，是因为患者心情烦躁、舌苔干燥，说明偏于阴虚。前期重用三仙汤温补肾阳，也用黄柏、知母养阴清热，合潜阳封髓丹引火归元；甘麦大枣汤合生黄芪、煅牡蛎治疗自汗。

此案患者年轻，易于调理，服药一周即诸证显效，坚持治疗七周痊愈。

三　中老年杂病案例

地黄饮子作为基础方，可以广泛地适用于老年人各种杂病，由于自然规律的不可抗拒性和老人常年的劳作，他们普遍都会出现气血双亏、身体功能退化和疾病缠身的现象，从辨证上看往往是阴阳并虚、阳虚为重，病症也往往是虚实夹杂。在这种情况下如果只采用单一治疗思路就会"攻其一点、不及其余"，丢失了中医辨证论治的整体观，疗效也将大打折扣。地黄饮子在阴阳大纲层面抓住了患者的总体病机，在此基础上就可以针对不同病症嵌入对证的方药思路，使整体与局部相辅相成。现举案例如下。

1.肺结节、萎缩性胃炎等案

胡某，女，55岁，2019年7月16日初诊。

【症见】面色萎黄，右下肺结节，无明显自觉症状；眼睛干涩，萎缩性胃炎史，胃口一般。舌绛淡嫩，脉沉弦。

【辨证】肝肾亏损，阴阳并虚，中气不足，痰凝血瘀。

【方药】地黄饮子合王献民先生"杀破狼"组合、海藻甘草汤、软坚散、百合固金汤。

熟地黄60克　山萸肉30克　石斛45克　麦冬30克　五味子30克_{捣碎}　石菖蒲30克　远志15克　茯苓30克　肉桂30克　制附子60克_{先煎}　肉苁蓉30克　巴戟天30克　薄荷15克_{后下}　干姜45克　大枣30克　生黄芪90克　制川乌30克_{先煎}　清半夏30克　制天南星30克　海藻60克　炙甘草60克　玄参30克　浙贝母30克　天冬15克　百合30克　党参30克　炒白术30克　砂仁10克_{后下}

【按语】因患者并无明显标证，作为基础方地黄饮子在结构上是阴阳并重、整体调理。因肺结节为久有伏邪所致痰瘀，合用王献民先生"杀破狼"组合（制川乌、清半夏、制天南星）加大温阳通经化痰的力度，使扶阳思路占据主导，再合上海藻甘草汤与软坚散消坚散结；加味百合、麦冬使方中有了百合固金汤滋养肺阴之意。此方从阴阳并调、化痰散结角度治疗肺结节，但现阶段以补为主，以攻为辅，先补正气，后事攻伐。患者的萎缩性胃炎并无明显不适，加味理中汤、四君子汤和砂仁健脾胃之气，亦有培土生金之意。

上方加减服药三月余，气色明显好转，眼睛不再干涩。经检查肺部，肺结节缩小。患者总体体质明显改善，可逐渐增加治疗肺结节的药物，2019年10月19日善后。

熟地黄60克　山萸肉30克　石斛45克　麦冬30克　五味子30克_{捣碎}　石菖蒲30克　远志15克　茯苓30克　肉桂30克　制附子60克_{先煎}　肉苁蓉30克　巴戟天30克　薄荷15克_{后下}　干姜60克　生黄芪120克　制川乌45克_{先煎}　清半夏30克　制天南星30克　白芥子15克_{捣碎}　玄参30克　浙贝母30克　天冬15克　海藻60克　炙甘草60克　木鳖子30克　党参30克　炒白术30克　砂仁10克_{后下}

较前方减了大枣和百合，加了白芥子和木鳖子，加大了川乌、干姜的剂量。效不更方继续治疗两月余到2019年底，患者检查肺结节消失。

2. 消化系统杂病案

郭某，女，70岁，2019年6月29日初诊。

【症见】早期肝硬化，口眼干燥，食后胃胀，大便干燥，神疲乏力，下肢容易痉挛。舌淡胖、苔白，脉弦。

【辨证】肝肾亏损，阴阳并虚，气滞血瘀。

【方药】地黄饮子合桃仁鳖甲对药、膈下逐瘀汤、芍药甘草汤、黄芪建中汤，加入党参、五灵脂一对畏药。

　　熟地黄60克　　山萸肉60克　　石斛45克　　麦冬30克　　五味子30克_{捣碎}　　石菖蒲30克　　远志15克　　茯苓30克　　肉桂30克　　制附子60克_{先煎}　　肉苁蓉30克　　巴戟天30克　　薄荷15克_{后下}　　干姜30克　　桃仁15克　　鳖甲30克_{先煎}　　丹皮15克　　白芍90克　　乌药10克　　玄胡15克　　当归60克　　川芎15克　　五灵脂30克　　红花15克　　枳壳15克　　香附12克　　生白术100克　　党参30克　　生黄芪60克

【按语】患者病症较多，本方在阴阳并虚的大框架内将各种病症统一考虑，是一方多病的治疗思路。地黄饮子在结构上阴阳并重，顾护整体气机，桃仁、鳖甲是预防治疗肝硬化、肝纤维化的经验用药，合膈下逐瘀汤疏肝理气，活血祛瘀，保护肝脏；重用白芍是用芍药甘草汤柔肝缓急之意，治疗腿部痉挛。重用当归、生白术是益气润肠通便，重用黄芪建中汤培补中气。党参与五灵脂一补一通，补虚化瘀，修补肠胃；方中扶阳健脾为主导，养阴、活血、祛瘀相得益彰。

　　患者服药一周胃胀缓解，大便通畅。两周复诊痉挛现象消失，胃胀便干已愈，口眼干燥明显好转。效不更方稍做变通，坚持服药两月余，患者肝硬化明显改善，肝大消失。

3. 痹证案

麻某，男，82岁，2019年7月4日初诊。

【症见】右侧膝关节肿痛伴腰痛，口腔溃疡。舌暗红、少苔，脉沉细。

【辨证】肝肾亏损，阳虚湿困，中气不足，虚火上浮。

【方药】地黄饮子合乌头汤、防己黄芪汤、潜阳封髓丹、化铁丸。

　　熟地黄60克　　山萸肉30克　　石斛45克　　麦冬30克　　五味子30克_{捣碎}　　石菖蒲30克　　远志15克　　茯苓30克　　肉桂30克　　制附子30克_{先煎}　　肉苁蓉30克

巴戟天30克　生姜45克　制川乌30克_{先煎}　生黄芪60克　防己30克　砂仁21克_{后下}　黄柏30克　威灵仙30克　楮实子30克　松节20克　续断30克　川牛膝45克　夏天无30克　独活30克　炙乌梢蛇15克　炙甘草30克　炒白术30克

【按语】患者标证明显，虽为阴阳并虚，但前期病证偏于阴虚，所以地黄饮子结构上偏于养阴。关节疼痛乃是风寒湿热作怪，所以合上乌头汤温阳通经，祛寒湿，防己黄芪汤益气利湿，消下肢水肿；化铁丸治疗各种骨质增生、骨刺；续断、川牛膝健筋骨，夏天无止痛，重用独活祛外风。潜阳封髓丹治疗虚火上浮之口腔溃疡。

患者服药两周后诸证痊愈，遂自行停药，两个月后病情反复又来服药。老年人陈年旧疾乃是长期阴阳失衡所致，需要多加巩固治疗。

4. 中风后遗症案

陈某，女，64岁，2019年4月30日初诊。

【症见】高血压糖尿病史，脑梗出院后，言语不利，口舌㖞斜，乏力燥热。舌暗、苔白，脉浮数。

【辨证】肝脾肾亏损，阴阳并虚，元气不足，痰凝血瘀。

【方药】地黄饮子合牵正散、补阳还五汤、肾四味。

熟地黄60克　山萸肉30克　石斛45克　麦冬15克　五味子30克_{捣碎}　石菖蒲30克　远志15克　茯苓45克　肉桂30克　制附子60克_{先煎}　肉苁蓉30克　巴戟天20克　薄荷15克_{后下}　干姜45克　白附子15克　僵蚕15克　全蝎4克_{冲服}　白芥子15克_{捣碎}　生黄芪130克　桃仁15克　红花15克　地龙15克　当归15克　赤芍30克　川芎30克　淫羊藿50克　枸杞子30克　菟丝子30克

【按语】患者虽然脑梗后遗症状明显，身体正气大伤，气虚血瘀，但辨证上看阴阳并虚都很明显，所以仍选择使用地黄饮子作为基础方，只是相对加大扶阳药物比重。治疗脑梗后遗症用的是大剂量的对症方剂补阳还五汤，血中带滞加味桃红；另使用牵正散祛内外之风，白芥子祛皮里膜外内外表里之痰。肾四味扶阳固本。

二诊时患者自觉好转甚多。白芥子加量到30克，生黄芪加量到160克。四诊加味党参30克、白术30克。之后处方调整不大。经治五周后，患者恢复很快，言语通畅很多，口眼㖞斜已愈。后巩固治疗三月余。此案患者脑梗出院后就来笔者处就诊，没有耽搁治疗时间，所以恢复非常迅速，没有留下任何后遗症。

5. 痹证案

徐某，女，61岁，2019年4月30日初诊。

【症见】面色萎黄，舌体灼痛，腰腿疼痛，怕冷。舌淡胖大、苔滑，脉沉细。

【辨证】肝脾肾阴阳并虚，风寒外侵，虚火上浮。

【方药】地黄饮子合当归四逆加吴茱萸生姜汤、潜阳封髓丹、芍药甘草汤、黄芪建中汤。

熟地黄60克　山萸肉30克　石斛45克　麦冬15克　五味子30克_{捣碎}　石菖蒲30克　远志15克　茯苓30克　肉桂30克　制附子60克_{先煎}　肉苁蓉30克　巴戟天30克　薄荷15克_{后下}　生姜30克　全蝎4克_{粉冲}　当归30克　赤芍45克　细辛45克　小通草15克　炙甘草30克　吴茱萸45克　川牛膝45克　砂仁21克_{后下}　黄柏30克　龟甲15克_{先煎}　白芍90克　白芷15克　夏天无30克

【按语】患者腰腿疼痛怕冷，阳虚寒证明显，舌体灼热貌似热证，但其本质为虚火上浮。此案患者腰腿疼痛属于风寒所致，首选方为当归四逆加吴茱萸生姜汤加味全蝎，活血通阳祛风寒，加味芍药甘草汤酸甘化阴柔肝缓筋，夏天无止痛。这是阳虚主证。但患者舌体灼痛又有肝肾阴虚之虚火，以潜阳封髓丹引火归元。地黄饮子作为基础方调节阴阳固本守正，黄芪建中汤顾护中气。

患者服药一周疗效神奇，腰腿疼痛已不明显，舌体基本不疼。巩固治疗三周诸症痊愈。

6. 心脑杂病案

冀某，女，74岁，2019年5月25日初诊。

【症见】面色萎黄，血压偏低，形体偏瘦，心慌心悸，头疼，情志不畅，寐差。舌红燥、无苔，脉沉细。

【辨证】肝肾亏损，阴阳并虚，气滞血瘀，营卫失调。

【方药】地黄饮子合丹参饮、川芎茶调散、半夏秫米汤、酸枣仁汤、甘麦大枣汤。

熟地黄60克　山萸肉30克　石斛45克　麦冬15克　五味子30克_{捣碎}　石菖蒲30克　远志15克　茯神30克　桂枝45克　制附子60克_{先煎}　肉苁蓉30克　巴戟天30克　干姜60克　大枣50克　丹参50克　檀香10克_{后下}　砂仁10克_{后下}　党参60克　郁金30克　白芷30克　细辛30克　川芎30克　清半夏90克　生薏苡仁60克　炒枣仁50克　炙甘草60克　白芍90克　浮小麦30克

【按语】此案患者年龄偏大，气血双亏，适合地黄饮子为基础方，阳虚胜于阴虚，故扶阳药物比重较大，阳主阴从，培补一身之元气。心慌心悸为心脏功能性病变，是我们要抓的主证，使用对应方剂丹参饮通窍活血祛瘀，加味党参60克也有了李可先生破格救心汤之意急救心阳，方中川芎茶调散（白芷、细辛和川芎）祛风散寒通窍化瘀治疗头疼，治疗寐差合用了半夏秫米汤降逆和胃，酸枣仁汤酸甘养阴，甘麦大枣汤养心润脏安神。

两周后头痛治愈，心脏不适明显好转，睡眠质量提高。患者服药见效后续坚持巩固疗效，以期痊愈。

7. 暴聋、暴晕案

田某，男，74岁，2019年6月20日初诊。

【症见】突然头晕、耳聋，下肢痿软无力。舌淡嫩、苔腻，脉沉缓。

【辨证】心肝脾肾亏损，阴阳并虚，虚风内动。

【方药】地黄饮子合破格救心汤减味方、定风丹、潜阳封髓丹、半夏白术天麻汤。

熟地黄60克　山萸肉60克　石斛45克　麦冬30克　五味子30克_{捣碎}　石菖蒲30克　远志15克　茯苓30克　肉桂30克　制附子90克_{先煎}　肉苁蓉30克　巴戟天30克　薄荷15克_{后下}　干姜60克　党参60克　煅磁石30克_{先煎}　何首乌30克　白蒺藜30克　砂仁15克_{后下}　黄柏10克　龟甲15克_{先煎}　炙甘草45克　法半

夏30克　天麻30克　炒白术45克　黄精30克　生黄芪90克　白芷60克　降香15克

【按语】此案患者亏损严重，更有虚风内动的急症，故在地黄饮子基础上加入破格救心汤减味方峻扶心肾之阳，佐以定风丹收肝木之风，柔肝除眩；加味潜阳封髓丹潜阳入阴。考虑风痰上壅导致头晕，使用半夏白术天麻汤涤痰降逆，重用白芷降香是取通窍活血汤芳香通窍活血之意，方中有理中汤、四君子汤之意培补中气，合上黄芪与黄精气阴双补。

患者服药后头晕、耳聋症状缓解，连续服药一个月诸症基本痊愈，下肢行走也更有力。后续患者又巩固治疗一段时间。

8. 癌症术后案

王某，女，56岁，2019年6月29日初诊。

【症见】甲状腺癌转移术后，烘热汗出，烦躁乏力，上一层楼梯都很费力，夜睡差。舌暗红、无苔，脉沉细无力。

【辨证】肝脾肾亏损，阴阳并虚，元气大伤，冲任失调。

【方药】地黄饮子合二仙汤、龟鹿二仙汤、当归（黄芪）补血汤、半夏秫米汤。

熟地黄60克　山萸肉60克　石斛45克　麦冬30克　五味子30克捣碎　石菖蒲30克　远志15克　茯苓30克　肉桂30克　制附子60克先煎　肉苁蓉30克　巴戟天30克　薄荷15克后下　干姜45克　党参45克　仙茅20克　淫羊藿50克　仙鹤草60克　知母15克　黄柏10克　当归30克　生黄芪90克　鹿角片30克　龟甲15克先煎　黄精40克　清半夏90克　生薏苡仁60克　炙甘草30克

【按语】化疗手术严重伤及元阴、元阳，前期证偏阴虚，故此方既大补元阳，更益肾填精补元阴。合干姜和党参便有了破格救心汤之意，峻补心肾阳气。烘热汗出类似更年期症状，合用张伯讷先生的二仙汤养阴温阳调节更年期，加味仙鹤草又有了干祖望先生三仙汤之意。三仙汤有中药天然激素之称，仙鹤草更是强力草。龟鹿二仙汤加味黄精滋养肾阴。本方结构总体上是阴阳并重、略偏于养阴。

患者服药一周后患者自述身体有力，两周后称已可连续爬200多级台阶。后续调理逐渐加大扶阳并加味抗癌药物。

9. 外中风案

董某，女，64岁。2019年5月15日初诊。

【症见】左侧面部肌肉抽动多日，慢性萎缩性胃炎病史，慢性病容。舌淡红胖大、苔白，脉弦微数。

【辨证】肝肾亏损，阴阳俱虚，中气不足，风邪入侵。

【方药】地黄饮子合大秦艽汤、芍药甘草汤、止痉散。

熟地黄60克 山萸肉30克 石斛45克 麦冬15克 五味子30克_{捣碎} 石菖蒲30克 远志15克 茯苓30克 肉桂30克 制附子60克_{先煎} 肉苁蓉30克 巴戟天20克 薄荷15克_{后下} 生姜30克 秦艽20克 羌活20克 独活15克 防风15克 川芎15克 白芷15克 细辛30克 当归15克 白芍60克 炙甘草30克 炒白术30克 全蝎4克_{冲服} 蜈蚣4条_{冲服} 天麻30克

【按语】此案患者有外中风先兆，即周围型面瘫前兆，故首选大秦艽汤合止痉散。患者年岁既长，元气已亏，肝肾不足，更有虚风内动可能，且邪之所凑，其气必虚，故内外同治，方可安妥，及时考虑为外中风时也要内外兼顾、注重扶阳，所以用地黄饮子为主方，它本身就是祛内风方剂，攘外必先安内。待急症消除，可适当减少祛风药，以地黄饮子变通继续巩固治疗。

由于治疗及时，患者服药一周后面部神经抽到明显见效，经治一月余痊愈。

10. 风湿病案

鲁某，女，73岁，2019年7月3日初诊。

【症见】双膝关节骨性关节炎病史，时常刺痛，行走困难，X线显示双膝关节退化，增生明显，骨刺。舌淡胖大、无苔，脉濡缓。

【辨证】肝脾肾亏损，阴阳并虚，风寒入络。

【方药】地黄饮子合乌附法、古方三痹汤减味方、化铁丸、四妙散。

熟地黄60克　山萸肉30克　石斛45克　麦冬30克　五味子30克_{捣碎}　石

菖蒲30克　远志15克　茯苓30克　肉桂30克　制附子60克_{先煎}　肉苁蓉30克

巴戟天30克　薄荷15克_{后下}　干姜60克　炙甘草60克　生黄芪90克　制川

乌30克_{先煎}　独活30克　续断45克　川牛膝45克　木瓜30克　威灵仙30克

楮实子30克　骨碎补30克　松节20克　苍术30克　黄柏15克　土茯苓120克

【按语】老年性关节疼痛往往是由于风寒湿长期层层积压，新感带动伏邪，再加上身体气血阴阳亏损，调理起来费时费力。本案以地黄饮子做基础方合上王献民先生乌附法，以扶阳益气为主导祛除风寒湿；加味独活、续断、川牛膝取古方三痹汤之意，威灵仙、楮实子合用乃是化铁丸，软坚散结消肿胀；骨碎补、松节都是关节伤痛的特效药；苍术、黄柏合上川牛膝是三妙散，加味土茯苓兼治寒湿化热的红肿热疼，此案熔多方于一炉共治一病。

患者服药一周后就自觉膝关节特疼明显好转，上方变通治疗五周，关节疼痛愈，行走自如。

四　探索治疗疑难杂症案

凡人之为病，莫过于阴阳失衡，"凡病有不可正治者，当从阳以引阴，从阴以引阳，各求其属而衰之。"在临床中笔者对张景岳的这段话体会颇深，古圣先贤针对不同病症立下数不清的经方、时方、验方、偏方等，"读方三年，便谓天下无病可治；及治病三年，乃知天下无方可用"（孙思邈《大医精诚》）。那么多的临床对症方剂，真到用时方知有效者寥寥。当然这其中原因很多，笔者不予详述，就个人而言有一点体会就是：在辨证准确的前提下，如果按照对证选方思路用之无效，多是由于存在患者病机复杂、素体亏损日久等情况，医者罔顾阴阳辨证之大纲，舍本而逐末，这种情况在一些疑难杂病的治疗中尤为明显。

笔者在临床中在坚持阴阳辨证的前提下选用地黄饮子作为基础方，对一些疑难疾病如高血压、糖尿病、帕金森病、青光眼、系统性红斑狼疮等疾病也进行了一些探索治疗，使不治之症达到可治、可逆，特整理部分案例与读者商榷。

1. 青光眼伴轻度中风案

王某，女，66岁，老年患者，患严重青光眼。西医治疗青光眼没有很好的疗法，认为视神经乳头萎缩及凹陷是不可逆的，只能通过控制眼压缓解症状。通过笔者的治疗，患者的青光眼完全控制，已不影响日常生活，更不再担心失明。因为她热心各种公益事业，用眼过度，每年都会继续调理一段时间。现将这一患者的治疗思路分享如下。

【症见】面色晦暗，眼睑抽搐，青光眼，眼球充血，干涩，膝盖疼痛，舌淡嫩、苔薄白，脉沉细。

【辨证】肝肾亏损，阴阳俱虚，元气不足，外邪侵袭。

【方药】地黄饮子合明目地黄汤、芍药甘草汤、大秦艽汤。

熟地黄60克　山萸肉30克　石斛45克　麦冬30克　五味子30克_{捣碎}　石菖蒲30克　远志15克　茯苓30克　肉桂30克　制附子60克_{先煎}　肉苁蓉30克　巴戟天30克　薄荷15克_{后下}　生姜45克　炙甘草30克　枸杞子50克　菊花15克　当归15克　白芍90克　秦艽20克　羌活15克　独活30克　防风30克　川芎15克　白芷30克　细辛15克　黄芩12克　生黄芪90克

【按语】老年人往往气血双亏，阴阳并损，地黄饮子是一个很好的基础方，合上本病对应处方明目地黄汤、杞菊地黄汤和石斛夜光丸治疗青光眼，养阴敛风，血液上乘濡养眼球；患者眼睑抽动，有内中风之虞，故合上大秦艽汤，并使用大剂量生黄芪大补元气，祛内外之风。大剂量白芍，是取芍药甘草汤柔肝缓急、酸甘化阴治疗腰腿疼痛。

上方辨证加减，治疗思路要坚持到底，阴阳平衡要适时调整，最后仍要以扶阳为重，才能达到阴平阳秘的佳境。

2. 高血压案

于某，男，50岁，2019年6月1日初诊。

【症见】20多年高血压史，少量服用降压药，口中有异味，下肢痿软无力，轻度颈动脉斑块，舌淡胖大、苔白，脉沉紧。

【辨证】肝脾肾阴阳俱虚，中气不足，运化不良。

【方药】地黄饮子合半夏白术天麻汤、天麻钩藤饮、海藻甘草汤。

熟地黄60克　山萸肉30克　石斛45克　麦冬15克　五味子30克_{捣碎}　石菖蒲30克　远志15克　茯苓45克　肉桂30克　制附子90克_{先煎}　肉苁蓉30克　巴戟天30克　薄荷15克_{后下}　生姜60克　大枣39克　白芷30克　草果仁15克　益智仁30克　清半夏30克　天麻30克　炒白术30克　钩藤50克_{后下}　海藻30克　炙甘草30克　川牛膝45克　续断30克　生黄芪60克　淫羊藿50克

【按语】选用地黄饮子为基础方就是因为患者行动无力，元气不足。半夏天麻白术汤、天麻钩藤饮是临床大多中医治疗高血压的常用方，但往往只能起一时之效，长期效果并不明显。笔者先前也是这么用，后来感悟出对于阴阳俱虚或者肝肾亏虚的患者，当先固本、补足下焦元气才是治本的方法，故常将地黄饮子作为君方使用。白芷、草果仁、益智仁对于阳虚型口中异味疗效甚佳。海藻甘草汤消肿散结，治疗颈动脉斑块，但前期这只是兼证，属于兼顾用药。牛膝、续断更是强健下肢的对药。重用生黄芪益气活血降压，这是笔者吸取他人的经验，黄芪30克以下会升高血压，30克以上反而会降压，具有双向调剂血压的功效。患者服中药后就同时停止了降压西药，一个月内血压一直稳定在120/80mmHg上下之间，口气明显好转，精气神明显改善。后续处方基本未变，只是适当增加扶阳力度，生姜改为干姜60克，生黄芪加量至90克。患者一直巩固治疗半年左右，血压一直正常，半年后随访，血压仍然正常。

临床心得就是现在阳虚型高血压患者偏多，肝阳上亢的患者较少。阳虚型患者的治疗思路除了使用祛痰化瘀的降压方药外，更应该根据患者总体体质调节阴阳平衡，这样才有可能使高血压得到根治。而且事实证明扶阳益气药物并不会升高血压，反而会稳固血压，阳气旺盛才能使清阳上升、浊阴下降，人体气机升降通畅，阴阳达于平衡。

3. 高血压伴青光眼案

杜某，女，66岁，2019年8月17日首诊。

【症见】高血压，青光眼，眼压高，视物模糊，头昏脑胀，常年口腔溃疡。舌淡燥胖大，脉弦细微数。

【辨证】肝肾亏损，阴阳并虚，肝风内动，虚火上浮。

【方药】地黄饮子合天麻钩藤饮、明目地黄汤、潜阳封髓丹。

熟地黄60克　山萸肉30克　石斛45克　麦冬30克　五味子30克_{捣碎}　石菖蒲30克　远志15克　茯苓30克　肉桂30克　制附子60克_{先煎}　肉苁蓉30克　巴戟天30克　薄荷15克_{后下}　生姜45克　党参30克　生黄芪75克　法半夏30克　天麻30克　钩藤50克_{后下}　枸杞子50克　菊花15克　当归15克　白芍18克　决明子30克　茺蔚子60克　砂仁15克_{后下}　黄柏10克　龟甲15克_{先煎}

【按语】此案是从老年性眼睛不适为主症来选择用地黄饮子为基础方的，降压、明目、口腔溃疡各有对应方剂，决明子和茺蔚子降血压及眼压。

患者此前降压药每天只吃一片，连续服中药三周后停吃西药，血压在124/70mmHg左右，很正常，不再头晕。视物已不模糊，口腔溃疡已愈，后持续巩固治疗一段时间。

4. 大脑萎缩案

闻某，男，81岁，2018年9月4日初诊。

【症见】面部扁平疣，大脑萎缩，记忆力减退严重，纳差，便干不畅。舌红燥，脉沉细数。

【辨证】肝脾肾阴阳并虚，脑髓失养，运化失调。

【方药】地黄饮子合破格救心汤减味方、龟鹿二仙汤、肾四味。

熟地黄60克　山萸肉30克　石斛40克　麦冬15克　石菖蒲30克　五味子30克_{捣碎}　远志15克　茯苓30克　肉桂15克　制附子30克_{先煎}　肉苁蓉30克　巴戟天20克　薄荷10克_{后下}　生姜15克　大枣50克　白芷30克　党参30克　鹿角片30克　龟甲15克_{先煎}　黄精30克　生黄芪60克　补骨脂30克　淫羊藿30克　枸杞子30克　菟丝子30克　生白术100克　当归60克　炙甘草15克

【按语】大脑萎缩的原因在笔者看来一是血不养阴，精髓枯干；二是阳不入阴，心肾不交。地黄饮子合破格救心汤使心肾相交，龟鹿二仙汤与肾四味补肾益精，填髓补脑，当然还需要气血双调，健补中焦、生血补血，重用当归、生白术益气活血润肠通便。

患者服药一次大便通畅，神志转清。三诊后患者即诉记忆力增强，效不更方连续治疗三个月，患者对疗效很满意。

5. 帕金森案

金某，女，56岁，2019年3月16日初诊。

【症见】面部扁平疣，血糖血脂偏高，头部不自主晃动，舌暗红、稍胖大、苔白，脉沉细。

【辨证】肝脾肾亏损，阴阳并虚，虚风内动。

【方药】地黄饮子合真武汤、定风丹、半夏白术天麻汤、麻杏苡甘汤加皂角刺、黄芪建中汤。

熟地黄60克　山萸肉30克　石斛45克　麦冬15克　五味子30克_{捣碎}　石菖蒲30克　远志15克　茯苓45克　肉桂30克　制附子60克_{先煎}　肉苁蓉30克　巴戟天20克　薄荷10克_{后下}　生姜30克　炙甘草30克　白芍30克　炒白术30克　何首乌30克　白蒺藜30克　天麻30克　半夏30克　麻黄10克　杏仁10克　生薏苡仁60克　皂角刺60克　豨莶草30克　生黄芪60克　淫羊藿50克

【按语】帕金森病症状对应的是真武汤"悸眩瞤惕"之证，病机是阳虚和痰湿阻闭神志。故用真武汤合定风丹、半夏白术天麻汤对证治疗。但考虑患者体质为肝肾亏虚，以致虚风内动，所以选择地黄饮子作为基础方合用真武汤等，多方联动熔为一炉其效更佳，黄芪建中汤健脾阳，两本兼顾。

经治一个月后，患者头部颤动频率明显减少，后断续治疗三个月左右近愈；面部扁平疣全部消除。

6. 高血压、糖尿病、帕金森病案

张某，男，56岁，2018年5月14日初诊。

【症见】糖尿病，高血压，面色晦暗，右臂震颤，视物模糊。舌淡胖、苔白，脉弦滑。

【辨证】心肝肾亏损，阴阳俱虚，虚风内动，代谢失常。

【方药】真武汤合地黄饮子、半夏白术天麻汤、天麻钩藤饮、定风丹、肾

四味。

茯苓30克　炒白术30克　白芍15克　制附子45克_{先煎}　生姜30克　熟地60克　山萸肉30克　石斛40克　麦冬15克　五味子15克_{捣碎}　石菖蒲15克　肉桂30克　肉苁蓉15克　巴戟天20克　三七粉9克_{冲服}　炙甘草30克　豨莶草30克　清半夏30克　天麻15克　钩藤30克_{后下}　何首乌30克　白蒺藜30克　龟甲15克_{先煎}　苍耳子20克　补骨脂30克　淫羊藿30克　菟丝子30克　枸杞子30克

中医辨证不管高血压还是糖尿病等，只要属于阴阳俱虚的体质，均可以考虑使用地黄饮子作为基础方，在阴虚还是阳虚偏重上予以灵活调整药物剂量。龟甲、苍耳子是降糖有效经验用药。

患者服药一月余就停服降压西药，两月余手臂震颤已愈。主要症状缓解就调整处方，2018年7月26日处方如下：

茯苓30克　炒白术30克　白芍15克　制附子60克_{先煎}　生姜30克　熟地黄60克　山萸肉30克　石斛40克　麦冬15克　五味子15克_{捣碎}　石菖蒲15克　肉桂30克　肉苁蓉15克　巴戟天20克　三七粉6克_{冲服}　天麻15克　钩藤30克_{后下}　龟甲15克_{先煎}　北沙参30克　淫羊藿30克　菟丝子30克　生黄芪90克　麻黄10克　杏仁10克　生薏苡仁60克　炙甘草30克　皂角刺60克　白鲜皮30克

前方减半夏和定风丹，加量扶阳药物制附子到60克，增加生黄芪90克，又加味麻杏苡甘汤和皂角刺兼顾面部扁平疣。患者坚持未服降压西药三个月，血压正常，后又建议患者停服降糖药，继续观察一月余，血糖、血压控制良好。

7. 系统性红斑狼疮案

陈某，女，44岁，2019年6月25日初诊。

【症见】面色萎黄，系统性红斑狼疮，皮肤发红发痒，口眼干燥，气短，关节疼痛。舌暗红稍胖大、苔薄有齿痕，脉弦细无力。

【辨证】肝肾亏损，阴阳并虚，气血双亏，皮肤失痒。

【方药】地黄饮子合乌附法、沙参麦冬汤、明目地黄汤、龟鹿二仙汤、三仙汤、黄芪建中汤。

熟地黄60克　山萸肉60克　石斛45克　麦冬15克　五味子30克_{捣碎}　远志15克　石菖蒲30克　茯苓30克　肉桂30克　制附子60克_{先煎}　肉苁蓉30克　巴戟天30克　薄荷15克_{后下}　干姜45克　炙乌梢蛇30克　生黄芪90克　制川乌30克_{先煎}　北沙参30克　黄精40克　当归15克　白芍90克　枸杞子50克　菊花15克　仙茅20克　淫羊藿30克　仙鹤草60克　炙甘草60克　龟甲15克_{先煎}　鹿角片30克

【按语】人们常说系统性红斑狼疮是不治之症，这根源于西医认为是人体免疫系统出现问题，而西医无力重建人体的免疫系统。但中医从阴阳互根与阴阳平衡的思路是可以有效改善人体免疫力，将很多不可治、不可逆的疑难杂症变为可治、可逆。简单而言，系统性红斑狼疮表证在皮肤，里证在肝脏和肾脏，根本在于元阴元阳亏损和失衡。地黄饮子合乌附法以"阳主阴从"思路祛伏邪，重建阴阳平衡；龟鹿二仙汤和三仙汤辅助益肾填精并调节人体激素的分泌，沙参麦冬汤养阴润肺，滋养皮毛，明目地黄汤养肝明目，黄芪建中汤始终顾护中气。炙乌梢蛇既是很好的祛外风药物可以养益肌肤，另经现代科学研究证明，它对提高人体免疫力也很有功效。

患者服药一周口眼干燥就好转，坚持一个月后皮肤干燥明显好转。后续继加大扶阳益气药物比重，生黄芪加到120克，去掉北沙参，代之以党参30克，使方中有了破格救心汤之意，用以提振患者心肾阳气，患者断续治疗半年多，皮肤症状消失，疼痛已愈，精神状态甚佳。

8. 系统性红斑狼疮案

高某，女，58岁，患者2013年被确诊为系统性红斑狼疮，经多年中医调理和服用激素药，表证已不突出，2018年9月4日初诊。

【症见】系统性红斑狼疮史，易外感乏力，舌暗红、少苔，脉弦细。

【辨证】肝脾肾亏损，阴阳并虚，元气不足，免疫力低下。

【方药】地黄饮子合三仙汤、肾四味、明目地黄汤、桃仁鳖甲对药。

熟地黄60克　山萸肉30克　石斛40克　麦冬15克　五味子30克_{捣碎}　石

菖蒲30克　远志15克　茯苓30克　肉桂15克　制附子30克_{先煎}　肉苁蓉30克　巴戟天20克　薄荷10克_{后下}　生姜30克　仙茅20克　淫羊藿50克　仙鹤草60克　炙乌梢蛇30克　生黄芪90克　黄精40克　补骨脂30克　菟丝子30克　龟甲15克_{先煎}　枸杞子30克　菊花15克　当归15克　桃仁15克　鳖甲30克_{先煎}

【按语】此案患者红斑狼疮的表证不突出，但由于免疫功能低下，时常受外感影响且容易神疲乏力。所以总体治疗思路仍采用地黄饮子阴阳并重培补患者元气，合用炙乌梢蛇强健素体免疫系统。加味明目地黄汤和桃仁、鳖甲对药滋肾养肝，遏制并发症、避免肝功受损。三仙汤和肾四味固本填精，加大剂量生黄芪培补中气。

患者服药三月余，易外感乏力愈，停服激素药物。后断续坚持调理，系统性红斑狼疮指标一直控制良好，精神体质一如常人。

9. 糖尿病伴肝硬化案

籍某，女，66岁，2018年6月21日初诊。

【症见】面色萎黄，糖尿病，肝硬化脾大，视物模糊，口干渴。舌暗红胖大、苔白，脉细涩。

【辨证】肝肾亏损，阴阳俱虚，痰凝血瘀，肝脾受损。

【方药】地黄饮子合明目地黄汤、潜阳封髓丹。

熟地黄30克　山萸肉30克　石斛40克　麦冬15克　五味子15克_{捣碎}　石菖蒲15克　远志15克　茯苓18克　肉桂30克　制附子60克_{先煎}　肉苁蓉15克　巴戟天20克　薄荷10克_{后下}　生姜30克　大枣20克　当归15克　白芍15克　枸杞子30克　菊花10克　密蒙花10克　龟甲15克_{先煎}　砂仁15克_{后下}　黄柏10克　桃仁15克　鳖甲30克_{先煎}　合欢皮15克　白蒺藜75克　虎杖30克

【按语】视物模糊及肝脾肿大都是糖尿病的常见并发症，地黄饮子作为基础方统摄群方，明目地黄汤滋养肝阴，潜阳封髓丹温肾纳气，收敛虚火；桃仁、鳖甲为治疗肝硬化、肝纤维化的经验用药，与合欢皮、白蒺藜治疗肝脾肿大，是施今墨弟子祝谌予老先生的偶然发现，白蒺藜有消瘰之效，合欢皮交合心肾、安神消肿，这也成为笔者常用的对症方药。

患者共坚持治疗三月余，视物模糊基本愈，经查脾肿大已愈，肝硬化明显好转。后断续巩固治疗。

10.1型糖尿病案

谷某，男，25岁，2018年9月8日初诊。

【症见】1型糖尿病注射胰岛素多年，面色晦暗，口干渴，夜睡差，神疲乏力。舌红、胖大、无苔、有齿痕，脉细微数。

【辨证】肝脾肾阴阳俱虚，心肾不交，代谢失常。

【方药】地黄饮子合酸枣仁汤、半夏秫米汤、肾四味。

熟地黄30克　山萸肉30克　石斛40克　麦冬15克　五味子15克_{捣碎}　石菖蒲30克　远志15克　茯苓15克　肉桂30克　制附子75克_{先煎}　肉苁蓉30克　巴戟天20克　生姜45克　大枣20克　生黄芪60克　苍耳子20克　生槐花30克　龟甲15克_{先煎}　炒枣仁50克　川芎15克　知母10克　清半夏90克　生薏苡仁60克　天花粉15克　葛根30克　淫羊藿30克　菟丝子30克　补骨脂30克

患者相对偏于阳虚，所以处方是"阳主阴从"结构，葛根、天花粉止渴，龟甲、苍耳子、生槐花是降血糖良药。

二诊时，患者自述睡眠改善，血糖指标平稳。后来患者总是因公出差，仅偶尔来就诊服药，每次服药后身体条件就大为改善。

2019年8月31日，患者一天注射4次胰岛素，但血糖还是不稳定，急来就诊。为其调整处方，加大扶阳养阴比重，加味制川乌以温阳通经祛伏邪。

熟地黄60克　山萸肉45克　石斛40克　麦冬30克　五味子15克_{捣碎}　石菖蒲30克　远志15克　茯苓15克　肉桂30克　制附子90克_{先煎}　肉苁蓉30克　巴戟天20克　生黄芪90克　干姜60克　制川乌30克_{先煎}　苍耳子20克　生槐花30克　龟甲15克_{先煎}　炒枣仁50克　川芎15克　知母10克　清半夏90克　生薏苡仁60克　天花粉15克　葛根30克　淫羊藿30克　菟丝子30克

补骨脂30克

一周后复诊诉血糖已稳定。断续服药至2019年11月16日，血糖一直保持稳定，但视物有些模糊。予以调整处方，加味了枸杞子30克、菊花15克，有了杞菊地黄汤之意。同时继续加大扶阳，制川乌两周内加大至60克、生黄芪加量至120克。因血糖控制良好，患者每次注射胰岛素时开始逐渐减少剂量。

1型糖尿病属于免疫系统疾病，是需要长期治疗才能显效。笔者坚持阴阳为本、阳主阴从的思路一直未变。

11. 糖尿病案

张某，女，67岁。2017年1月5日初诊。

【症见】糖尿病，注射胰岛素十多年，现血糖控制不佳，头晕，潮热，寐差，脚跟痛。舌绛红、无苔、胖大有齿痕，脉沉细无力。

【辨证】脾肾阴阳并虚，营卫失调，代谢不良。

【方药】真武汤合地黄饮子、潜阳封髓丹、半夏秫米汤、睡眠验方四味、珍珠母补益方。

茯神30克　白术30克　白芍15克　制附子60克先煎　生姜30克　熟地黄30克　山药15克　山萸肉20克　石斛15克　麦冬15克　五味子30克捣碎　石菖蒲15克　远志10克　肉桂30克　肉苁蓉15克　巴戟天20克　砂仁15克后下　黄柏10克　龟甲10克先煎　生黄芪40克　清半夏90克　炒薏苡仁60克　黄精40克　合欢皮15克　生山楂40克　珍珠母60克先煎　煅龙骨30克先煎

【按语】本案的患者肝肾亏虚明显，且伴有阳虚水泛而致眩的症状，故以真武汤合地黄饮子作为主方，其他方药对症治疗。

用药两周后，患者眠好转，脚跟痛已愈，血糖开始下降，头晕、潮热症状好转。继续加减治疗两个月，患者多年严重失眠近愈，血糖指示平稳，无头晕、潮热。

中医治疗三高类疾病千万不要被化验指标束缚，更不要完全采用现有的中医药理学的思路及当代药理学说，认为此药可以降糖就用该药，完全忽略了中医辨证论治的整体观和阴阳辨证大纲，那就失去了中医的特色，更失去了中医的优势。三高类疾病没有哪个西医敢说能够治愈，而笔者用突出扶阳的整体治疗思路进行探索治疗，确实取得了很多可逆、可治的成功案例。

12. 高血压、糖尿病并发暴聋案

姜某，男，58岁，是笔者的亲属，2020年4月18日初诊。

患者于3月底因糖尿病、高血压等基础病导致右耳突发耳聋、耳鸣，左耳听力下降，双耳均有闷堵感，来电咨询用药。

自述服降压药与降糖药仍未好转，由于疫情原因笔者尚未开诊，无法详细了解到患者情况，故探索用药，嘱其服龙胆泻肝丸，病情有所缓解，但症状仍然很重。4月9日患者入院治疗一周后出院，检查报告显示患者血压、血脂、血糖指标都很高，但脑部检查没有器质性病变，做了降糖、降压治疗，出院时症状虽未继续发展但也未减轻。18日再次来电寻求处方。

【症见】笔者通过微信视频观察，患者舌淡白胖大。

【辩证】此证并非实证，乃是肝脾俱亏、寒邪蒙蔽清窍所致，故治疗时需固护两本。

【方药】拟方地黄饮子加味方合麻黄附子细辛汤为主方，加白芷代麝香以通窍。

熟地黄90克　山萸肉60克　石斛45克　麦冬30克　五味子30克_{捣碎}　石菖蒲45克　远志15克　茯苓30克　肉苁蓉30克　肉桂30克　制附子90克_{先煎}　巴戟天30克　薄荷15克_{后下}　生姜60克　大枣30克　麻黄30克　细辛60克　白芷60克　蝉蜕30克　煅磁石60克_{先煎}

【按语】地黄饮子阴阳双补，顾护两本。麻黄附子细辛汤加白芷，大剂量麻黄辛温解表托透伏邪，重用蝉蜕牵制麻黄过量可能导致的瞑眩反应，这是借鉴李可先生的治疗经验。本方的重点是共三剂药，第一剂药用麻黄30克，第二剂药用麻黄10克以防发汗过度损伤阳气。患者服第一剂药后全身汗出，一日内腹泻五六次，体重减轻了1.5千克，自觉耳朵一瞬间就通了，并向笔者报喜。笔者嘱咐继续把后两剂药喝完，以巩固疗效。

小　结

地黄饮子乃传世名方，其原有方药与立意主要针对肝肾亏损所致喑痱之证，偏于养阴，弱于温补。笔者在其基础上结合临床多偏于阳虚的现状，通过加大扶阳药物剂量（附子、肉桂、肉苁蓉、巴戟天、姜、枣），使其方意由"阳中求阴"变通为"阴中求阳"，在阴阳并调的基础上，突出阳主阴从。

在临床应用上，笔者以地黄饮子为基础方，在多处方联动中合用其他扶阳方药对证治疗，已经使该方可广泛适用于阴阳并虚患者的各种病证治疗，并对其中的一些疑难杂症治疗做了有益的探索。在调节整体阴阳平衡基础上治疗局部病症，其中的奥妙值得继续探索。

在实际应用中，扶阳药物主要变动的是制附子的剂量，制附子一般起步剂量为30克，并视患者情况逐次增加。姜的运用，往往前期用生姜散寒，后续改用干姜温中，剂量一般为30～60克，使用90克及以上，往往是合用破格救心汤时的标准。

养阴药物主要变动熟地黄的剂量，最低30克起步，通常使用60克，并可加量至90克不等，有傅青主引火汤之意。

论破格救心汤的广泛应用

破格救心汤是李可先生在张仲景四逆汤类方和张锡纯来复汤基础上所创，最初用于治疗各种原因所致的急性心衰等急危重症，取得了惊人的疗效。根据李可先生统计，自1961—2010年，他累计治疗各类心脏病人两万余例，其中有1000余例是医院已经下达了病危通知书、放弃治疗的垂死病人，经他救活后基本康复。

破格救心汤丰富了中医在急危重症方面的治疗经验，它的突出疗效也使得中医能够在全是西医的急诊领域开拓一片天地。关于破格救心汤的价值，读者可以仔细品味李可先生及其弟子的相关论述，相信大家都会有丰厚的收获。在此笔者仅就个人的学习心得和临床使用情况做一介绍。

一 破格救心汤方解心得

破格救心汤是四逆汤合参附龙牡救逆汤、来复汤的合方，李可先生在自己的亲身实践与体会中将三者有机地熔于一炉。自古以来，中医在急救方面积累了不少的方药和成药，四逆汤类方在治疗心衰等急危重症方面功不可没，包括四逆汤、白通汤、四逆人参汤、通脉四逆汤、茯苓四逆汤等；还有很多在此基础上的衍生方，其中就包括参附龙牡救逆汤。这些处方的核心药物就是附子，它破阴、温阳、通经，必不可少！现代科学研究也发现，附子强心的有效成分为去甲基乌头碱，其强心作用可靠，有改善外周及冠脉血循环、增加心肌收缩力、提高心脏排血量、扩张周围血管、降低外周阻力的作用。现在的参附注射液肌内注射或静脉滴注就是心脏急救用药。

李可先生在实践中发现四逆汤类方在急救方面有两个问题，一是剂量过轻，疗效就低；二是救治有效率虽高，但成活率偏低。前者他通过破格大剂量用药尤其是重用附子解决，将垂危病人的救治成活率从十之四五提高到十之六七；后者他借用了张锡纯来复汤重用山萸肉敛阴固脱的思路，将垂危病人的救治成活率提高到百分之百。

破格救心汤的基础方为：附子30～200克，炙甘草60克，干姜60克，人参10～30克，山萸肉60～120克，龙骨、牡蛎、煅磁石各30克，麝香0.5克。

附子是强心主将，大辛大热大毒，以雷霆之力通行十二经脉，破阴通阳，温肾水、生木气，是回阳救逆的主力。炙甘草、干姜、人参稳固中焦，补土、生金、伏火，使中气旋转灌溉四旁；龙骨、牡蛎、煅磁石（李可简称为三石），降金气、收相火，以生肾水；山萸肉酸敛收肝木散乱之气以固脱，"兼具条畅之性，故又通利九窍，流通血脉"（张锡纯），是破格救心汤稳固阳气的要药。麝香辛香走窜，开窍醒神，历来是急救要药，此方药有机搭配即可挽垂绝之阳，救暴脱之阴，不独局限于心脏衰竭。

二　李可对破格救心汤的临证应用概要

在剂量上，李可先生根据患者的疾病程度，将破格救心汤的基础用量大致分为平剂、中剂、重剂。亡阳竭阴端倪初露（动则喘急、胸闷、自汗、常于睡中憋醒、畏寒肢冷、嗜睡、夜尿多、倦怠乏力等）即可用平剂，亡阳竭阴格局已成用中剂，垂死状态用重剂，其中的差别主要是附子和山萸肉的剂量。

在应用范围上，根据李可先生及弟子们的论述和案例，简单概括可以分为两个方面，一是急危重症，可广泛应用于一切心源性、中毒性、失血性休克及急症导致的循环衰竭，以及古代医书所载之五脏绝症和绝脉等必死之症，只要心跳未停、一息尚存，均可大胆应用。二是各类功能性和器质性心脏疾病，包括冠心病、风心病、肺源性心脏病、扩张性心脏病、小儿川崎病等。

在加减使用上，笔者简单举要。寒湿痰瘀甚者合三生饮，水道不通者合变通小青龙汤或五苓散，胸背疼痛及胸闷者合瓜蒌薤白白酒汤、丹参饮，憎寒无汗者合麻黄附子细辛汤，寒聚三阴者合温氏奔豚汤。

三 笔者的心得和广泛应用

笔者秉承李可先生的思路，在临床中大胆和广泛使用了破格救心汤，不仅广泛使用于各类功能性和器质性心脏疾病与急危重症，而且将其推广应用至焦虑症、严重失眠症、抑郁症、癫痫、男性病（弱精症和性功能不佳）、老年痴呆症和高血压的探索治疗，很多临床表现为神疲乏力、心阳不振的男性亚健康，也可以此方为基础进行加味治疗。

笔者进行推广应用的思路是基于对破格救心汤的拓展理解。该方虽然初创是为了治疗各种心脏疾病，但其药物布局五行圆满，强心扶阳，收敛固脱，培土伏火，使阴阳五行之气恢复正常运转。但其核心思路，一是强调对于患者整体的扶阳破阴，尤其突出的是提振心阳。心主神明，为君主之官，心阳不振则十二官危；二是要使心肾相交，使人体阳气（君火与相火）升降正常；三是稳固中焦，四旁可溉；四是收敛固脱与条畅肝木之气。

因而可以换种说法，破格救心汤的立意是对阳虚寒凝、心阳不振、心肾不交、中气不足和肝木失养这些证候的治疗方。焦虑症、严重失眠多属于心肾不交，亦有肝阳失养、中焦气阴双虚特征；男性病、抑郁症、老年痴呆症患者多属于阳虚体质所致，且多有精神萎靡、神疲乏力等心阳不振、中气不足特点。男性病多为房事能力不足，精子活性低或少精，常规治疗思路多为温补肾阳，滋养肾阴，较少顾及整体之阳虚。对于癫痫，笔者曾在新疆维吾尔自治区长期用中西医结合的方法成功地治疗了不少病例，近些年笔者大胆使用扶阳思路后，对癫痫的治疗有了新的认识，运用扶阳理论进行治疗后，疗效事半功倍，从而提高了治愈率，并缩短了治疗时间。郑钦安在《医理真传·卷四》中认为：癫痫二症"缘由先天真阳不运，寒痰阻塞也……治二症贵宜峻补元阳，元阳鼓动，阴邪痰湿立消，何癫痫之有乎"，所以破格救心汤在这些病的治疗上是大有用武之地的，读者也可进行更为广泛地探索、探究。

另，破格救心汤原方中多用人参与麝香，受条件限制，笔者多用党参代替人参，用白芷代替麝香（亦有医者用九香虫代替麝香）。

四 案例举要

（一）急诊案

1.肺心病案

马某，女，53岁，2019年12月17日初诊。

患者有既往冠心病史，本次患者感冒后继发肺炎，后引发心衰。自觉咳嗽喘促，干咳无痰，喘急憋气，无法走动，急诊住院一周无明显效果。

【症见】面色晦暗，抑郁易哭，眠差，脉沉细。

【辨证】心脾阳虚，心肺衰竭，肺失宣降。

【方药】变通小青龙汤合破格救心汤、瓜蒌薤白半夏汤、丹参饮加味。

炙麻黄10克　桂枝30克　赤芍30克　细辛45克　清半夏90克　五味子30克_{捣碎}　生姜45克　炙甘草60克　制附子90克_{先煎}　茯苓30克　炙紫菀30克　炙款冬花30克　白果20克　干姜30克　党参60克　山萸肉60克　生龙骨30克　生牡蛎30克_{先煎}　煅磁石30克_{先煎}　瓜蒌30克　薤白30克　丹参50克　檀香10克_{后下}　砂仁10克_{后下}　桃仁15克　生薏苡仁60克　生黄芪60克　当归15克

【按语】患者素体阳虚，现肺心同病，呼吸系统与循环系统同时受累，具肺和心两大系统阳虚迁延日久之证，故采用李可治疗此证基础方剂——变通小青龙汤合破格救心汤。当患者病情危急，处于需决断之机，关键药味均予破格使用以求速效。合用丹参饮、瓜蒌薤白白酒汤，以温通胸阳、温通心脉。加味生薏苡仁，有半夏秫米汤助眠之用；黄芪当归为补血汤，能气血双补。

患者自述服药前两天肩如冰覆，第三天豁然冰释，已不喘促咳嗽，精神大好。患者转危为安，说明方药对证，药到病除。12月21日二诊原方不变，继续加大扶阳力度，桂枝45克、赤芍45克、细辛60克。患者疗效显著，后转为巩固治疗。

2. 心动过速案

柳某，女，37岁，2019年10月26日初诊。

【症见】面色萎黄，心动过速，呃逆胀满，脚踝浮肿按之没指，夜睡差，大便黏腻。舌淡胖大、苔白腻，脉浮数。

【辨证】心脾肾阳虚，运化不良，代谢失调。

【方药】破格救心汤合济生肾气汤、李可双呕汤、薏苡附子败酱散、半夏秫米汤加味。

干姜60克　炙甘草60克　制附子120克_{先煎}　党参60克　山萸肉60克　生龙骨30克_{先煎}　生牡蛎30克_{先煎}　煅磁石30克_{先煎}　熟地黄30克　山药30克　丹皮15克　泽泻45克　肉桂50克　车前子20克_{包煎}　川牛膝45克　益母草90克　木香15克　九香虫15克　生姜60克　吴茱萸30克　煅赭石45克_{先煎}　炒薏苡仁60克　败酱草60克　清半夏90克　茯苓45克　生白术100克　当归60克　赤芍45克

【按语】患者心肾阳虚并重，且中焦运化已失利。因并无心脏憋闷等状，破格救心汤重用附子，而未用开窍之力的白芷。用济生肾气汤加味益母草治疗下肢浮肿，温肾化气，利水消肿。李可双呕汤（取意于小半夏加茯苓汤合吴茱萸汤）治疗呃逆，重用生姜与吴茱萸，吴茱萸汤祛少阴、厥阴之寒。薏苡附子败酱散温阳利湿清肠胃之热，木香九香虫作为对药理气止痛，对于各种肠胃不适颇有疗效。重用当归、生白术这一对药益气润肠健脾通便，是一个很好经验方。方中亦有四君、四物，气血双调。

患者服药一周，心动过速明显好转，脚踝浮肿按之没指基本愈。11月2日二诊、11月30日三诊处方未变，患者逐次好转，心脏已无明显不适。

3. 高龄慢阻肺急性发作案

姜某，男，89岁，新疆乌鲁木齐市人，2021年5月17日初诊。

患者素有糖尿病肾病、心功能不全，慢性阻塞性肺疾病、慢性粒细胞白血病、不完全肠梗阻等。2021年5月3日，患者因慢阻肺急性加重伴尿潴留于乌鲁木齐市某医院ICU住院治疗半月，病情未有明显好转，遂出院致电向笔者求助。该患者为笔者老病号，近年曾多次救治他于危急时刻，但这次笔者考虑患者病情复杂、病情危重且年岁已高，又未亲眼见患者，便心存顾虑不想接手。后在患者及家属的强烈求助及保证下，在5月17日予以远程视频问诊。家属述其意识不清，已不识人，咳痰、胸闷心慌，下肢肿胀，纳差腹胀、大便不通，可见阳气衰微程度之深。

【症见】面色晦暗，眼神呆滞，全身瘫软、嗜睡，无法言语、起身，舌淡润胖大、无苔。

【辨证】心脾肺肾衰竭、运化失常。

【方药】破格救心汤合加味济川煎、黄芪建中汤。

干姜90克　炙甘草60克　制附子120克_{先煎}　党参45克　山萸肉90克
生龙　牡各50克　煅磁石50克　西洋参30克　当归60克　生白术100克
肉苁蓉30克　怀牛膝30克　蜜紫菀60克　桃仁15克　桂枝45克　白芍45克
生黄芪120克　大黄15克　番泻叶10克　杏仁15克　山药30克

【按语】以重剂破格救心汤大补元气，固肾强心，挽救垂绝之阳，西洋参和党参同用可滋阴和阳，益气生津；大剂量的山萸肉和生龙、牡收敛元气，固涩滑脱，为救脱之要药。加味济川煎可温肾益精，润肠通便，合用大剂量的当归、生白术补气养血通便的同时以番泻叶、大黄泻下逐水，逐瘀通便，消除水肿、通利二便、活血通络。黄芪建中汤和理中汤温阳散寒、温胃化饮，中阳得运则寒邪自散。杏仁、山药补脾益肺，固肾止咳。

上方开两剂。因患者胃口不开，汤药予以少量频服，两剂药共服用了8天。

5月26日二诊：患者精神好转，食量增加，大便已通、水肿减轻。调整处方：干姜120克、附子150克、党参60克、山萸肉120克，去番泻叶加鸡内金30克、石菖蒲30克、远志15克。增加破格救心汤的剂量，增强温阳固脱，振奋心阳之力。加味石菖蒲、远志取读书丸之意，豁痰醒神、益智开窍。鸡内金消食健脾和胃，开药两剂服药6天。

6月4日三诊：患者服后精神更佳，可自行起卧，纳食增加，可自行回忆起在医院的事。调整处方，干姜130克、附子180克，增强四逆汤回阳救治之效；去鸡内金、石菖蒲、远志，加肾四味各30克，滋补肝肾、益精养血、润肺止咳。开药两剂服药6天。

6月11日四诊：家属称患者精神已大好，可自行下床站立，声音高亢有力，大小便有了自主意识。守方未变，开药两剂服药6天。

服药后，家属发来视频影像，可见患者自主站在床边写毛笔字，笔力强劲，自述食欲大增、可自主去卫生间大小便。

（二）功能性心脏病案例

1. 后背疼痛伴严重失眠案

张某，女，51岁，2019年12月7日初诊。

患者自述时常心前区憋闷伴左侧后背疼痛三年，入多家三甲医院检查心脏未见明显器质性病变，口服多种西药未见明显效果。

【症见】面色萎黄，烘热汗出，严重失眠，后背疼痛，咽喉堵塞，舌淡润、无苔，脉沉缓。

【辨证】心肾阳虚，胸阳不振，营卫失调，心肾不交。

【方药】破格救心汤合柴胡加桂枝龙骨牡蛎汤、珍珠母补益汤、二仙汤、瓜蒌薤白半夏汤、四七汤。

干姜90克　炙甘草60克　制附子120克_{先煎}　党参60克　山萸肉60克　煅龙骨30克_{先煎}　煅牡蛎30克_{先煎}　煅磁石30克_{先煎}　紫石英30克_{先煎}　柴胡15克　桂枝45克　赤芍45克　炒薏苡仁60克　清半夏120克　炒枣30克　茯神30克　川芎30克　知母15克　珍珠母60克_{先煎}　仙茅20克　淫羊藿30克　巴戟天20克　肉苁蓉30克　当归15克　瓜蒌50克　薤白30克　厚朴15克　苏梗15克

【按语】患者为功能性心脏病。大剂量破格救心汤峻补心肾之阳，柴胡加桂枝龙骨牡蛎汤调节阴阳升降以助眠止汗，瓜蒌薤白半夏汤宽胸散结止痛；烘热汗出是患者正处于更年期，内分泌失调，对应处方为张伯讷教授的二仙汤调节内分泌；严重失眠选用大剂量半夏秫米汤降逆和胃、珍珠母补益汤镇静安神、酸枣仁汤养阴润燥，四七汤治疗梅核气并辅助缓和患者情志。

患者服药一周后，诸证明显好转。效不更方，守方守法稍做变通继续调理两月后，诸证痊愈。

2. 虚劳案

贾某，男，47岁。2019年3月16日初诊。

【症见】面色萎黄，神疲乏力，胸闷明显，气短，善太息，腹胀，夜睡差。舌淡胖大、苔滑润，脉虚缓。

【辨证】心脾阳虚，中气不足，运化不良，营卫失调。

【方药】破格救心汤合瓜蒌薤白半夏汤、丹参饮、酸枣仁汤、四君子汤、薏苡附子败酱散、半夏秫米汤。

干姜90克　炙甘草60克　制附子120克_{先煎}　党参60克　山萸肉60克　生龙骨30克_{先煎}　生牡蛎30克_{先煎}　煅磁石30克_{先煎}　瓜蒌50克　薤白30克　桂枝45克　清半夏90克　丹参60克　檀香15克_{后下}　砂仁10克_{后下}　炒枣仁50克　川芎15克　知母10克　茯苓45克　草果仁15克　生黄芪90克　郁金30克　炒白术30克　茵陈90克　五灵脂30克　炒薏苡仁60克　败酱草60克

【按语】肾主精，脾主气，心主神，神疲乏力善太息即为精气神阳气不足，而以心阳不振为直接表现，破格救心汤可以适用调节一身之阳气，合用瓜蒌薤白半夏（桂枝）汤和丹参饮活血祛瘀、宽胸化痰散结。重用黄芪益气运血。患者中焦运化失常，以四君子汤、薏苡附子败酱散健脾祛湿利水止腹胀。重用茵陈90克合上附子、干姜是取茵陈蒿汤治疗阴黄之意，温阳化气利水祛黄，对阳虚型皮肤发黄有明显的美白之效。对于阳虚明显的心脏不适患者，破格救心汤的剂量可以大胆按照李可先生的中剂标准使用，对症显效后可再适当增加干姜和附子的剂量。本案处方干姜剂量后续达到120克，制附子渐次增加到160克。

患者服药一周诸症好转，守方不变，适当加减坚持治疗三周，胸闷气短基本愈，眠差基本愈，精神明显好转。患者继续巩固治疗一个月多诸症痊愈。

3. 疑似骨结核案

孙某，男，62岁，2018年3月10日初诊。

【症见】三高证史，面部扁平疣，纳差，神疲乏力，浑身疼痛，以两胁疼痛、腰痛明显，久治不愈，西医检查怀疑骨结核。舌暗红、苔白腻，脉沉缓。

【辨证】心脾肾阳虚，阳虚痰凝，中气不足，运化不良。

【方药】破格救心汤合阳和汤、活络效灵丹、砂半理中汤加味。

干姜60克　炙甘草60克　制附子120克_{先煎}　党参60克　山萸肉60克　生龙骨30克_{先煎}　生牡蛎30克_{先煎}　煅磁石30克_{先煎}　麻黄10克　熟地黄30克　白芥子15克_{捣碎}　肉桂30克　炮姜炭30克　鹿角片30克　当归30克　丹参30克　乳香10克　没药10克　香附12克　郁金15克　柴胡15克　清半夏30克　砂仁10克_{后下}　生姜30克　草果仁12克　藿香15克　生黄芪90克　炒麦芽30克

【按语】患者阳虚明显，气血不足，以大剂量破格救心汤扶正，提振一身之阳气。阳和汤对症治疗阴疽，在扶阳基础上使用此方，如虎添翼。活络效灵丹加味柴胡、香附、郁金以疏肝行气化瘀，畅达气机止痛。砂半理中汤温中散寒固护胃气，加草果仁、藿香、炒麦芽醒脾建中。重用黄芪已是笔者惯用之法，益气行血建中，化腐生肌敛疮，其妙无穷。

患者服药后浑身疼痛逐次减轻，神色与食欲渐次好转。

3月24日复诊：干姜90克，制附子150克，生黄芪120克。去藿香和炒麦芽，加公丁香15克，白芍90克。取丁香郁金对药、芍药甘草汤之意专治疼痛。

患者断续来治，上方辨证加减调理，到2018年9月患者来诊时自述各种疼痛已愈，化验指标正常。

4. 甲减案例

郑某，男，47岁，2018年7月21日初诊。

【症见】甲状腺功能减退、哮喘史，整日乏力嗜睡，无精打采，头目不清，便秘，舌红、苔白，脉沉缓。

【辨证】心肾阳虚，元气不足，气血双亏，虚火上浮。

【方药】破格救心汤合十二五合方、泽漆汤、潜阳封髓丹。

炙甘草60克　干姜60克　党参60克　山萸肉60克　制附子90克_{先煎}　生龙骨30克_{先煎}　生牡蛎30克_{先煎}　煅磁石30克_{先煎}　当归30克　熟地黄30克　白芍18克　川芎15克　仙茅20克　淫羊藿50克　巴戟天20克　菟丝子30克　五味子30克_{捣碎}　覆盆子30克　枸杞子30克　补骨脂30克　生黄芪60克　生白术100克　茯苓30克　仙鹤草60克　泽漆60克　天麻15克　砂仁15克_{后下}　黄柏10克　龟甲10克_{先煎}

【按语】本案患者有甲减病史，并没有心脏疾患或者心区的不适症状，但依旧选取破格救心汤。因为其证属心肾阳虚，气虚血衰，元气不足。予以大剂量破格救心汤温补心肾之阳，以十全大补汤、二仙汤与五子衍宗汤合用为十二五合方，气血双调，阴阳并补，突出四君子汤和四逆汤为主导培补两本。加味仙鹤草又有三仙汤之意强力补虚。患者头目不清为虚阳上越，以潜阳封髓丹加味天麻平肝息风、温肾纳气、潜阳入阴。生白术100克、生黄芪60克行大气润肠通便，大剂量生黄芪也大补中气，加味泽漆60克取泽漆汤之意利水平喘。

患者用药一周，效果明显，精力明显好转，大便通畅，头清目明，用药一个月，患者自诉回到年轻状态，亲友也说患者像变了一个人。

（三）焦虑失眠证

1.焦虑失眠案

高某，女，53岁，2018年2月3日初诊。

【症见】神疲乏力，严重焦虑症，曾求治多家医院并服用多种西药，反而日趋严重；眠差，心慌。舌暗淡、苔薄白，脉虚弦。

【辨证】心脾肾阳虚，元气亏损，肝郁气滞，营卫失调。

【方药】破格救心汤合柴胡加桂枝龙骨牡蛎汤、睡眠验方四味、半夏秫米汤、酸枣仁汤、珍珠母补益汤、甘麦大枣汤。

干姜60克　炙甘草60克　制附子100克_{先煎}　党参60克　山萸肉60克　生龙骨30克_{先煎}　生牡蛎30克_{先煎}　煅磁石30克_{先煎}　柴胡15克　桂枝30克

白芍30克　玉竹24克　五味子30克_{捣碎}　黄精40克　合欢花15克　生山楂40克　清半夏90克　炒薏苡仁60克　炒枣仁50克　茯神18克　川芎15克　知母10克　佛手10克　月季花10克　珍珠母60克_{先煎}　熟地黄30克　浮小麦60克　大枣50克

【按语】此案为多方治一病，焦虑症多为迁延日久更兼情志因素，患者体质往往阳虚为本，虚实夹杂，单靠某一思路治疗效果不佳。故本方以扶阳为主，重镇安神、柔肝缓急、疏肝解郁、酸甘化阴、坎离既济、养阴润燥等思路并用。后方加减，最高剂量干姜100克、炙甘草90克、制附子150克、党参75克、山萸肉120克，经治两月余，患者睡眠完全恢复正常，精气神甚佳。断续治疗半年左右，患者自述已不再焦虑，并停服所有西药。

对于阳虚患者，睡眠不佳需当一个主要病症来对待。因为睡眠乃是人体修复阳气的重要方式，患者常失眠则阳气耗散严重，药效也受影响。方中睡眠验方（五味子、黄精、合欢花、生山楂）受益于王幸福先生。此方与后面的酸枣仁汤、半夏秫米汤和甘麦大枣汤合用，是从气机升降、阴阳平衡等多个角度综合用药，配合扶阳的主导思路以求奏效，这是多方治一病的思路。

2. 戒断综合征案

张某，男，57岁，2019年2月23日初诊。

患者自述几十年抽烟史，2019年开始坚决戒烟，后出现戒断综合征，身心焦虑难受，如蚂蚁钻身，不知何处下手，眠差，夜尿频，无食欲，食之亦无味，伴有恶心呕吐症状。

【症见】面色灰暗，坐立不宁，下半身发凉，双腿上肢时有窜疼，大便脱肛。舌淡胖、苔黄腻，脉弦小数。

【辨证】脾肾阳虚，肝胆不和，相火亢盛，心肾不交。

【方药】柴胡加桂枝龙骨牡蛎汤合破格救心汤、温胆汤、半夏秫米汤、酸枣仁汤、甘麦大枣汤、栀子豉汤、薏苡附子败酱散。

柴胡15克　桂枝45克　赤芍30克　煅龙骨30克_{先煎}　煅牡蛎50克_{先煎}　干姜60克　炙甘草60克　党参60克　制附子90克_{先煎}　山萸肉90克　竹茹15克　枳实15克　茯苓30克　陈皮15克　清半夏120克　炒薏苡仁60克　炒枣仁50克　川芎15克　知母10克　五味子30克_{捣碎}　浮小麦50克　大枣50克　炒栀子15克　淡豆豉15克　败酱草60克　当归60克　生白术100克　生黄芪120克

【按语】此案也是多方治一病，焦虑症的病机核心是相火不降，肾水失常，肝木失养。方中诸药或温阳，或疏肝，或降逆，或化痰，或枢转中焦，目的都是一样的。重用当归、生白术、生黄芪益气润肠通便。上方加减治疗一月余，患者自述焦虑好转，大便每日一次，腿也不疼，夜尿较少，苔黄腻已愈。守方守法，患者断续坚持治疗到2019年底基本痊愈。

3.重度抑郁症案

马某，女，38岁，2019年11月16日初诊。

患者多年前因情伤导致严重抑郁，情绪异常低落，对任何事物都没兴趣，严重时会出现幻觉而不能自控，偶有自杀意识，睡眠差，胆小易受惊吓，以致严重影响工作和生活。患者已服西药两年多，每天4片，效果不好，且因长期服用西药，肝脏指标受损。

【症见】转氨酶较高，面部痤疮多，形体偏胖，舌淡胖，脉虚弦。

【辨证】心脾肾阳虚极，肝郁气滞，心脾受损，营卫不调。

【方药】破格救心汤合柴胡加桂枝龙骨牡蛎汤、睡眠验方四味、酸枣仁汤、半夏秫米汤、薏苡附子败酱散、潜阳丹、甘麦大枣汤。

干姜90克　炙甘草90克　制附子120克_{先煎}　党参60克　山萸肉60克　煅龙骨50克_{先煎}　煅牡蛎50克_{先煎}　煅磁石30克_{先煎}　柴胡15克　桂枝45克　白芍45克　五味子30克_{捣碎}　黄精30克　合欢花15克　生山楂40克　炒枣仁30克　川芎30克　知母15克　茯神45克　清半夏90克　生薏苡仁60克　败酱草60克　砂仁15克_{后下}　黄柏10克　升麻30克　白鲜皮45克　浮小麦60克　大枣50克

上述方药主要针对患者身体阳气不足和睡眠不佳而治疗，方中薏苡附子败酱散加味升麻、白鲜皮有清热解毒散结功效，辅助治疗痤疮。

2019年11月28日二诊：制附子150克、清半夏120克，加强疗效。

2019年12月7日三诊：患者自觉烦躁减轻，制附子180克、干姜100克、山萸肉90克，继续加大扶阳。要求患者减服西药每天2片。患者睡眠基本正常，自觉胆子变大，气色变好，见人也会面带微笑。干姜加至160克。

2019年12月21日四诊：夜睡眠好转，面色发亮，痤疮基本消失，制附子加至200克。2020年1月4日停药回家过年。

2020年4月18日五诊，患者表明自己基本痊愈，停药期间无任何反复和不适感，并询问能否结婚生子，听到肯定的答案后患者非常激动。

【按语】李可先生称用其四逆汤治疗100多例抑郁症，他分析抑郁症的病机就是元阳虚弱，元神易被外邪所伤，治法上当峻补元阳。综上可以看出本案患者的治疗思路和方药配比，扶阳力度甚大，且逐步加强，患者疗效逐次好转。如果没有扶阳，只是镇静安神的治疗思路，很容易会将患者治成阴证，严重者会精神分裂。

4. 重度抑郁症案

许某，女，54岁，河北石家庄人。

患者曾于二十年前患严重抑郁症，到笔者所在医院就诊时仍服用多种抗抑郁及镇静类药物才能睡眠，又因心脏二尖瓣、三尖瓣反流在某西医医院做心脏瓣膜置换，术后服用多种治疗心脑血管的西药。自述每天吃药比吃饭还多，而且长期服用西药对脑神经影响不好，体重也快速上升。2021年4月中旬到笔者处调理。

【症见】面色晦暗，表情木讷、眼神呆滞，头发花白，自觉胸闷气短，严重睡眠障碍，食后胃胀难以进食，大便干燥，舌质淡胖大、苔白腻，脉沉紧。

【辨证】心脾阳虚，营卫失调，运化失常。

【方药】破格救心汤合柴胡加桂枝龙骨牡蛎汤、半夏秫米汤、酸枣仁汤、珍珠母补益方，加味旋覆代赭汤、黄芪建中汤。

干姜90克　炙甘草60克　制附子120克_{先煎}　党参60克　山萸肉90克　生龙骨30克_{先煎}　生牡蛎30克_{先煎}　柴胡18克　桂枝45克　白芍45克　清半夏120克　生薏苡仁60克　败酱草60克　炒酸枣仁30克　茯神30克　川芎30克　知母15克　生白术100克　当归60克　珍珠母60克_{先煎}　生黄芪60克　旋覆花15克_{包煎}　代赭石30克_{先煎}　煅瓦楞30克　海螵蛸15克　草果15克　山药30克　鸡内金30克

【按语】患者心脾亏损，中焦运化不利，布散失司，血不养心。心为君主之官，主神明，心神失养则失眠、健忘。用重剂破格救心汤合柴胡桂枝加龙骨牡蛎汤固摄心阳，收敛元气，疏肝理脾。半夏秫米汤降逆和胃，化浊宁神。酸枣仁汤养血安神，清心除烦。黄芪建中汤和理中汤温阳散寒、温胃化饮，中阳得运则寒邪自散。加味旋覆代赭汤调节脾胃升降平衡，和胃化痰、降逆消痞，薏苡附子败酱散扶阳利湿消痈利肠胃，海螵蛸、煅瓦楞制酸止痛。

患者曾口服带有黑附子的方剂，有不适感，听说上方也有附子，就说自己吃附子不舒服。笔者本不想开药，因"不信医者不治"，同时也感慨患者将曾经的不适感怪罪于附子，着实过于片面。但其女儿信服笔者，再三恳求，其至诚至孝甚为感动，故而书方。

患者服药一周后，复诊无任何不适感且食后腹胀明显改善，胸闷气短消失，大便通畅，每日可睡6~7个小时。将剂量增加至制附子130克、干姜100克、党参75克、山萸肉90克。

患者连续服药两个月，制附子加至150克，逐渐减去旋覆代赭汤及煅瓦楞、海螵蛸。每周精神类药物减量一半。患者面色红润，目珠有神。自述吃得饱、睡得香。每日睡7~8小时。至2021年8月份完全减掉镇静类药物也无碍。患者及女儿特送来锦旗及感谢信。

尊敬的张连义老中医：

我是许志平患者的家属，我的母亲九几年的时候曾抑郁过，也曾住过院，当时医生给开的：氯硝西泮 2 片、盐酸氯丙嗪 2 片，富马酸喹硫平 4 片，扎来普隆分散 1 片，因为我的母亲晚上总睡不好觉，所以她自己就一直在加量，到后来氯硝西泮 5 片，盐酸氯丙嗪 3 片，富马酸喹硫平 5 片半，扎来普隆分散 1 片，不知道是不是药物有激素的原因，我的母亲一直在长胖，并且很难瘦下来，一直靠着那些药物，吃到 2021 年 6 月，不吃药晚上就睡不着觉，而且脑袋里会非常难受。

2018 年，我的母亲因心脏瓣膜二尖瓣重度返流，三尖瓣轻度返流，并且心衰非常厉害，来到北京阜外医院做心脏瓣膜的置换术，做完手术以后还可以，但因曾经抑郁过，大夫让一直吃着心脏的：药物阿替洛尔半片，地高辛半片，螺内酯 1 片，托拉塞米 1 片，氯化钾缓释 3 片。

2021 年 2 月中旬我的母亲因肠胃不好，吃不下东西，一天基本就是喝点水，喝点粥的状态，稍微吃点别的东西，胃里就会非常难受，并且走路就会喘的非常厉害，在老家住了半个多月的医院，但并没有任何见好，3 月底我带我母亲来到北京治疗，去阜外医院说心衰的厉害，让接着吃心脏的药就行；然后去肠胃科，大夫说因我母亲做过心脏的大手术，做肠胃镜有一定的风险，建议保守治疗，吃奥美拉错，保和丸一段时间，看看效果，吃了几天，胃里还是很不舒服，病情总是反复，还是不见好。

4 月份中旬经朋友介绍来到黄枢医院，找到张连义老中医，一开始因我母亲说中药里有一味附子，她说吃着不适，所以张连义老中医最初拒绝对我母亲的治疗，我和朋友劝我母亲，让她试试张连义老中医的药方，然后张连义老中医才接受对我母亲的治疗。一开始吃中药的时候，我也很担心我的母亲会有不适的反应，所以最开始的两天我一直守在我的母亲身边，看她吃完药后的反应，过了两天我母亲说没有任何不适，这才踏实的开始治疗，吃了张连义老中医的中药半个月后，我母亲的肠胃就开始慢慢吃点东西了，一个多月后，肠胃有了很大的好转，能吃一些好消化的饭菜了，心衰也非常见好，走路也没有那么喘了，关键吃了近 30 年的抑郁方面的大量药物，都在逐渐的减掉，太感谢张连义老中医了。

到现在 8 月份，找张连义老中医吃了 3 个多月的中药，肠胃大有好转，除了辣的，凉的，甜的要注意，别的基本上都能吃了，吃完后也没有任何不适；心脏方面之前因心衰厉害，走路就会喘的很厉害，现在也明显好多了，每天都会下楼遛弯一小时，并且没有在喘过；特别是我母亲精神抑郁方面，靠着大量药物维持了近 30 年的睡眠，吃了 3 个多月的中药到现在不但没有不适，还把之前的药物全部都减掉了，并且睡眠、精神和气色方面都得到了非常大的改善：以前不吃那一堆西药，是肯定睡不着觉的，并且脑袋里非常难受，受折磨，现在吃了张连义老中医开的中药后，每天睡眠 8 小时左右，并且睡眠质量很好；还有因为以前吃西药的原因，我母亲的眼神变得有些呆滞，吃了这 3 个月中药，明显觉得我母亲呆滞的眼神消失了，气色和整个人的状态，如沐春风一样，真的变化挺大的，有了非常大的好转。

特别 特别感谢张连义老中医和她的徒弟秦丽慧大夫，针对我母亲的病情，制订适当的治疗方案，同时不厌其烦的一次又一次地询问我母亲的情况，仔细诊断，还详细地把病情的进展解释给我们听，叮嘱我们平时注意事项，让我们感到非常亲切。张连义老中医及他的徒弟秦丽慧大夫对待病人耐心细致，治疗处方严谨、全面，最大限度地减少了我母亲的痛苦。

在此，我代表全家人向贵医院表示衷心的感谢，尤其张连义老中医和他的徒弟秦丽慧大夫 表示衷心的感谢！

做为患者的家属，一句简单的"谢谢"已不足以表达我们的感激之情；能遇到这样一位医术精湛、医德高尚的医生真是我们的欣慰！此刻，我有太多的感动，有太多的感激，有太多的敬意不能一一尽述。

最后，请允许我们代表全家人，再次向张连义老中医和秦丽慧 大夫，表示真诚地感谢！并致以深深地敬礼！恭祝张连义老中医、秦丽慧大夫，事业畅达、身体健康、阖家欢乐！

此致

敬礼！

患者：许志平

也心王

5. 癫痫病案

张某，12岁，为笔者老友之孙，2019年1月初诊。

2018年9月突发癫痫，三五天犯病一次，发病前双手抱头，自觉眩晕头痛；后口吐白沫，手脚发软，角弓反张。家人带其到当地县医院、市医院乃治疗无效。2018年底患者又到北京某医院，经查脑电图无异常，医院给他开了三瓶液体药，回家服用后病情加重。2019年1月底春节期间笔者回老家省亲，老友邀笔者诊治。

【症见】食欲欠佳，外感久咳，喘促明显，舌淡嫩、胖大，脉沉微。

【辨证】脾肾阳虚，痰凝血瘀，风寒犯肺，邪气内伏。

【方药】方选止咳喘辅以化痰，予以李可变通小青龙汤合柴胡加桂枝龙骨牡蛎汤。

麻黄10克　桂枝30克　赤芍30克　炙甘草45克　细辛30克　半夏45克　五味子30克_{捣碎}　生姜45克　制附子60克_{先煎}　茯苓45克　白术30克　炙紫菀20克　炙款冬花20克　白果15克　柴胡15克　煅龙骨30克_{先煎}　煅牡蛎30克_{先煎}　煅磁石30克_{先煎}　大枣6枚

因患者身高体重接近成人，所以药物剂量按照成人对待。患者服药两周后精神好转，外感愈。癫痫发作次数减少，症状亦轻。

2019年2月2日二诊：处方以扶阳化痰思路治疗癫痫，予以柴胡加桂枝龙骨牡蛎汤合温氏奔豚汤、破格救心汤、半夏天麻白术汤、甘麦大枣汤加味：

柴胡15克　桂枝30克　煅龙骨30克_{先煎}　煅牡蛎30克_{先煎}　白芍30克　炙甘草30克　生姜30克　制附子75克_{先煎}　干姜30克　党参30克　肉桂30克　山药30克　砂仁10克_{后下}　白术30克　泽泻15克　珍珠母60克_{先煎}　石菖蒲30克　远志15克　白芷30克　细辛30克　川芎30克　法半夏15克　天麻15克　制天南星15克　生麦芽30克　大枣10枚　煅磁石15克_{先煎}　藿香15克　佩兰15克_{后下}

柴胡桂枝加龙骨牡蛎汤是治疗癫痫等精神类疾病的基础方，加味珍珠母、石菖蒲、远志安神益智。温氏奔豚汤并取破格救心汤之意纯阳益火祛除三阴之寒痰湿，以白芷、细辛、川芎代替麝香通窍化瘀，亦有川芎茶调散之意治疗风寒头痛（患者头痛后犯病）。化痰药物为半夏天麻白术汤，甘麦大枣汤养阴润燥，藿香佩兰醒脾祛湿开胃，方中已有理中汤之意顾护中气。

2019年2月16日三诊：患者胃口已开，不再自卑。为巩固疗效，调整处方如下：

柴胡15克　桂枝30克　煅龙骨30克_{先煎}　煅牡蛎30克_{先煎}　白芍30克　炙甘草30克　生姜15克　制附子45克_{先煎}　干姜15克　党参30克　肉桂30克　山药30克　砂仁10克_{后下}　炒白术30克　泽泻15克　石菖蒲30克　远志15克　珍珠母60克_{先煎}　法半夏15克　天麻15克　制天南星15克　茯苓45克　煅磁石15克_{先煎}　大枣6枚

较前方，本次减少了扶阳药物剂量，加了茯苓有四君子汤之意，补中益气固本。3月份患者已经重新上学，一如常人。患者家人十分高兴，尤其是老友高兴至极手书感谢信一封。

【按语】这是笔者自从离开新疆二十多年后再度成功治愈癫痫病的案例，相比之前的治疗思路，此将扶阳固本作为主导，统摄治疗癫痫的对症方药，将对癫痫病的治疗大大提升了一个境界。

6.癫痫病案

邹某，女，19岁，2019年3月28日初诊。

【症见】素有癫痫史，面色萎黄，神疲乏力，心慌，夜睡差，带下量多。舌淡胖大，脉沉。

【辨证】脾肾阳虚，肝郁气滞，痰瘀互结，营卫失调。

【方药】柴胡加桂枝龙骨牡蛎汤合王献民先生"杀破狼"组合、破格救心汤、温胆汤、四物汤、肾四味。

柴胡24克　桂枝45克　白芍30克　干姜90克　炙甘草60克　煅龙骨30克_{先煎}　煅牡蛎30克_{先煎}　茯苓45克　清半夏30克　制天南星30克　生黄芪90克　制附子120克_{先煎}　党参60克　山萸肉60克　煅磁石30克_{先煎}　石菖蒲30克　远志15克　炒白术30克　竹茹10克　枳实10克　柏子仁30克　熟地黄18克　当归15克　川芎15克　补骨脂30克　淫羊藿30克　枸杞子

30克　菟丝子30克

2019年4月18日二诊：心慌基本愈，夜睡差明显好转，带下量多已愈，情志明显好转。调整处方如下：

柴胡24克　桂枝45克　白芍30克　干姜120克　炙甘草90克　煅龙骨30克_{先煎}　煅牡蛎30克_{先煎}　茯苓45克　清半夏30克　制天南星30克　生黄芪90克　制附子175克_{先煎}　党参60克　山萸肉60克　煅磁石30克_{先煎}　石菖蒲30克　远志15克　炒白术30克　竹茹10克　枳实10克　生薏苡仁60克　熟地黄18克　当归15克　川芎15克　补骨脂30克　淫羊藿30克　茵陈90克　肉桂30克

【按语】重用柴胡24克即有小柴胡汤之意疏肝解郁，患者久患癫痫情志不畅忧心忡忡；桂枝汤调和阴阳，更重在扶营卫之阳气，既托邪外出，又增强患者身体抵抗力，减少外感的致病因素；龙牡汤交通心肾阴阳。茯苓半夏有小茯苓半夏汤之意，半夏与天南星、附子合用，是取王献民先生"杀破狼"组合之意，重在扶阳通经、益气化痰。寒痰瘀滞蒙蔽神明为癫痫病之内因，扶阳消痰为治疗之本。破格救心汤振心阳、交通心肾。温胆汤治疗心烦失眠；合上四物汤，方中已有十全大补汤之意，气血双调治疗妇科病；肾四味辅助温补肾阳。

较前方继续加大干姜和制附子剂量，重用茵陈取茵陈蒿汤之意治疗面部阴黄，加肉桂温中。患者断续治疗六次，自述诸证好转，癫痫未犯。后因客观原因，患者未能持续治疗，甚为可惜。

（四）男性病案例

1. 性生活不和谐伴亚健康案

王某，男，31岁，2018年10月20日初诊。

【症见】面色萎黄，性生活不和谐，时常神疲乏力。舌淡红、胖大、苔白，脉沉细。

【辨证】心肾阳虚，元气不足，肾虚精亏。

【方药】破格救心汤减味方合十二五合方、龟鹿二仙汤。

炙甘草90克　干姜60克　制附子110克_{先煎}　党参60克　山萸肉60克　炒白术30克　茯苓30克　熟地黄30克　当归15克　白芍15克　川芎15克　肉桂30克　生黄芪60克　仙茅20克　淫羊藿50克　仙鹤草90克　肉苁蓉20克　巴戟天20克　补骨脂30克　菟丝子30克　枸杞子30克　五味子30克_{捣碎}　韭菜子30克　阳起石15克_{先煎}　黄精30克　龟甲15克_{先煎}　鹿角片30克　茵陈60克

2018年10月30日二诊：患者诉药后精力明显好转，面色萎黄好转，继续加大扶阳药物剂量，制附子150克，干姜90克，生黄芪120克。

2018年12月29日三诊：患者诉精力充沛，性生活不和谐好转，对疗效甚为满意，积极要求继续用药数月。

【按语】破格救心汤大补心肾，十二五合汤（包括十全大补汤、二仙汤、五子衍宗丸、四逆汤）阴阳气血两本通调，合龟鹿二仙补血填精，仙鹤草俗称强力草，更有韭菜子、阳起石壮阳。本方从气血阴阳、中气与肾气角度予以全面补益，立足患者整体体质的改善，阴阳互根，而非专用温肾壮阳之药。方中重用四逆汤和生黄芪就是把扶阳当作治疗的根本，重用茵陈在于改善患者气色。

2. 性生活不和谐伴亚健康案

郝某，男，36岁。2018年6月30日初诊。

【症见】神疲乏力，面色萎黄，性生活不和谐。舌淡胖嫩、苔薄白，脉沉。

【辨证】心脾肾阳虚，元气不足，阴阳俱亏。

【方药】破格救心汤合右归饮、三仙汤、五子衍宗汤、理中汤加味。

炙甘草60克　干姜60克　制附子100克_{先煎}　党参60克　山萸肉60克　生龙骨30克_{先煎}　生牡蛎30克_{先煎}　煅磁石30克_{先煎}　熟地黄50克　山药30克　肉桂30克　枸杞子30克　肉苁蓉30克　仙茅20克　淫羊藿50克　巴戟天20克　仙鹤草60克　覆盆子30克　韭菜子30克　五味子15克_{捣碎}　菟丝子30克　补骨脂30克　当归15克　炒白术30克　生黄芪90克　鹿角片30克　茵陈90克

白鲜皮30克

2018年7月7日二诊：诉精力明显好转，面色有光泽，干姜增加至90克、制附子120克、山萸肉75克、生黄芪90克。

2018年7月21日三诊：面色红润，精力佳，性生活质量提高。

2018年8月4日四诊：患者性生活基本正常，去牡蛎、龙骨、磁石，加黄精30克、龟甲15克、红景天30克，制附子加量至150克、干姜加至120克。嘱咐再巩固用药两个月。

【按语】破格救心汤合右归饮、三仙汤、五子衍宗丸、鹿角片之品补肾填精，阴阳双补；理中汤合茵陈补益脾阳，祛湿热，治疗面色萎黄。

3. 精子活动率低伴膏淋案

张某，男，34岁。2019年1月5日初诊。

【症见】面色萎黄，神疲乏力，精子活动率低，膏淋（便后有黏液），舌红燥、无苔。

【辨证】心肾阳虚，元气不足，肾精亏损，下焦湿热。

【方药】破格救心汤减味方合左归饮、右归饮、十二五合方减味方、萆薢分清饮、薏苡附子败酱散。

干姜120克　炙甘草60克　制附子175克先煎　党参60克　山萸肉60克　熟地黄60克　山药30克　肉桂30克　枸杞子30克　龟甲15克先煎　鹿角片30克　当归15克　白芍15克　炒白术30克　茯苓30克　生黄芪90克　仙茅30克　沙苑子30克　韭菜子30克　肉苁蓉30克　覆盆子30克　五味子30克捣碎　菟丝子30克　补骨脂30克　乌药15克　萆薢30克　败酱草60克　生薏苡仁60克

【按语】精子活动率低或弱精症乃是阴阳双虚所致（肾精为阴，肾气为阳），阳主阴从，故本方以扶肾阳为主，养肾阴为辅。王幸福先生医案中就有类似治法，让患者分开隔日服左归丸和右归丸，肾阴肾阳双补，同时配上五子衍宗丸，疗效更佳。本案以破格救心汤为君就是强调提振心肾阳气为治疗男性弱精症的根本。萆薢分清饮用于治疗膏淋，清利下焦湿热，辅以薏苡附子败酱散疗效更佳。

患者断续治疗两月余，神疲乏力明显好转，膏淋明显减轻，经检查精子活动率提升。2019年5月16日复诊，复查精子活动度基本正常，膏淋消失，去生薏苡仁、败酱草，加锁阳15克、莲子肉15克以温补肾阳。

患者由于对疗效非常满意，断续治疗一年多。上方守方，临证加减，主要是调整药物的剂量和温补肾阳的药物。

（五）老年痴呆症

韩某，男，65岁，2019年6月6日初诊。

【症见】怔忡健忘严重，已有些痴呆，生活部分不能自理（如大便拉裤子里不自知，出门不认路），能独立行走。皮肤痛觉不明显，失眠，大便不畅。舌淡滑润，脉沉缓。

【辨证】心脾肾阳虚，肾精亏损，元气不足，运化不良。

【方药】破格救心汤合柴胡加桂枝龙牡汤、温胆汤、半夏秫米汤、酸枣仁汤、甘麦大枣汤、理中汤。

干姜60克　炙甘草60克　制附子100克_{先煎}　党参60克　山萸肉90克 煅龙骨80克_{先煎}　煅牡蛎30克_{先煎}　煅磁石30克_{先煎}　白芷30克　柴胡15克 桂枝45克　白芍45克　炮姜炭30克　陈皮15克　清半夏90克　茯苓45克 竹茹10克　枳实10克　生薏苡仁60克　石菖蒲30克　远志15克　炒白术30克　炒枣仁50克　赤石脂30克　知母10克　川芎30克　浮小麦50克　大枣50克

2019年6月29日二诊：去白芷，加当归30克，炒白术改为生白术60克。二者合用益气润肠通便。

经治一月，患者面色红润，皮肤痛觉已明显，失眠好转，大便尚可。

诸证好转后继续加大扶阳力度，干姜渐次加到130克、制附子渐次加到210克，桂枝45克与肉桂30克合用。患者坚持治疗半年多，大便和睡眠正常，皮肤痛觉恢复，生活自理能力明显提升。

【按语】老年痴呆原因为患者阳虚体衰，气血不足，大脑失养，益气扶阳为治疗之本。故予以大剂量破格救心汤扶阳固本，柴胡加桂枝龙骨牡蛎汤调节阴阳升降，患者当前主症为失眠，故合用温胆汤、半夏秫米汤、酸枣仁汤、甘麦大枣汤。

（六）高血压案

张某，男，57岁，2019年9月19日初诊。

【症见】患者时常觉心前区憋胀，胸闷，既往高血压病史6年，血压控制不稳，口服降压药无效，时测血压146/96mmHg，腰疼，夜睡差，舌淡、胖大、少苔，脉沉。

【辨证】心肾阳虚，元气亏损，心肾不交，虚风内动。

【方药】破格救心汤合右归饮、半夏秫米汤、酸枣仁汤、天麻钩藤饮、半夏白术天麻汤、肾四味。

干姜60克　党参60克　炙甘草60克　制附子100克先煎　党参60克　山萸肉60克　生龙骨30克先煎　煅赭石45克先煎　生黄芪90克　鹿角片30克　熟地黄50克　山药30克　肉苁蓉30克　巴戟天20克　生薏苡仁60克　清半夏90克　炒枣仁30克　桂枝45克　川芎15克　茯苓30克　知母15克　天麻30克　钩藤50克后下　生白术45克　淫羊藿30克　枸杞子30克　覆盆子30克　菟丝子30克　补骨脂30克

【按语】老年痴呆原因为患者阳虚体衰，气血不足，大脑失养，益气扶阳为治疗之本。故予以大剂量破格救心汤扶阳固本，柴胡桂枝加龙骨牡蛎汤调节阴阳升降，患者当前主症为失眠，故合用温胆汤、半夏秫米汤、酸枣仁汤、甘麦大枣汤。患者阳虚明显，兼有胸闷、心前区憋胀症状。予以破格救心汤合右归饮加减方温补心肾之阳，阴阳双补，半夏秫米汤合酸枣仁汤安眠，再加上天麻、钩藤祛风化痰降压，肾四味补肾精固本。

患者用药一周后，心前区憋闷、胸闷明显减轻，精力好转，睡眠好转，测血压140/92mmHg，且血压波动不大。患者继续用药，症状逐次好转，用药一个月时，心前区不适感消失，睡眠明显好转，并开始减服降压药，腰疼消失，血压130/90mmHg，用药至两个月，患者血压120/90mmHg，彻底停用降压药。嘱患者再坚持用药一个月固本。

小 结

破格救心汤是李可先生融合经方与时方的典范，是古中医守正与创新发展思路的结合，主治各类功能性和器质性心脏疾病与各类脏腑循环衰竭急危重症，使中医在治疗急危重症和疑难大病方面有了突破性发展，先生此方必将传世久远而历久弥新！

笔者师其方意推而广之，抓住心肾阳虚、心脑同治这一辨证要点，将其用于治疗焦虑症、严重失眠症、抑郁症、癫痫、男性病、老年痴呆症、高血压等多种疑难杂症的探索治疗，都取得了很好的疗效。以上治疗思路与案例仅供读者参考。笔者相信破格救心汤的价值远不止这些，更希望读者深加体味与拓展应用。

变通活用自拟十二五合方系列

　　十二五合方是笔者将十全大补汤、二仙汤、五子衍宗汤和四逆汤熔为一炉的合方。该方着眼于整体调理人体的气血阴阳，可普遍适用于在辨证上属于气血两亏的阳虚患者，在此方基础上加味专方专药，可以疗效更佳地广泛治疗很多种疾病。

　　笔者组合十二五合方的思路最早来源于《刘奉五妇科经验》里的四二五合方，即四物汤合二仙汤、五子衍宗汤。刘奉五先生用它主治血虚肾亏引起的闭经，或希恩综合征。这类病从症状上看患者主要表现有：身体衰弱乏力、非正常闭经或经水很少，性欲减退，阴道干燥，阴毛、腋毛脱落，头发、眉毛稀疏，乳房、生殖器萎缩，精神淡漠、嗜睡、不喜活动、反应迟钝，畏寒、无汗、皮肤干燥粗糙，纳差食少、便秘、体温偏低、脉搏缓慢，血压降低、面色苍白或发黄，贫血等。在致病原因上，西医认为是甲状腺、肾上腺皮质、性腺的分泌减少所致，治疗方法就是服用对应的激素类药。中医辨证一般就是气血不足、肝脾肾亏损，俗称早衰，证属阳虚。刘奉五先生认为四物汤养血益阴，二仙汤补肾阳，五子填肾精；三方合用则肾气充、肾精足，经水有源，月经自复，其功用不在于通而在于补。

　　受此启发，笔者在妇科领域广泛使用四二五合方，只要是女性患者存在早衰症状者，不管她有哪类妇科病症（闭经、月经不调、更年期综合征、子宫肌瘤、痛经、子宫内膜增厚等），只要没有急症，都可以考虑使用它为基础方，临床效果确实非常令人满意。后来随着临床经验的丰富和对扶阳的重视，笔者也不断在重新思考此方。扶阳思路讲求用药要始终呵护两本元气（胃气与肾气），基础方就是理中汤和四逆汤，而四二五合方的适用证恰恰多偏于脾肾阳虚、食少纳差、精气神萎靡不振等，很是对症。四物汤重在活血与补血，根据气血辨证"气为阳，血为阴""气为血之帅，血为气之母"等论断，四物汤合上四君子加味黄芪恰好气血双补，阴阳互生。再加上肉桂补火助阳，引火归元。这样就有了十全大补汤的思路了。

1.方剂组成

《太平惠民和剂局方》卷五"十全大补汤"称："惟药性偏温，以气血两亏而偏于虚寒者为宜。温补气血。治诸虚不足，五劳七伤，不进饮食；久病虚损，时发潮热，气攻骨脊，拘急疼痛，夜梦遗精，面色萎黄，脚膝无力；一切病后气不如旧，忧愁思虑伤动血气，喘嗽中满，脾肾气弱，五心烦闷；以及疮疡不敛，妇女崩漏等。"其所述适用症状与席汉氏综合征或早衰诸症颇为相似。

所以笔者的思路就从四二五合方发展出了十二五合方加味四逆汤的思路，全方包括：

（1）十全大补汤：四物汤（地黄、当归、川芎、芍药）合四君子汤（党参、白术、茯苓、甘草）加黄芪、肉桂，重在气血双补。

（2）二仙汤：药物包括仙茅、淫羊藿（仙灵脾）、巴戟天、肉苁蓉、黄柏、知母，此方是上海曙光医院已故名中医张伯讷先生于1950年所研制，用以温肾阳，调节女性内分泌；黄柏、知母是针对更年期虚热烦躁等症所设，如无此症，尽可不用。如患者神疲乏力或有崩漏现象，可以再加味仙鹤草止血又强力，方中又有干祖望先生的三仙汤之意。

（3）五子衍宗汤：药物包含覆盆子、五味子、枸杞子、菟丝子、车前子，源自唐代"五子守仙方"，补肾益精、疏利肾气，被称为男性"古今种子第一方"，在临床上笔者经常合用补骨脂以增强疗效。

（4）四逆汤：制附子、生（干）姜、甘草，直入少阴扶助元阳，温煦周身四末。

（5）理中汤：保胃气，固后天之本。

上述方药一派温热，把温补、补土和扶阳思路有机融在一起，而又以扶阳为主导，以四逆汤和理中汤为核心。这一组方是气血阴阳兼顾，重视从整体上着眼局部病症，辨证加味专方专药后，它就有了广泛的临床应用范围。

2.十二五合方的主要适用证

（1）中老年女性更年期综合征或席汉氏综合征。

（2）气血亏损、中气不足又无明显急症的患者（男女均可），症状包括闭经或月经不调，面色萎黄、色斑多，贫血，甲减，白发多，形体消瘦，神疲乏力，中气不足等亚健康症状。

（3）阳虚性妇科慢性疑难杂症，包括痛经、不孕症、卵巢囊肿、子宫肌瘤、腺肌症、宫颈癌、子宫内膜增厚等。尤其是针对妇科肿瘤类疾病，前期以此基础方为主，随症加味抗肿瘤药物，即以补为主，以攻为辅；待患者气血补足后再转以攻伐为主的思路。

（4）不论男女患者，主证得到控制后，可根据临床辨证依此方作为善后调理的基础方，补气血，固两本，突出扶正以驱邪。

笔者在临床上广泛实践、变通活用十二五合方，男女阳虚患者均可通用，而女性患者从青春期到更年期均可使用，经治患者万余，都取得了非常满意的疗效。下面结合具体的案例介绍此方的辨证加味应用情况。

一 中老年女性更年期综合征案

这类病例是刘奉五先生四二五合方的适用证，笔者将其发展为十二五合方系列后，在临床应用上不仅能够统摄治疗更年期综合征，还能推迟更年期的到来，而且能够将患者身上的各种兼证予以通盘考虑，做到一方治多病。

1.更年期兼失眠案

赵某，女，45岁，2019年8月3日初诊。

【症见】面色萎黄，闭经两月，神疲乏力，烦躁汗出，严重失眠，舌淡胖大、苔白，脉沉细。

【辨证】脾肾阳虚，气血双亏，冲任失调，宫寒血瘀。

【方药】十二五合方合少腹逐瘀汤之意、半夏秫米汤。

熟地黄18克　当归15克　川芎15克　白芍15克　仙茅20克　淫羊藿

30克　巴戟天20克　肉苁蓉15克　黄柏10克　覆盆子30克　五味子15克_{捣碎}　枸杞子30克　菟丝子30克　党参20克　炒白术15克　茯苓15克　炙甘草60克　制附子100克_{先煎}　干姜45克　生黄芪60克　肉桂30克　炮姜炭30克　小茴香30克　清半夏100克　生薏苡仁60克　丹参30克　桃仁15克　红花15克

【按语】此案患者患有更年期综合征不久，十二五合方总体剂量不大，突出四逆汤和生黄芪的剂量，大力扶阳益气运血；加味炮姜和小茴香取少腹逐瘀汤之意，温少腹逐瘀血，丹参活血胜四物，加味桃仁、红花通血滞，半夏秫米汤降逆和胃安眠。

患者服药三天后来月经，后续调理三月余，有效地推迟了更年期。

2. 更年期综合征兼关节疼痛案

燕某，女，54岁，2019年4月20日初诊。

【症见】面色萎黄，烘热汗出，时有动辄喘促，肩颈综合征，舌淡胖大、苔白，脉弦。

【辨证】脾肾阳虚，气血双亏，冲任失调，风寒外袭。

【方药】十二五合方合当归四逆加吴茱萸生姜汤、葛根汤、麻黄附子细辛汤。

　　熟地黄18克　当归30克　川芎30克　赤芍45克　仙茅20克　淫羊藿50克　巴戟天30克　肉苁蓉15克　覆盆子30克　五味子30克_{捣碎}　枸杞子30克　菟丝子30克　车前子30克_{包煎}　补骨脂30克　党参30克　炒白术30克　茯苓45克　炙甘草60克　制附子120克_{先煎}　干姜90克　生黄芪90克　桂枝45克　吴茱萸45克　麻黄10克　细辛60克　葛根75克　羌活20克　防风30克

【按语】十二五合方调理更年期综合征，肩颈综合征与风寒湿及肾阳虚有关，故合用了当归四逆加吴茱萸生姜汤、麻黄附子细辛汤和葛根汤加味羌活、防风，温阳通经，活血化瘀，祛风散寒。吴茱萸作为厥阴驱寒止痛要药，其量高于30克方能更显佳效，在合方使用时并无内燥之虞。

服用本方一周即见疗效，肩颈综合征好转；加减使用三月余，患者气色俱佳，更年期综合征痊愈。

3. 更年期综合征兼心脏不适、头痛案

杨某，女，53岁，2018年4月20日初诊。

【症见】面色微黄、色斑，闭经半年，扁平疣，头面发胀、头痛，烘热汗出，心前区不适。舌淡胖、苔滑润，脉沉弦。

【辨证】心肾阳虚，痰凝血瘀，寒邪内伏。

【方药】十二五合方合破格救心汤减味方、麻杏苡甘汤加皂角刺、川芎茶调散。

熟地黄18克　当归30克　川芎45克　白芍18克　仙茅20克　淫羊藿50克　巴戟天20克　肉苁蓉15克　覆盆子30克　五味子30克_{捣碎}　枸杞子30克　菟丝子30克　补骨脂30克　党参60克　生白术60克　茯苓30克　炙甘草60克　制附子150克_{先煎}　干姜100克　生黄芪130克　山萸肉60克　麻黄10克　杏仁10克　生薏苡仁60克　皂角刺60克　细辛45克　白芷60克　降香15克

【按语】此案以顾护心阳为重，重用破格救心汤力求速效（白芷、细辛代麝香），党参60克，炙甘草60克，制附子150克，干姜100克，山萸肉60克；川芎茶调散祛风散寒通经治疗头痛极佳；借用陈宝田先生的思路以四物汤合麻杏苡甘汤加皂角刺宣肺解表、活血散瘀治疗扁平疣，麻黄与杏仁辛开苦降开鬼门对头面肿胀疗效甚佳；以白芷、降香合用活血祛斑，是借用通窍活血汤之意以芳香药物引血通行，滋养肌肤。

此案前期用黄柏知母各15克，两周后烘热感消失，减之不用。心脏不适与头痛持续好转，经治两月痊愈，月经来潮量已正常。

4. 更年期兼高血压案

陈某，女，49岁，2019年6月27日初诊。

【症见】神疲乏力，心慌烦躁，出汗多，服用降压药三年，每天一片。舌淡胖、苔薄白边有齿痕，脉沉缓紧。

【辨证】心脾肾阳虚，中气不足，清阳不升，浊阴不降。

【方药】十二五合方合乌附法、破格救心汤减味方、天麻钩藤饮。

熟地黄18克　当归15克　川芎15克　白芍18克　仙茅20克　淫羊藿

30克　黄柏10克　知母10克　巴戟天20克　肉苁蓉30克　覆盆子30克　五

味子30克_{捣碎}　车前子20克_{包煎}　补骨脂30克　枸杞子30克　菟丝子30克　党

参30克　炒白术30克　茯苓30克　炙甘草60克　干姜75克　肉桂30克　制

附子60克_{先煎}　生黄芪90克　制川乌30克_{先煎}　山萸肉60克　煅牡蛎50克_{先煎}

天麻30克　钩藤50克_{后下}

【按语】此案除了更年期综合征外，还伴有阳虚型高血压和功能性心脏疾病，需要加大扶阳药物力度，所以在四逆汤之外加味了王献民先生乌附法思路，重用制川乌和生黄芪以雷霆万钧之力温阳散寒通经祛除浊阴，另合用了李可先生的破格救心汤之意提振心阳，使清阳上升，浊阴下降，血压自降。天麻钩藤饮平肝息风降逆，是治疗肝阳上亢型高血压的对应方。

后方加减变化不大，主要是继续加大扶阳，生黄芪最高用到130克；两周后汗出多愈，去黄柏、知母。患者服药一个多月后停服降压西药，继续辨证加减服用汤药。临床观察三月余，患者血压基本正常，在80～140mmHg之间。

临床高血压多为阳虚型，对于高血压的治疗，笔者仍处于探索阶段，后续疗效需要长期跟踪。但从整体阴阳升降的思路进行探索治疗，再合用常用降压方药，这个方向是正确的。

5. 更年期综合征、耳鸣、外中风案

李某，女，47岁，2019年5月25日初诊。

【症见】面色萎黄，子宫内膜增厚，耳鸣，闭经，大便无力，嘴角歪斜未自觉，舌淡、无苔，脉沉细。

【辨证】脾肾阳虚，气血双亏，元气亏损，风寒外侵。

【方药】十二五合方合麻黄附子细辛汤、牵正散之意。

熟地黄30克　当归60克　川芎15克　白芍18克　仙茅20克　淫羊藿30

克　巴戟天20克　肉苁蓉30克　覆盆子15克　五味子15克_{捣碎}　枸杞子30克

菟丝子30克　肉桂45克　补骨脂30克　党参30克　生白术100克　茯苓30

克　炙甘草60克　制附子120克_{先煎}　生姜90克　生黄芪120克　麻黄10克

细辛30克　全蝎4克_{粉冲}　僵蚕15克　白芷60克　降香15克　秦艽20克

【按语】本案重用当归与生白术，旨在活血益气润肠通便，对于非干燥性的大便无力疗效甚佳。治疗嘴角歪斜，以麻黄附子细辛汤加生黄芪温阳通经祛外风，白芷、细辛代麝香有通窍活血汤之意，全蝎与僵蚕合用有牵正散之意祛外风，秦艽通痹。

患者服药两周面瘫显效，月经来潮，耳鸣减轻。后续生姜改为干姜，逐次增加扶阳药物剂量至制附子160克、干姜120克、生黄芪150克。患者前后服药三月余，精气神明显改善，诸症愈。

6. 更年期兼严重失眠案

李某，女，50岁，2019年10月19日初诊。

【症见】神疲乏力，烘热汗出，闭经半年多，经常失眠，全身疼痛，心下痞满。舌红、苔微腻，脉弦小数，重按无力。

【辨证】脾肾阳虚，冲任失调，虚火上浮，心肾不交。

【方药】十二五合方合半夏秫米汤、酸枣仁汤、珍珠母补益方、潜阳丹。

熟地黄15克　当归15克　川芎15克　白芍15克　仙茅20克　淫羊藿30克　巴戟天20克　肉苁蓉30克　黄柏10克　知母15克　覆盆子30克　五味子30克_{捣碎}　枸杞子30克　菟丝子30克　车前子20克_{包煎}　补骨脂30克　党参30克　炒白术30克　茯苓30克　炙甘草60克　制附子90克_{先煎}　干姜60克　生黄芪90克　清半夏90克　炒薏苡仁60克　炒酸枣仁30克　珍珠母60克_{先煎}　砂仁15克_{后下}

【按语】此案十二五合方进行全身整体调理，突出四逆汤、理中汤及生黄芪剂量。针对寐差，以半夏秫米汤清降阳明、阳升阴降而治疗失眠，对心下痞满亦有疗效。酸枣仁汤和珍珠母补益方养血润燥安神，潜阳丹温两本并纳气归元对失眠和烦躁均有疗效。

患者服药三周后月经来，烘热汗出近愈，睡眠明显好转，心下痞满及浑身疼痛愈，精气神明显改善，后继续巩固调理一段时间。

二 气血亏损型亚健康案例

由于时代的特点，当今身体亚健康状态的中青年男女越来越多，甚至部分青少年也有此现象。他们由于过多地伤害或透支身体元气，甚至过早地出现了本应到中老年阶段才出现的一些症状。他们具体病症或兼证可能不同，但从阴阳辨证大纲角度看却都是气血阴阳俱亏、中气不足，在没有急症的情况下，十二五合方非常适合作为基础方来使用。

1. 产后遗尿案

于某，女，37岁，2019年4月2日初诊。

【症见】产后运动遗尿，经行腹痛。舌淡、胖大、滑润、少苔，脉虚弦。

【辨证】脾肾阳虚，子宫虚寒，元气亏损，固摄无权。

【方药】十二五合方合少腹逐瘀汤之意、缩泉丸。

熟地黄18克　当归15克　川芎15克　白芍18克　仙茅20克　淫羊藿30克　巴戟天20克　肉苁蓉15克　覆盆子30克　五味子30克揭碎　枸杞子30克　菟丝子30克　补骨脂30克　党参30克　炒白术30克　茯苓30克　炙甘草60克　制附子100克先煎　生姜60克　生黄芪60克　肉桂30克　炮姜炭30克　炒小茴香30克　五灵脂30克　川续断30克　桑螵蛸15克　益智仁30克　乌药15克

【按语】产后运动即遗尿，说明患者气血亏损严重，中气不足，十二五合方重在培补两本元气，经行腹痛有宫寒，合用炮姜炭、炒小茴、五灵脂使方中有少腹逐瘀汤之意温经止痛。加味续断强筋骨，桑螵蛸、益智仁、乌药有固精缩泉之用。

前期笔者用生姜取其散寒之意，使用一段时间（一般不超过一个月）后改用干姜，取其固守之意，患者经治一个月诸症痊愈。

2. 甲减、高胆固醇案例

张某，女，37岁，2018年6月19日初诊。

【症见】面色萎黄、色斑，形体偏胖，甲减、胆固醇高。舌淡胖、苔白腻，脉沉缓。

【辨证】脾肾阳虚，气血双亏，寒湿困脾，代谢失常。

【方药】十二五合方合五苓散、白芷降香对药。

当归15克　白芍18克　川芎15克　熟地黄30克　仙茅20克　淫羊藿50克　巴戟天20克　肉苁蓉15克　黄柏10克　仙鹤草60克　覆盆子30克　菟丝子30克　五味子50克_{捣碎}　枸杞子30克　补骨脂30克　炒白术30克　党参30克　茯苓30克　生黄芪60克　肉桂20克　制附子75克_{先煎}　干姜45克　炙甘草30克　白芷60克　降香15克　泽泻25克　决明子30克　生山楂40克

【按语】甲减症状多为形体消瘦、怕冷、乏力、水肿、贫血、食欲不振、便秘、高胆固醇等，在中医辨证上多为虚劳亏损，尤其对女性而言，气血双亏症状明显。所以此案非常适合用十二五合方做基础方，加仙鹤草有三仙汤之意温补肾阳调节内分泌并提振精气；五苓散健脾利湿消水肿，白芷降香通窍活血祛斑，决明子、生山楂开胃气、通肠便、降血脂，属于降血脂经验药物。

经治一个月患者做检查，甲减与胆固醇指标明显好转，食欲与气色明显改善，后巩固治疗三月余甲减愈。

患者服用中药时，治疗甲减的西药需同时服用，两个月后可以减量并最终停药，甲状腺激素分泌仍然正常。

3. 甲减、甲状腺肿大案

王某，女，15岁，2017年4月6日初诊。

【症见】面色萎黄，甲状腺肿大，甲减，形体消瘦，月经量多，神疲乏力。舌淡红瘦小、苔白，脉沉细。

【辨证】脾肾阳虚，气血双亏，痰凝血瘀。

【方药】十二五合方合少腹逐瘀汤之意、阳和汤、白芷降香对药。

熟地黄30克　当归15克　白芍18克　川芎15克　仙茅20克　淫羊藿30克　巴戟天20克　肉苁蓉30克　覆盆子30克　五味子30克_{捣碎}　枸杞子30克　菟丝子30克　补骨脂30克　党参30克　炒白术30克　茯苓30克　炙甘草60克　制附子100克_{先煎}　干姜60克　生黄芪75克　炮姜炭30克　小茴香30克

白芷45克　降香15克　鹿角片30克　白芥子30克_{捣碎}　夏枯草30克　浙贝母30克

【按语】此案较前方的不同是兼顾甲状腺结节，合用了阳和汤之意重用熟地黄和鹿角片补益肾精，阴阳双调，并加味白芥子、夏枯草、浙贝母消瘀散结。

此案断续调理四个多月，经查结节消失；T_3、T_4指标正常；精气神明显提升。

北京朝阳中西医结合医院
超声检查报告单

姓名 王	性别 女	年龄 15 岁	超声号 2405		检查日期 2017-07-10
住院号	病区	检查部位 甲状腺		机型	ALOKA F37

检查图像：

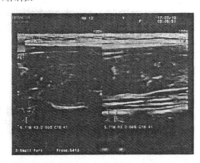 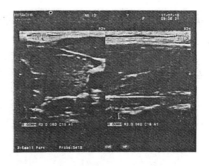

超声所见：
甲状腺大小正常，形态稍饱满，实质回声弥漫不均匀，其内未见明确限局性异常回声，彩色血流信号较丰富。
双侧颈部未见肿大淋巴结。

（北京市医疗机构临床检验结果报告单）　**航空总医院检验报告单**
带*为北京市检验结果相互通用项目

甲状腺功能七项（FT3, FT4, TT3, TT4, TSH, TG

1707220359

	姓名：王穆茜	ID 号：0000292250	病区：		标本类型：血清 (67)
	性别：女	标本号：1707220359	床号：		采集时间：2017-07-22 09:46
	年龄：15岁	科　室：内分泌科门诊	诊断：甲状腺功能减退		接收时间：2017-07-22 10:50

	项目代码	项目	结果		单位	参考区间
1	T3	三碘甲状腺原氨酸	0.80		ng/mL	0.6-1.81
2	T4	甲状腺素	8.90		μg/dL	4.5-10.9
3	TSH	促甲状腺素	8.28	↑	μIU/mL	0.55-4.78
4	FT3	游离三碘甲状腺原氨酸	2.65			

4.头疼伴高血压案

王某，女，37岁，2019年5月21日初诊。

【症见】经行头痛已久，血压偏高，尤其是低压在100mmHg左右，高压一般在140mmHg左右，舌暗红、无苔，脉弦紧。

【辨证】脾肾阳虚，气血不和，风寒入侵。

【方药】十二五合方合桃红四物汤、川芎茶调散、潜阳丹。

熟地黄18克　当归15克　川芎45克　白芍60克　仙茅20克　淫羊藿30克　巴戟天20克　肉苁蓉30克　覆盆子30克　五味子30克_{捣碎}　枸杞子30克　菟丝子30克　补骨脂30克　党参30克　炒白术30克　茯苓30克　炙甘草60克　制附子60克_{先煎}　生姜30克　生黄芪60克　桃仁15克　红花15克　白芷45克　细辛30克　砂仁21克_{后下}　黄柏15克　天麻30克

患者血压虽偏高一点，但并无不适之症。前期当关注患者主要病症——头痛。故合用桃红四物汤活血化瘀，川芎茶调散减味方（川芎、白芷、细辛）驱寒通经散外风，潜阳丹引阳入阴，合力治头痛。后期生姜改干姜45克，制附子75克，经治疗一个月月经来潮时已无头痛。

2019年6月27日开始兼顾治疗高血压，减去桃红和潜阳丹，借鉴王献民先生川乌法经验，黄芪与川乌合用大力助推阳气、祛除寒邪，升清阳降浊阴，加味天麻、钩藤、煅赭石和生龙骨治疗高血压，保留川芎茶调散防止头痛复发。

熟地黄18克　当归15克　川芎45克　白芍60克　仙茅20克　淫羊藿30克　巴戟天20克　肉苁蓉30克　覆盆子30克　五味子30克_{捣碎}　枸杞子30克　菟丝子30克　补骨脂30克　党参30克　炒白术30克　茯苓30克　炙甘草60克　制附子90克_{先煎}　干姜60克　生黄芪75克　制川乌30克_{先煎}　白芷45克　细辛30克　煅赭石60克_{先煎}　生龙骨30克_{先煎}　天麻30克　钩藤50克_{后下}

2019年7月25日经测血压130/100mmHg，高压已正常；经行未再头痛。继续加大扶阳药物剂量，制附子120克、干姜90克、生黄芪90克、制川乌45克，加茺蔚子60克。八月份高压稳定在130mmHg，低压90mmHg。考虑个体差异，且患者并无不适症状，停止服药。

5. 皮肤瘙痒案

李某，女，47岁，2019年5月7日初诊。

【症见】颜面部色斑，乏力气短，月经量少，皮肤游走性瘙痒，舌胖大、暗红、苔白，脉沉细。

【辨证】脾肾阳虚，气血双亏，中气不足，皮肤失养。

【方药】十二五合方加味活血祛斑止痒药物。

熟地黄18克　当归15克　川芎15克　白芍15克　仙茅20克　淫羊藿15克　巴戟天20克　肉苁蓉15克　覆盆子30克　菟丝子30克　五味子15克揭碎　枸杞子15克　补骨脂30克　党参30克　炒白术30克　茯苓30克　炙甘草60克　生姜90克　制附子120克先煎　生黄芪60克　肉桂20克　仙鹤草60克丹参30克　桃仁15克　红花15克　白芷60克　降香15克　徐长卿30克

【按语】患者中气不足故乏力气短，气血亏损故月经量少，血不荣肤故身上发痒。十二五合方加大扶阳药物剂量升阳益气、生血养血，加味仙鹤草强力扶正又有三仙汤之意；月经量少，加味桃红和丹参活血破瘀；患者身上瘙痒并无明显表征，故加味徐长卿脱敏止痒即可。白芷、降香芳香通经、上行活血以祛色斑。

经治月余患者色斑好转，瘙痒已愈，月经量增多，患者前后调理三月余康复。

6. 皮肤瘙痒案

倪某，女，40岁，2019年5月1日初诊。

【症见】体型偏胖，皮肤瘙痒，神疲乏力，面色萎黄，大便无力，舌淡嫩、胖大、苔白腻，脉沉。

【辨证】肝脾肾亏损，中气不足，脾虚湿困，运化不良。

【方药】十二五合方合二妙散、止痒药物。

熟地黄18克　当归60克　川芎15克　白芍18克　仙茅20克　淫羊藿30克　巴戟天20克　肉苁蓉30克　覆盆子30克　五味子30克揭碎　枸杞子30克　菟丝子30克　车前子20克包煎　补骨脂30克　党参30克　生白术100克

茯苓30克　炙甘草60克　制附子100克_{先煎}　干姜75克　生黄芪75克　苍术15克　黄柏10克　土茯苓120克　茵陈90克　炙乌梢蛇15克　徐长卿30克　白鲜皮30克

【按语】患者皮肤瘙痒属于脾虚湿困生热，用二妙散（苍术、黄柏）加土茯苓健脾燥湿利水，徐长卿止痒，炙乌梢蛇、白鲜皮祛风荣肤。重用当归、生白术健脾益气润肠通便，重用茵陈合附子、干姜取茵陈蒿汤之意治疗阳虚型皮肤发黄。

患者服药月余，面色红润，精气神越来越好，皮肤瘙痒已愈，大便通畅。巩固治疗两月余，后期去掉二妙和白鲜皮，加味白芷60克、降香15克通窍活血美白肌肤，何首乌30克、鹿角片30克益肾填精。

7. 闭经、腰腿酸痛案

张某，女，32岁。2019年3月26日初诊。

【症见】月经推迟一月余，腰腿酸痛，神疲乏力。舌红、少苔，脉弦细。

【辨证】脾肾双亏，气血不足，阴阳并虚，子宫虚寒。

【方药】十二五合方合少腹逐瘀汤之意、逍遥散、益气填精药物。

熟地黄18克　当归15克　川芎15克　白芍18克　仙茅20克　淫羊藿30克　巴戟天20克　肉苁蓉15克　覆盆子30克　五味子30克_{捣碎}　枸杞子30克　菟丝子30克　柴胡10克　补骨脂30克　党参30克　炒白术30克　茯苓30克　炙甘草30克　制附子60克_{先煎}　生姜30克　生黄芪60克　吴茱萸30克　小茴香30克　五灵脂30克　丹参30克　龟甲15克_{先煎}　鹿角片30克　黄精30克

【按语】已婚女士闭经需要排除怀孕，常考虑肝郁气滞因素，加味柴胡，合上十二五合方中的白芍、茯苓、白术、炙甘草就有了逍遥散之意；四物汤与丹参生血活血；吴茱萸、炒小茴香、五灵脂合用取少腹逐瘀汤之意温通少腹；腰腿酸痛多与肾精亏损有关，方中已有五子衍宗汤及龟鹿二仙胶、黄精补肾填精。

患者服药两周后经行，生姜改为干姜，后续巩固治疗两个月后月经正常，面色红润。腰腿疼痛已愈。

8. 漏证案

万某，女，23岁，018年6月20日初诊。

【症见】月经淋沥不尽10日，面色萎黄。舌暗红胖大、苔白，脉虚小数。

【辨证】脾肾阳虚，中气不足，脾不统血。

【方药】十二五合方合少腹逐瘀汤之意、茵陈蒿汤。

熟地黄15克 当归15克 白芍15克 川芎15克 仙茅20克 淫羊藿30克 巴戟天20克 肉苁蓉30克 覆盆子30克 五味子30克捣碎 枸杞子30克 菟丝子30克 车前子20克包煎 补骨脂30克 党参30克 炒白术30克 茯苓30克 炙甘草60克 制附子90克先煎 干姜30克 肉桂30克 生黄芪90克 炮姜炭30克 小茴香30克 仙鹤草60克 茵陈90克 白芷60克 降香15克

【按语】十二五合方加味仙鹤草，气血双补的同时强力又止血，炮姜、小茴香暖宫又止血。重用茵陈合附子、干姜取茵陈蒿汤之意，治疗阳虚型皮肤发黄。白芷降香通窍活血，美白肌肤。

一周显效，漏证控制。说明在整体调理患者气血阴阳的思路下随症加味止漏药物就能显效。假如不能及时控制，还需加味止血药物，如地榆炭、血余炭及胶艾汤等。后续就是坚守培固两本思路，逐渐加大制附子、干姜、生黄芪的剂量。本案患者后续调理两月余，两次月经均未再漏。

9. 男性性生活不和谐案

王某，男，31岁，2018年10月20日初诊。

【症见】精子活动率低，性生活不和谐，时间短，面色萎黄，时常神疲乏力。舌淡红、胖大、苔白，脉沉细。

【辨证】心肾阳虚，元气不足，肾虚精亏。

【方药】破格救心汤合十二五合方、龟鹿二仙汤。

炙甘草90克 干姜60克 制附子110克先煎 党参60克 山萸肉60克 炒白术30克 茯苓30克 熟地黄30克 当归15克 白芍15克 川芎15克 肉桂30克 生黄芪60克 仙茅20克 淫羊藿50克 仙鹤草90克 肉苁蓉20

克　巴戟天 20 克　菟丝子 30 克　枸杞子 30 克　五味子 30 克_{揭碎}　韭菜子 30 克
阳起石 15 克_{先煎}　补骨脂 30 克　黄精 30 克　龟甲 15 克_{先煎}　鹿角片 30 克　茵
陈 60 克

2018 年 10 月 30 日二诊：患者诉药后精力明显好转，面色萎黄好转，继续
加大扶阳药物剂量，制附子 150 克，干姜 90 克，生黄芪 120 克。

2018 年 12 月 29 日三诊：患者诉精力充沛，性生活不和谐明显好转，对疗
效甚为满意，积极要求用药，嘱咐患者保暖，节制性生活。

2019 年 5 月，患者查精子活度已经基本正常，性生活改善明显，平时精
力充沛，体质明显改善。

【按语】男性性生活力不从心，常规治疗思路一般重在滋补肾阴和肾阳，
惯用五子衍宗汤及其他益肾填精药物。根据笔者的临床体会，其疗效喜忧参
半。补肾更应先照顾整体，做好辨证，尤其应重视精血同源、心肾同治的思
路。所以笔者常以破格救心汤减味方为基础进行加味。结合患者神疲乏力、
元气不足的体质，故合上十二五合方。合龟鹿二仙补血填精，仙鹤草俗称强
力草，更有韭菜子、阳起石壮阳，黄精补肺脾肾，茵陈褪脸上阴黄。思路仍
以四逆汤、理中汤固护两本，突出扶阳，再补益气血，补肾填精。

10. 老年扁平疣（老年斑）案

刘某，女，59 岁，2018 年 5 月 31 日初诊。

【症见】面部扁平疣，黄褐斑，采用激光术祛斑祛痘，面部与颈部留有很
多暗印，大便不畅，下肢发凉。舌红、苔白，脉沉。

【辨证】脾肾阳虚，气血亏损，痰凝血瘀。

【方药】十二五合方合麻杏苡甘汤加皂角刺。

熟地黄 18 克　当归 60 克　川芎 15 克　赤芍 15 克　仙茅 20 克　淫羊藿 30
克　巴戟天 20 克　肉苁蓉 15 克　五味子 15 克_{揭碎}　枸杞子 30 克　菟丝子 30 克
补骨脂 30 克　党参 30 克　生白术 100 克　茯苓 30 克　炙甘草 30 克　制附
子 60 克_{先煎}　生姜 45 克　生黄芪 60 克　白芷 60 克　降香 15 克　黄柏 10 克
马齿苋 60 克　麻黄 10 克　杏仁 15 克　炒薏苡仁 60 克　皂角刺 75 克　白鲜

皮30克

【按语】此案为老年人爱美案例，患者主要为祛除斑印而来，并无其他明显症状。面部皮肤直接与人气血相关，以十二五合方并补阴阳气血，突出理中汤与四逆汤剂量，改善整体阳虚体质。治疗斑印，使用麻杏苡甘汤，麻黄辛温升阳气开表闭，杏仁苦降体表浊气，薏苡仁通利水湿痰饮。黄柏、马齿苋解表热、抗病毒（痘多为热毒产物）加白芷降香芳香通窍行血破瘀，皂角刺行穿透之力，是祛除暗印的主药；白鲜皮治一切热毒风，为皮科要药。

患者服药月余明显看到暗印变小，气色改善，坚持服药三月余彻底祛除印痕。

11. 经行腹痛汗出多案

布某，女，36岁。2020年8月8日初诊。

【症见】经行腹痛，易出汗多年，眠差，舌淡、胖大、苔白，脉沉弦。

【辨证】脾肾阳虚，中气不足，气血双亏。

【方药】十二五合方合潜阳丹、甘麦大枣汤。

熟地黄15克　当归15克　川芎15克　白芍15克　仙茅20克　淫羊藿30克　巴戟天20克　肉苁蓉30克　覆盆子30克　五味子30克捣碎　枸杞子30克　菟丝子30克　补骨脂30克　党参30克　炒白术30克　茯苓30克　炙甘草60克　制附子90克先煎　干姜60克　生黄芪90克　肉桂30克　山萸肉60克　煅牡蛎50克先煎　砂仁15克后下　黄柏10克　浮小麦60克　五倍子10克　麻黄根10克

【按语】患者经行腹痛不剧烈，故以十二五合方中突出四逆汤即可。气虚出汗多年，是为宿疾。本案多方合一予以治疗，加味山萸肉酸涩止汗及煅牡蛎收涩止汗，二药与党参、制附子、干姜合用又有破格救心汤之意提振心阳，心阳一振，气血充盈而不外泄为汗；潜阳丹温肾纳气收纳虚阳不外泄，甘麦大枣汤养阴润燥，五倍子酸涩止泻敛汗，生黄芪与麻黄根固表敛汗。

患者服药三周后易出汗现象基本消失，经行腹痛好转，后又巩固一月多痊愈。

12. 年少白发案

董某，女，28岁，2020年7月8日初诊。

【症见】颜面部色斑，白发多，经行腹痛。舌暗红、无苔，脉沉细缓。

【辨证】脾肾阳虚，子宫虚寒，肝肾亏损。

【方药】十二五合方合少腹逐瘀汤之意、二至丸。

熟地黄30克　当归30克　川芎15克　白芍18克　仙茅20克　淫羊藿30克　巴戟天20克　肉苁蓉30克　覆盆子30克　五味子30克揉碎　枸杞子30克　菟丝子30克　补骨脂30克　党参30克　炒白术30克　茯苓30克　炙甘草60克　制附子150克先煎　生姜120克　生黄芪90克　肉桂30克　吴茱萸30克　小茴香30克　白芷60克　降香15克　女贞子30克　墨旱莲30克　何首乌30克

【按语】本案患者年少白发多，为气血严重亏损，面部色斑也是指征。十二五合方很是对症，又因经行腹痛，故本案四逆汤剂量很大，并取少腹逐瘀汤（吴茱萸、炒小茴香）之意除厥阴寒痛。白芷、降香通窍活血又祛斑美白；重用熟地黄、当归滋养肾阴并养血，二至丸补益肾精，加味何首乌共益生黑发。本案不单纯靠补益肾精乌发，更重视患者整体气机的恢复，体现出阳主阴从、阳中求阴、阴中求阳的思路。

患者服药两周后精气神明显好转，面部及头皮渐次红润，白发渐次转乌，服药约半年乌发满头。

三　妇科疑难杂病

妇科疑难杂症的治疗，应当回归"以经血为先"的治疗思路。张景岳在这方面的认识尤为值得同仁参考，他认为指出："女人以血为主，血旺则经调而子嗣。身体之盛衰，无不肇端于此。故治妇人之病，当以经血为先。"（《景岳全书·妇人规·经脉诸脏病因》）"夫经者常也，一有不调，则失其常度，而诸病见矣。"（《景岳全书·妇人规·经脉之本》）"经血为水谷之精气，和调于五脏，洒陈于六腑，乃能入于脉也。凡其源源而来，生化于脾，总统

于心，藏受于肝，宣布于肺，施泄于肾，以灌溉一身。"（《景岳全书·妇人规·经不调》）

治疗妇科疑难杂症，首先就应抓住调理经血这个根本，其次才能考虑攻伐他证。脏腑中肾藏精，精化气，精生血，肝藏血，脾统血，心主血，肺主气、助心行血。五脏俱与经血有关。十二五合方的组方思路恰恰是阴阳气血兼顾，五脏六腑通调，因此笔者常用十二五合方作为基础方再加味对应方药来治疗妇科疑难杂症。

1. HPV阳性案

张某，女，54岁，2019年3月16日初诊。

【症见】2018年9月份查出慢性宫颈炎，HPV阳性。舌暗红、苔燥，脉弦。

【辨证】肝肾亏损，冲任失调，元气亏损，免疫力低下。

【方药】十二五合方合王献民先生"杀破狼"组合、海藻甘草汤。

熟地黄18克　当归15克　川芎10克　白芍15克　仙茅20克　淫羊藿30克　知母15克　黄柏10克　肉苁蓉15克　巴戟天20克　枸杞子30克　五味子15克搗碎　菟丝子30克　覆盆子30克　补骨脂30克　党参30克　炒白术30克　茯苓30克　炙甘草60克　制附子60克先煎　干姜60克　生黄芪130克　制川乌30克先煎　清半夏30克　制天南星30克　海藻50克　白花蛇舌草60克　蜈蚣6条粉冲　全蝎6克粉冲

【按语】人乳头瘤病毒（HPV）是一种小的DNA病毒，引起人类皮肤和黏膜产生多种良性乳头状瘤或疣，其分支亚型是女性宫颈癌的重要指标。笔者将其按照良性肿瘤对待，在总体辨证上患者肝肾亏损，处于更年期气血不调的阶段，故使用十二五合方为基础方从整体上调理气血阴阳，前期以补为主，理中汤、四逆汤要量大。针对肿瘤的攻伐，选用了海藻甘草汤祛痰化瘀、通经活络。另合用王献民先生的"杀破狼"组合（制川乌、清半夏、制天南星）突出通阳气、破阴霾、消痰瘀之效。

患者服药逐次好转，三个月后（6月18日）复查宫颈黏膜组织数量减少一半多。效不更方，患者继续治疗三个多月，到2019年10月检查HPV消失。

2.HPV病毒感染案

王某，女，56岁，2019年10月19日初诊。

【症见】皮肤发黄，手掌尤甚，身体虚热，HPV病毒感染，胃部息肉，舌淡胖大、苔微白腻，脉弦滑。

【辨证】脾肾阳虚，气血双亏，寒湿困脾，痰瘀互结。

【方药】十二五合方合海藻甘草汤、茵陈蒿汤。

熟地黄18克 当归15克 白芍18克 川芎15克 仙茅20克 淫羊藿30克 肉苁蓉15克 巴戟天20克 五味子15克_{捣碎} 枸杞子30克 菟丝子30克 覆盆子30克 党参30克 炒白术30克 茯苓30克 炙甘草60克 干姜90克 制附子60克_{先煎} 生黄芪120克 海藻50克 白花蛇舌草60克 制天南星30克 制川乌30克_{先煎} 全蝎9克_{粉冲} 蜈蚣9条_{粉冲} 木鳖子30克 茵陈90克

【按语】此案重用茵陈90克合附子干姜是取茵陈蒿汤治疗阴黄之意。患者服药一周，手部发黄明显改善。后续制川乌加至45克、60克，突出川乌通阳散寒之效。因新冠疫情影响，患者断续就诊20多次后检查HPV消失。

此案另开有外洗方用以熏洗外阴：蛇床子60克，百部60克，苦参60克，益母草60克，野菊花30克，地骨皮100克，徐长卿30克，土茯苓60克。

3.子宫肌瘤案

白某，女，37岁，2019年02月23日初诊。

【症见】面色萎黄，黄褐斑，扁平疣，子宫肌瘤，卵巢囊肿，舌淡、胖大，脉弦沉紧。

【辨证】脾肾阳虚，气血双亏，痰凝血瘀。

【方药】十二五合方合桂枝茯苓丸、白芷降香对药、麻杏苡甘汤加皂角刺。

熟地黄18克 当归15克 川芎15克 白芍18克 仙茅20克 淫羊藿30克 巴戟天20克 肉苁蓉30克 覆盆子30克 五味子30克_{捣碎} 枸杞子30克 菟丝子30克 补骨脂30克 党参30克 炒白术30克 茯苓45克 炙甘草60克 制附子100克_{先煎} 干姜60克 桂枝45克 丹皮15克 桃仁15克

白芷60克　降香15克　麻黄10克　杏仁10克　生薏苡仁60克　皂角刺75克

【按语】女性子宫肌瘤与卵巢囊肿均与冲任二脉气血运行不畅有关。此案患者气血过早衰弱，十二五合方很是对症。金匮方桂枝茯苓丸里桂枝温阳通脉，芍药养血和营，以桃仁、丹皮破血化瘀，茯苓淡渗利湿，是治疗妇科血瘀、癥瘕的对应方，此方应突出桂枝剂量。白芷、降香通窍活血，麻杏苡甘汤加皂角刺是宣肺通经破颜面之瘀，调和营卫，亦有开窍化痰、治疗肌瘤之效，重用皂角刺取代炮山甲之效用。

患者断断续续服药半年多，经检查子宫肌瘤消失，卵巢囊肿明显缩小。继续巩固治疗两个月囊肿消失，面部扁平疣、黄褐斑消退。

4. 席汉氏综合征案

李某，女，36岁，2019年4月23日初诊。

【症见】面色晦暗，神疲乏力，卵巢早衰，闭经半年，阴道干涩，心慌烦躁。舌淡、瘦小，脉沉、细弱。

【辨证】脾肾阳虚，气血双亏，肾精亏损。

【方药】十二五合方合左归饮、右归饮、龟鹿二仙汤。

熟地黄30克　当归15克　川芎15克　白芍18克　仙茅20克　淫羊藿50克　仙鹤草60克　肉苁蓉15克　巴戟天20克　菟丝子30克　五味子30克_{捣碎}覆盆子30克　枸杞子30克　补骨脂30克　炙甘草60克　党参30克　茯苓30克　炒白术30克　制附子130克_{先煎}　干姜75克　生黄芪120克　山萸肉60克　龟甲30克_{先煎}　鹿角片30克　菊花10克　黄精30克　丹参30克　柴胡10克

【按语】卵巢早衰就是由于气血早衰，更年期提前到来，十二五合方症当其用。本案考虑患者阴阳两虚但偏于阳虚更甚，扶阳与填精并重，加味山萸肉、龟甲将张景岳左归饮和右归饮并补肾阴肾阳思路融入进来，龟鹿二仙汤和黄精益气填精，丹参活血功用胜四物，加味柴胡取逍遥散之意纾解情志。

患者服药两个月经行，阴道干涩愈，后又巩固治疗两个月左右。

5. 血管神经性头疼伴呕吐案

谢某，女，43岁，2019年4月23日初诊。

【症见】月经量少，多年血管神经性头疼伴呕吐，舌淡胖、苔白、脉弦紧。

【辨证】脾肾阳虚，胃气上逆，气血不和，风邪入侵。

【方药】十二五合方合黄芪桂枝五物汤、川芎茶调散减味方、桃红四物汤、玉屏风散、吴茱萸汤。

熟地黄18克　当归15克　川芎60克　白芍60克　仙茅20克　淫羊藿30克　巴戟天20克　肉苁蓉30克　覆盆子30克　五味子30克_{捣碎}　枸杞子30克　菟丝子30克　补骨脂30克　党参30克　炒白术30克　茯苓30克　炙甘草30克　制附子90克_{先煎}　生姜60克　生黄芪60克　桂枝30克　桃仁15克　红花15克　白芷45克　细辛45克　吴茱萸30克　独活15克　防风30克

【按语】患者月经量偏少又无其他妇科症状，证判为气血亏损，阳虚为重，故使用十二五合方为基础方。血管神经性头痛为顽症，既有风邪外侵又有气血瘀滞因素，在十二五合方通调整体气血的基础上使用川芎茶调散通经散寒止痛，合用桃红四物汤活血化瘀，玉屏风散加味独活祛外风强卫气，将肉桂改为桂枝并重用白芍，取黄芪桂枝五物汤和血通痹之意。如果不考虑整体扶助阳气单独使用这些方药治疗头痛也行，但对于顽症疗效欠佳。至于呕吐，实为外寒引动胃寒以致胃气上逆，加味厥阴寒证要药吴茱萸很是对症，与党参、生姜组成了吴茱萸汤治疗阳明寒呕、厥阴头痛之证。

二诊患者初觉疗效，仍有呕感，继续加量生姜之75克，后续又加至90克；附子加至120克，生黄芪加至75克。经治一个月，患者头痛及呕吐明显好转，继续巩固治疗至7月份诸症皆除。

6. 慢性盆腔炎案

宋某，女，38岁，2019年4月25日初诊。

【症见】面色萎黄，神疲乏力，甲印较少，慢性盆腔炎，带下量多，小腹疼痛。舌红燥、无苔，脉沉。

【辨证】肝脾肾亏损，脾虚湿困，带脉失约，寒湿下注。

【方药】十二五合方合易黄汤、白芷降香对药。

熟地黄18克　当归15克　川芎15克　白芍18克　仙茅20克　淫羊藿30克　巴戟天20克　肉苁蓉30克　覆盆子30克　五味子30克_{捣碎}　枸杞子30克　菟丝子30克　车前子20克_{包煎}　补骨脂30克　党参30克　炒白术30克　茯苓30克　炙甘草60克　制附子90克_{先煎}　干姜90克　生黄芪90克　山药30克　芡实米30克　黄柏10克　白果20克　生薏苡仁60克　白芷60克　降香15克

【按语】慢性盆腔炎，带下量多，傅青主的易黄汤（山药、芡实、黄柏、车前子、白果）是对应处方，固肾止带，清热祛湿，重在润涩，辅以清利。患者在舌象（红燥）及病症（炎症）上看均有热象。辨证时如果不从整体上进行阴阳辨证，就很容易跳入阴虚清热的治疗思路。要关注患者整体的形神（是否乏力）、面色（是否发黄）与甲印（多少），不可偏信舌脉。所以此案辨证为肝肾阳虚亏损为本，湿热是标。在使用十二五合方时仍然大剂量扶阳益气。

患者对疗效甚为满意，后续制附子加至120克，又加味了败酱草60克，取薏苡附子败酱散清利痈疡治疗盆腔炎，患者断断续续治疗4个月左右痊愈。

7. 子宫腺肌病案

高某，女，39岁，2019年7月13日初诊。

【症见】面色萎黄，子宫腺肌病，月经量多，痛经。舌淡胖、苔白，脉弦细。

【辨证】脾肾阳虚，子宫虚寒，气血双亏。

【方药】十二五合方合三仙汤、少腹逐瘀汤。

熟地黄15克　当归15克　赤芍15克　川芎15克　仙茅20克　淫羊藿30克　巴戟天20克　肉苁蓉30克　菟丝子30克　覆盆子30克　五味子30克_{捣碎}　枸杞子30克　车前子20克　补骨脂30克　党参30克　炒白术30克　仙鹤草60克　茯苓30克　炙甘草60克　制附子90克_{先煎}　生黄芪90克　炮姜炭60克　小茴香30克　玄胡15克　没药15克　五灵脂30克　蒲黄炭30克　肉桂30克

【按语】子宫腺肌病在西医看来是子宫内膜腺体和间质侵入子宫肌层形成

弥漫或局限性的病变，与子宫内膜异位症一样，属于妇科常见病和疑难病。主要症状为经期延长、量多、月经前后点滴出血、痛经等。致病原因尚不明确，通常服用激素类药物，不良反应大，终极治疗方案就是切除子宫。中医重视症状，从妇科病的治疗思路入手重点关注月经的情况。患者体质属于阳虚，又有痛经，更属于寒性体质，子宫虚寒，冲任不调。选用十二五合方大力扶阳益气，合上少腹逐瘀汤温宫散寒活血祛瘀，因患者月经量多，需加大仙鹤草、炮姜炭和蒲黄炭剂量，月经正常是女性健康最基本也是最重要的标志。

患者服药首月经行时即显效，痛经减轻，经量减少，坚持服药两个月，月经正常。经查子宫内膜改善，后又巩固治疗三个月左右，痊愈。

8. 子宫肌瘤案

薛某，女，41岁，2019年3月23日初诊。

【症见】子宫肌瘤史，月经量少，面部黄褐斑严重，面部轻度过敏（发红），舌暗红胖大、苔薄白，脉沉。

【辨证】脾肾阳虚，气血双亏，痰凝血瘀。

【方药】十二五合方合桂枝茯苓汤、白芷降香对药。

　　熟地黄18克　当归15克　川芎15克　白芍18克　仙茅20克　淫羊藿30克　巴戟天20克　肉苁蓉30克　覆盆子30克　五味子30克_{捣碎}　枸杞子30克　菟丝子30克　车前子10克　补骨脂30克　党参30克　炒白术30克　茯苓45克　炙甘草60克　制附子90克_{先煎}　干姜60克　生黄芪60克　桂枝45克　桃仁15克　丹皮15克　徐长卿50克　猫爪草45克　白芷45克　降香15克

【按语】桂枝茯苓丸合上猫抓草、急性子治疗妇科肿瘤，是笔者借鉴王幸福先生的经验所得，临床疗效甚佳；合用十二五合方在整体上提升患者的气血水平，疗效会更佳，简单加味徐长卿治疗过敏。

一个月内患者面部黄褐斑消退得很明显，这就说明患者的气血逐渐在提升，肌体的康复能力在提高。患者服药三个月后检查子宫肌瘤缩小，继续巩固治疗，患者又断续服药半年左右，经查肌瘤消失。

9. 贲门息肉、子宫肌瘤、乳腺结节案

何某，女，42岁，2019年3月30日初诊。

【症见】面色晦暗，扁平疣，贲门息肉，子宫肌瘤，乳腺结节，月经量多，头痛，眠差，舌淡胖、苔白，脉弦紧。

【辨证】脾肾阳虚，气血双亏，肝郁气滞，痰瘀互结。

【方药】十二五合方合胶艾汤、麻杏苡甘汤加皂角刺、半夏秫米汤。

熟地黄18克　当归15克　川芎30克　白芍18克　仙茅20克　淫羊藿30克　巴戟天20克　肉苁蓉30克　覆盆子30克　五味子30克捣碎　枸杞子30克　菟丝子30克　补骨脂30克　党参30克　炒白术30克　炙甘草30克　茯苓30克　制附子60克先煎　生黄芪60克　炮姜炭45克　艾叶炭15克　阿胶珠12克　麻黄10克　杏仁10克　皂角刺60克　白鲜皮30克　清半夏90克　生薏苡仁60克

【按语】患者贲门息肉、肿瘤结节乃是阳虚寒凝痰凝血瘀的症状，所以用十二五合方突出扶阳益气活血化瘀特色。妇科先调经，月经量多既要健补中气，还要止血，故加味炮姜炭和胶艾汤。麻杏苡甘汤加皂角刺、白鲜皮治疗面部扁平疣，半夏秫米汤治疗失眠，重用川芎，取活血化瘀止痛之意，病机一致时，一方统多病。

此方为前期所用，以补为主，先补后攻。服药进补两月余，患者气血充盈，面色发亮，月经正常，眠佳。后方去掉炮姜炭、胶艾汤及半夏秫米汤，选用桂枝茯苓丸及逍遥散、猫爪草、急性子，合十二五合方攻补兼备、以补为主治疗息肉、结节与肌瘤，患者前后共治疗三月余痊愈。

10. 子宫脱垂案

魏某，女，37岁，2019年11月30日初诊。

【症见】子宫肌瘤伴子宫脱垂，小腹下坠感明显，肢冷畏寒，舌淡胖大有齿痕、苔白，脉沉。

【辨证】脾肾阳虚，气血双亏，元气不足，升举无力。

【方药】十二五合方合少腹逐瘀汤、桂枝茯苓丸、补中益气汤。

熟地黄15克　　当归15克　　白芍15克　　川芎15克　　仙茅20克　　淫羊藿30克　　巴戟天20克　　肉苁蓉30克　　枸杞子30克　　菟丝子30克　　覆盆子30克　　五味子30克_{捣碎}　　补骨脂30克　　党参30克　　炒白术30克　　茯苓30克　　炙甘草60克　　制附子90克_{先煎}　　生姜30克　　生黄芪90克　　炮姜炭30克　　小茴香30克　　桂枝45克　　丹皮15克　　桃仁15克　　陈皮30克　　升麻10克　　柴胡10克

【按语】子宫肌瘤为冲任二脉受寒气血瘀滞而成，子宫脱垂为中气不足子宫下坠所致，二者均为寒邪侵体日久有关，患者平素也肢冷畏寒。故本案在十二五合方气血双调的思路下尤其突出了四逆汤与生黄芪的剂量，并合少腹逐瘀汤祛除寒邪，培补正气；桂枝茯苓丸温经通血瘀治疗子宫肌瘤，加味升麻和柴胡，又使方中有了补中益气汤，升阳益气治疗子宫脱垂。

后续生姜改为干姜，加至90克；生黄芪和制附子均加至120克，处方与剂量基本保持不变。患者坚持治疗到春节前检查发现肌瘤明显缩小，身体怕冷明显好转，小腹下坠感消失。受新冠疫情影响，2020年7月份患者才又来就诊，两个月后康复。

11. 高血压伴后背疼痛案

王某，女，57岁，2020年8月29日初诊。

【症见】形体肥胖，高血压高血脂，后背疼痛。舌淡、胖大、边有瘀斑、苔白，脉沉紧。

【辨证】心脾阳虚，痰凝血瘀，胸阳不振，中气不足。

【方药】十二五合方合瓜蒌薤白半夏汤、丹参饮。

熟地黄15克　　当归15克　　川芎15克　　白芍15克　　仙茅20克　　淫羊藿30克　　巴戟天20克　　肉苁蓉30克　　覆盆子30克　　五味子30克_{捣碎}　　枸杞子30克　　菟丝子30克　　补骨脂30克　　党参30克　　炒白术30克　　茯苓30克　　炙甘草60克　　制附子120克_{先煎}　　干姜90克　　生黄芪60克　　桂枝45克　　瓜蒌50克　　薤白30克　　丹参60克　　檀香10克_{后下}　　砂仁10克_{后下}　　制川乌45克_{先煎}　　清半夏45克

【按语】后背疼痛为心痛彻背，十二五合方突出了大剂量扶阳思路，气血阴阳双调、培补人体正气，合用瓜蒌薤白半夏桂枝汤、丹参饮通阳散结治胸痹；乌附合用温阳通经升清阳、降浊阴，在扶助整体阳气的格局下治疗阳虚型高血压。

患者高血压多年，每天服用一片西药。平时低压90~100mmHg，高压140~150mmHg。二诊后患者开始停服西药，三诊后患者后背疼痛彻底消失，舌体瘀斑亦消。患者先后治疗四月余，血压稳定在120/80mmHg左右。

12. 外阴白斑案

汪某，女，53岁，2019年9月30日初诊。

【症见】外阴白斑，外阴瘙痒，分泌物较多色黄。舌淡胖、少苔，脉细。

【辨证】脾肾阳虚，气血双亏，脾虚湿困，湿热下注。

【方药】十二五合方加味祛风止痒药物。

熟地黄18克　当归15克　川芎15克　白芍18克　仙茅20克　淫羊藿30克　巴戟天20克　肉苁蓉30克　黄柏15克　知母15克　覆盆子30克　五味子30克_{捣碎}　枸杞子30克　菟丝子30克　补骨脂30克　党参30克　炒白术30克　茯苓30克　炙甘草60克　制附子90克_{先煎}　干姜60克　生黄芪90克　苦参30克　炙乌梢蛇30克　山萸肉60克　仙鹤草60克　蛇床子30克　土茯苓120克

【按语】外阴白斑病机为外阴皮肤和黏膜缺乏气血营养、雌激素分泌减少，患处皮肤变薄、过度角化、苔藓样变或鳞状上皮样增生，皮肤色素渐减。本案以十二五合方治疗，更加重视整体气血阴阳的平衡，更加突出扶阳和阳主阴从的思路。至于外阴干燥、瘙痒且分泌物多的湿热症状，本案加味苦参、炙乌梢蛇、蛇床子、土茯苓等清利湿热杀虫药物。本案也开了外洗方并用：蛇床子60克，百部60克，苦参60克，益母草60克，野菊花30克，地骨皮100克，徐长卿30克，土茯苓60克。

本案患者服药逐次好转，后续方药剂量基本不变，患者服药坚持到年底基本痊愈。

四　后期调理固本案例

对于辨证为气血双亏、脾肾阳虚的患者，在消除急症或主证后，可以使用十二五合方（不用黄柏、知母）作为基础方做善后固本调理使用，重在提升患者气血水平，增强机体免疫力，在整体补益阴阳气血的基础上进行最后的收尾，确保长远的疗效。俗话说："编筐编篓，重在收口。"收尾巩固的重要性不亚于主症的治疗。在具体应用上，以十二五合方为基础方，兼顾之前的主证，合用主要的方药。

1. 颈椎不适、腰冷痛后期调理案

李某，女，39岁，2019年8月10日初诊。

【症见】面色萎黄伴色斑，血压偏低，颈椎不适，眩晕，腰部冷痛，舌淡胖滑润，脉沉弦紧。

【辨证】脾肾阳虚，风寒入络，寒凝血瘀。

【方药】当归四逆加吴茱萸生姜汤合乌附法、少腹逐瘀汤、麻黄附子细辛汤、白芷降香对药、化铁丸。

当归30克　桂枝45克　赤芍45克　细辛90克　小通草30克　炙甘草60克　吴茱萸45克　干姜90克　制附子90克_{先煎}　制川乌30克_{先煎}　生黄芪90克　炮姜炭30克　小茴香30克　川芎60克　生蒲黄30克　肉桂30克　五灵脂30克　党参30克　丹参30克　麻黄10克　鹿角片30克　鸡血藤60克　白芷60克　降香15克　补骨脂30克　淫羊藿50克　威灵仙30克　楮实子30克

此方以大力温阳通经散寒的方药为主，培补两本为辅，患者经治两月余血压偏低已愈，颈椎不适、眩晕及腰冷等症基本已愈。

2019年10月26日调整处方予以善后：十二五合方合少腹逐瘀汤减味方、吴茱萸汤、麻黄附子细辛汤。

熟地黄15克　当归15克　川芎15克　白芍15克　仙茅20克　淫羊藿30克　巴戟天20克　肉苁蓉30克　覆盆子30克　五味子30克_{捣碎}　枸杞子30

克 菟丝子30克 补骨脂30克 党参30克 炒白术30克 茯苓30克 炙甘草60克 制附子120克_{先煎} 干姜60克 生黄芪90克 肉桂30克 白芷60克 降香15克 麻黄10克 细辛60克 炮姜炭30克 小茴香30克 吴茱萸30克

此方延续前方温阳通经散寒药物剂量较大,但开始脾肾阴阳双补,气血通调,正气强则外邪不侵。

2. 肺炎后期调理案

刘某,女,35岁,2017年11月28日初诊。

【症见】晨起咳嗽,双肺呼吸音粗憋气已愈,双肺炎症已愈,舌淡、苔微腻,脉沉细。

【辨证】心肺气虚,心肾阳虚,中气不足。

【方药】十二五合方合左归饮、右归饮。

熟地黄18克 当归15克 白芍15克 川芎15克 仙茅20克 淫羊藿30克 巴戟天20克 肉苁蓉15克 枸杞子30克 五味子30克_{捣碎} 补骨脂30克 党参30克 炒白术30克 菟丝子30克 茯苓30克 炙甘草30克 生姜30克 肉桂30克 生黄芪60克 制附子60克_{先煎} 山药15克 山萸肉30克 龟甲15克_{先煎} 鹿角片30克 法半夏15克 黄精30克 麦冬15克 何首乌30克

【按语】此案患者的肺部顽症,已经通过使用李可先生的变通小青龙汤加味方治愈。主症已除,为绝后患自当补益身体,提高机体抗病能力。女性患者首重气血,所以以十二五合方为基础方进行整体补益,合用张景岳左归饮和右归饮阴阳并补。此方一派补药,但以扶阳为主。

3. 慢性湿疹后期调理案

张某,女,39岁,2019年5月23日初诊。

【症见】双足慢性湿疹反复发作半年余基本控制,舌淡胖大、苔白,脉细小数。

【辨证】脾肾阳虚,气血双亏,寒湿困脾。

【方药】十二五合方合三妙散加味。

生地黄30克　川芎15克　当归30克　赤芍30克　仙茅20克　淫羊藿30克　巴戟天20克　肉苁蓉30克　覆盆子30克　五味子30克捣碎　枸杞子30克　菟丝子30克　车前子20克　补骨脂30克　党参30克　炒白术30克　茯苓30克　炙甘草60克　制附子90克先煎　生姜60克　生黄芪60克　苍术30克　黄柏15克　炒薏苡仁60克　土茯苓120克　草薢30克　炙乌梢蛇15克　苦参30克

【按语】此方是寒热并用，补益气血和两本同时兼顾防范湿疹复发。四物汤重用生地黄有凉血之意，三妙健脾祛湿，土茯苓与苦参对于顽固湿热疗效佳。此方调理一段时间后确认湿疹不再复发了，清热祛湿的药物就可以继续减量或不用。

4. 顽固痤疮后期调理案

张某，女，31岁，2019年7月13日初诊。

【症见】多年满脸痤疮已愈，神疲乏力好转，缺铁性贫血已愈，舌瘦小、苔燥，脉虚弦。

【辨证】脾肾阳虚，气血双亏，痰凝血瘀。

【方药】十二五合方合薏苡附子败酱散、白芷降香对药、软坚散。

生地黄45克　川芎15克　当归30克　赤芍30克　仙茅20克　淫羊藿30克　巴戟天20克　肉苁蓉30克　枸杞子30克　五味子30克捣碎　覆盆子30克　菟丝子30克　金银花30克　补骨脂30克　党参30克　炒白术30克　茯苓30克　炙甘草30克　制附子75克先煎　干姜45克　生黄芪60克　生薏苡仁60克　败酱草60克　白芷60克　降香15克　玄参30克　浙贝母30克　炙乌梢蛇15克

【按语】此案患者自青春期就满脸痤疮，此起彼伏，经年不断，以致面部肌肤暗黑发硬。此前通过扶阳、清热、祛瘀之法并用治疗三月余，痤疮不再复发，只是面部肌肤仍有暗瘀，常年的缺铁性贫血在气血提升后自然而愈。故调整为上述方药，十二五合方气血阴阳并调为主方，但同时顾及痤疮有可能反复，所以使用生地黄45克和金银花30克保持清热之用，薏苡附子败酱散继续消除痤疮内痈，同时扶阳利湿益肠胃。白芷降香通经活血祛斑，玄参、浙贝母软坚散结，炙乌梢蛇更是皮科佳药，也有助于免疫力的提升。

巩固治疗两月余，患者面色发亮滑润，痤疮愈。

5. 过敏性湿疹后期调理案

邹某，女，37岁，2019年10月19日变方。

【症见】皮肤过敏伴湿疹已愈，婚后一直未孕，想备孕，舌暗、苔白，脉沉细，双侧尺部尤甚。

【辨证】肝脾肾亏损，气血双亏，阴阳并虚，阳虚为甚。

【方药】十二五合方合减味破格救心汤、促孕汤、清热止痒药物。

熟地黄18克　当归15克　川芎15克　白芍18克　黄柏10克　知母10克　仙茅20克　淫羊藿30克　巴戟天20克　肉苁蓉30克　五味子30克揭碎　覆盆子30克　枸杞子30克　菟丝子30克　党参30克　补骨脂30克　车前子20克包煎　炒白术30克　茯苓30克　炙甘草30克　制附子60克先煎　干姜45克　生黄芪60克　老鹳草30克　决明子30克　仙鹤草60克　徐长卿30克　山萸肉45克

【按语】此案患者的过敏性湿疹在经治一月后未见反复，考虑过敏多源于机体免疫力下降，同时患者又想备孕，选用十二五合方很是恰当。考虑过敏史，保留黄柏和知母，加味徐长卿抗过敏。加味山萸肉是取破格救心汤之意，心肾同治，水火既济。另加味李可先生所用促孕汤（生黄芪、老鹳草、决明子），重在补虚，以促排卵。

小　结

十二五合方融温补、补土和扶阳思路于一体，临床予以灵活变通，适用范围非常广泛。其中十全大补汤内的药物，均为中医常用药物，简单加味若干药物就可以变幻出很多的常用方剂，如桃红四物汤、血府逐瘀汤、少腹逐瘀汤、黄芪桂枝五物汤、补阳还五汤、五苓散、桂枝茯苓丸、补中益气汤、参苓白术散、逍遥散、吴茱萸汤、黄芪建中汤等；再合上四逆汤，随证加味后又能化裁出很多扶阳特色的方剂，如破格救心汤、乌头汤、麻黄附子细辛汤、川芎茶调散、薏苡附子败酱散、潜阳封髓丹等。

十二五合方从培补整体气机治疗病患的思路，远比专方专药疗效更佳、更持久，其中三昧，希望读者在临床中予以体会。在具体运用时，一定要突出顾护两本的思路，尤其是突出四逆汤与生黄芪的剂量。没有虚阳外越之证，黄柏知母可以不用。

注：本文被发录于2022年7月19日至20日，由世界中医药学会联合会扶阳专业委员会主办的"世界中联扶阳专业委员会成立大会暨第一则学术年会"《专家文集》。

温氏奔豚汤的变通与活用

奔豚气是一种患者自觉有气从少腹上冲至胸咽的一种病症，由于气冲如豚（小猪）之奔突，故名奔豚气。这是奔豚证的典型症状，可伴有肝脾胃不和、胁肋疼痛、噫气呕呃等症状。中医治疗奔豚气的专门方剂出自金匮奔豚汤，药物包括甘草、川芎、当归、半夏、黄芩、葛根、芍药、生姜、甘李根白皮。此方重在疏肝清热，降逆止痛。

温氏奔豚汤是李可先生的老师温碧泉的遗方，由附子、肉桂、红参、沉香、砂仁、山药、茯苓、泽泻、牛膝、炙甘草组成。按李可先生解读：本方由人参四逆汤去干姜，桂附理中汤去白术，桂附八味丸去熟地黄、丹皮、萸肉，加沉香、砂仁、牛膝而成，是一首纯阳益火、救困扶危妙方。相比于金匮奔豚汤，此方从脾肾阳虚、厥气上攻立法，重在温补肾阳，化湿醒脾，补火生土，补土制水，而消水肿；纳气平喘，安养冲脉；引火归元，制伏奔豚。李可先生临证加减变通，扩大了其应用范围，可用于治疗一切沉寒痼冷顽证、临床罕见奇症，包括肥胖并发症、阳虚型高血压、高血脂、糖尿病、冠心病、风心病、肺源性心脏病、伏寒证、缩阳证、缩阴证、美尼尔氏病、肠痉挛及奔豚证等，称该方为一系列现代医学难题提了解决之道。

笔者学习李可先生在临床上广为实践此方，适用范围广，临床疗效佳，所以单列一个篇章来介绍自己的方意理解、应用体会和典型案例。

从奔豚证来看，病机为肾水虚寒，脾土寒湿内停，肝气疏泄无着，挟饮邪上攻，以致清阳不升，浊阴不降或反逆。温氏奔豚汤中有四逆汤之意而无姜，原因不明，但见李可先生医案中仍多用姜，笔者也坚持使用四逆汤扶阳救逆、温补肾阳，祛除全身之寒邪，以阳消阴并温补中土。而针对伴有痰凝血瘀（如肿瘤结节）者，笔者通常还合用生黄芪和川乌或王献民先生的"杀破狼"组合，以增强扶阳通经、祛寒化痰之效。

方中理中汤去白术加茯苓实为清代黄元御"理中"之黄芽汤，有理中与四君之合意，稳固中焦，枢转中气，脾气以升，胃气以降。黄元御不用白术的原因是认为白术相比于茯苓更温燥，不宜久用，故坚持用更为平和的茯苓健脾利湿渗水。黄芽汤加桂附名为天魂汤（黄元御方），即强调中焦内湿与肾水寒、肝木郁密切相关。加泽泻助茯苓利湿。针对形体肥胖者，笔者通常加味白术、猪苓，取五苓散之意。沉香、砂仁理气化湿降逆，是镇逆之要药；李可先生常加味紫石英以助其效。川牛膝利湿通痹又引药下行。此方纯阳益火，独加一味山药养阴。山药可健脾和胃益肺补肾强精，滋阴以配阳。

临床上，笔者使用温氏奔豚汤为基础方的重要指征就是阳虚寒凝，形体肥胖，或有奔豚气（寒邪或胃气上逆），尤其在治疗阳虚性高血压、糖尿病、顽固性癫痫等病症的体会深刻。

下面结合典型案例予以说明。

1. 小儿癫痫案

张某，男，12岁，2019年1月初诊。

2018年9月突发癫痫，之后三五天犯病一次。发病前双手抱头，自觉眩晕头痛，后口吐白沫，手脚发软，角弓反张。家人带其到当地县医院、市医院乃至兰州市医院治疗无效。2018年底患者又到北京协和医院就诊，经查脑电图无异常，医院给他开了三瓶液体药，回家服用后病情加重。2019年1月底春节期间笔者回老家省亲，老友邀笔者诊治。

【症见】食欲欠佳，外感久咳，喘促明显，舌淡嫩、胖大，脉沉微。

【辨证】脾肾阳虚，痰凝血瘀，肺气失宣，营卫失调。

患者有表证，当先解表，当时出方先止咳喘辅以化痰安神，予以李可先生变通小青龙汤合柴胡加桂枝龙牡汤，具体如下：

麻黄10克　桂枝30克　赤芍30克　炙甘草45克　细辛30克　半夏45克　五味子30克_{捣碎}　生姜45克　制附子60克_{先煎}　茯苓45克　白术30克　炙紫

菀20克　炙款冬花20克　白果15克　柴胡15克　煅龙骨30克_{先煎}　煅牡

蛎30克_{先煎}　煅磁石30克　煅龙骨30克_{先煎}　煅牡蛎30克_{先煎}　大枣6枚

因患者身高体重接近成人，所以药物剂量按照成人对待。患者服药两周后精神好转，外感愈，癫痫发作次数减少，症状亦轻。

2019年2月2日二诊：以扶阳化痰思路治疗癫痫，予以柴胡加桂枝龙骨牡蛎汤合温氏奔豚汤、川芎茶调散、半夏天麻白术汤、甘麦大枣汤加味：

柴胡15克　桂枝30克　煅龙骨30克_{先煎}　煅牡蛎30克_{先煎}　白芍30克　炙甘草30克　生姜30克　制附子75克_{先煎}　干姜30克　党参30克　肉桂30克山药30克　砂仁10克_{后下}　白术30克　泽泻15克　珍珠母60克_{先煎}　石菖蒲30克　远志15克　白芷30克　细辛30克　川芎30克　法半夏15克　天麻15克　制天南星15克　生麦芽30克　大枣10枚　煅磁石15克_{先煎}　藿香15克　佩兰15克_{后下}

柴胡桂枝加龙骨牡蛎汤是治疗癫痫等精神类疾病的基础方，加味珍珠母、石菖蒲、远志安神益智。温氏奔豚汤并取破格救心汤之意纯阳益火祛除三阴之寒痰湿，以白芷、细辛、川芎代替麝香通窍化瘀，亦有川芎茶调散之意治疗风寒头痛。化痰药物为半夏天麻白术汤，甘麦大枣汤养阴润燥，藿香、佩兰醒脾祛湿开胃，方中已有理中汤之意顾护中气。

2019年2月16日三诊：患者服药两周后就再未发病，胃口已开，不再自卑。为巩固疗效，调整处方如下：

柴胡15克　桂枝30克　龙骨30克_{先煎}　牡蛎30克_{先煎}　白芍30克　炙甘草30克　生姜15克　制附子45克_{先煎}　干姜15克　党参30克　肉桂30克山药30克　砂仁10克_{后下}　沉香6克　炒白术30克　泽泻15克　石菖蒲30克远志15克　珍珠母60克_{先煎}　法半夏15克　天麻15克　制天南星15克　茯苓45克　煅磁石15克　大枣6枚

较前方，本次减少了扶阳药物剂量，加了茯苓有四君子汤之意，补中益气固本。3月份患者已经重新上学，一如常人。患者家人十分高兴，尤其是老友高兴至极手书感谢信一封。

【按语】这是笔者自从离开新疆二十多年后再度成功治愈癫痫病的案例，

相比之前的治疗思路，笔者将扶阳固本作为主导，统摄治疗癫痫的对症方药，将癫痫病的治疗大大提升了一个境界。

2. 结肠癌术后伴高血压案

杨某，男，57岁，2020年12月26日初诊。

【症见】结肠癌术后经过8次化疗，面色昏暗，形体偏瘦，血压高，压差大，高压180~200mmHg，低压90~100mmHg，患者未服用降压药，血小板偏低，呃逆，大便偏干，舌淡红胖大、苔白，脉沉。

【辨证】脾肾阳虚，运化失调，清阳不升，浊阴不降。

【方药】温氏奔豚汤合李可先生之双呃汤、王献民先生之"川乌法"基本方：

炙甘草60克 制附子60克_{先煎} 党参60克 山药60克 茯苓45克 泽泻45克 砂仁15克_{后下} 沉香6克 肉桂45克 怀牛膝45克 干姜90克 生白术60克 旋覆花15克_{包煎} 生赭石60克_{先煎} 吴茱萸15克 生黄芪120克 制天南星45克 清半夏45克 制川乌45克_{先煎} 小茴香45克 三七30克 陈皮45克 天麻30克 钩藤30克_{后下} 茺蔚子60克 生龙骨30克_{先煎} 当归30克 肉苁蓉30克 桃仁15克

2021年1月14日，血压160/86mmHg，呃逆减少，大便通畅，继续守方。

2021年2月6日，血压140/86mmHg，呃逆消失，大便通畅，精力好，体重增加；制川乌60克，钩藤50克，当归60克。

2021年3月6日，血压130/84mmHg。

【按语】温氏奔豚汤散寒祛湿，温阳降逆，小半夏加茯苓汤加吴茱萸汤就是李可先生的双呃汤降阳明、厥阴气机以止呕，合王献民先生"川乌法"基本方，突出"杀破狼"[1]药物剂量，天麻、钩藤、茺蔚子降压，生白术、当归、肉苁蓉、桃仁通便。

治疗期间，患者始终未服用西药降压。

---

① 杀破狼：为川乌、天南星、半夏，此为王献民先生所创的组合方。

3. 十年颈部疮疡案

金某，男，32岁，2020年8月8日初诊。

【症见】患者病情起于毛囊炎，久治不愈，后发展为颈部疮疡，头部多发硬疙瘩，多处破溃，时常流脓，多次外科手术切除硬结，但不久复发且创口难以愈合。被西医认定为免疫系统疾病。患者经口服、外敷、手术等治疗，均无效，经久不愈。病史已有10年，形体肥胖，面色晦暗。舌红胖大，脉弦滑实。

【辨证】脾肾阳虚，寒湿困脾，痰凝血瘀，寒湿化热。

【方药】温氏奔豚汤合五苓散、王献民先生"杀破狼"组合、薏苡附子败酱散、银翘散之意。

炙甘草60克　制附子90克_{先煎}　党参60克　山药60克　茯苓45克　泽泻45克　砂仁10克_{后下}　沉香6克　肉桂30克　怀牛膝30克　干姜60克　生姜60克　炒白术45克　猪苓30克　生黄芪150克　制天南星30克　制川乌45克_{先煎}　清半夏45克　益母草75克　白芷30克　降香15克　茵陈90克　木鳖子30克　白芥子15克_{捣碎}　败酱草60克　炒薏苡仁60克　金银花90克　连翘45克　荆芥穗15克　升麻30克

患者用药1月，疮疡处开始收口，创面干燥，患者信心大增，诉多年创面终于有愈合之象。遂增玄参30克、浙贝母30克，软坚散结。

后逐次好转，至12月初，疮疡及头部疙瘩消退近半。患者因停诊两月，疮疡处轻度流水，2021年2月6日调整处方，合上阳和汤。具体如下：

炙甘草60克　制附子90克_{先煎}　党参60克　山药60克　茯苓45克　泽泻45克　砂仁10克_{后下}　沉香6克　肉桂30克　怀牛膝30克　干姜90克　炒白术45克　猪苓30克　生黄芪150克　制天南星30克　制川乌45克_{先煎}　清半夏45克　黄柏30克　白芷60克　降香15克　茵陈90克　木鳖子30克　白芥子15克_{捣碎}　金银花90克　荆芥穗15克　熟地黄30克　麻黄15克　炮姜炭45克　鹿角霜15克

【按语】寒湿体质，痰瘀互结，温氏奔豚汤合杀破狼药物散寒祛湿，温阳降逆，行气祛寒化痰，生黄芪150克托疮生肌，五苓散健脾利湿，白芷、降香代麝香芳香通窍，薏苡附子败酱散扶阳利湿消痈，木鳖子、白芥子化痰散结，取银翘散之意合升麻清热解表。

患者用药一周即收口，经治一个多月后，头颈部疙瘩消退80%，后患者断续调理，病情未再反复。

4.2型糖尿病案

罗某，男，61岁，2020年9月19日初诊。

【症见】20余年2型糖尿病史，常年口服降糖药，近一年控制不佳，体胖，眼睑晦暗，乏力，左足背部有皮下硬结，双手发麻。舌淡红、滑润、胖大、苔白、边有瘀斑，脉沉涩。

【辨证】脾肾阳虚，代谢失常，寒湿困脾，痰凝血瘀。

【方药】温氏奔豚汤合五苓散、李可先生之三畏汤、王献民先生之"川乌法"基本方、化铁丸、升麻鳖甲汤。

炙甘草60克　制附子120克先煎　党参60克　山药60克　茯苓45克　泽泻45克　砂仁15克后下　沉香6克　肉桂45克　怀牛膝45克　干姜120克　炒白术45克　猪苓30克　丁香30克　郁金30克　五灵脂30克　赤石脂30克　生黄芪130克　制川乌60克先煎　清半夏45克　三七30克　陈皮30克　小茴香45克　浙贝母30克　水蛭9克打粉　威灵仙30克　楮实子30克　升麻30克　鳖甲30克先煎

【按语】温氏奔豚汤散寒祛湿，温阳降逆，五苓散健脾利湿，三畏汤调节胃肠系统代谢，川乌法突出"杀破狼"药物剂量，升麻鳖甲汤之意调节气机升降，化铁丸加浙贝母、水蛭祛痰散结化瘀。

患者服药一个月后，血糖平稳，餐前6～7mmol/L，餐后2小时9～11mmol/L，双手发麻减轻，足背部硬结减小一半。

5.2型糖尿病案

韩某，男，60岁，2020年7月25日初诊。

【症见】2型糖尿病十余年，常年口服二甲双胍、拜糖平，每日三次，每次一片，血糖依旧不稳定，空腹血糖超过8mmol/L；体胖，易困乏力，肺部结节，面色晦暗。小腿水肿，舌淡润胖大、苔白，脉沉缓。

【辨证】脾肾阳虚，痰凝血瘀，运化不良，代谢失常。

【方药】温氏奔豚汤合五苓散，王献民先生之"杀破狼"组合，李可先生之三畏汤、海藻甘草汤、肾四味。

炙甘草60克　制附子90克_{先煎}　党参60克　山药60克　茯苓45克　泽泻45克　砂仁15克_{后下}　沉香6克　肉桂45克　怀牛膝45克　干姜90克　炒白术45克　猪苓30克　生黄芪90克　制天南星45克　制川乌60克_{先煎}　清半夏45克　丁香30克　郁金30克　五灵脂30克　赤石脂30克　木鳖子30克　海藻60克　补骨脂30克　淫羊藿30克　枸杞子30克　菟丝子30克　益母草90克　鹿角片30克

患者服药后，诉现空腹血糖稳定在6mmol/L以下，降糖西药改为每日两次，体重减轻3千克，下肢水肿消失，面色红润，精神好。处方调整为：

炙甘草60克　制附子120克_{先煎}　党参60克　山药60克　茯苓45克　泽泻45克　砂仁15克_{后下}　沉香6克　肉桂45克　怀牛膝45克　干姜90克　炒白术45克　猪苓30克　生黄芪130克　制天南星45克　制川乌60克_{先煎}　清半夏45克　丁香30克　郁金30克　五灵脂30克　赤石脂30克　木鳖子30克　海藻60克　补骨脂30克　淫羊藿30克　菟丝子30克　益母草90克　鹿角片30克　炒薏苡仁60克

患者继续坚持治疗两个月，血糖一直保持稳定。

【按语】温氏奔豚汤合"杀破狼"组合散寒祛湿，温阳降逆，行气化痰，五苓散健脾利湿，三畏汤调理胃肠系统代谢，海藻甘草汤合木鳖子化痰散结，肾四味合鹿角片补肾填精，益母草90克消水肿。

6. 乙型肝炎案

谢某，女，49岁，2020年9月12日初诊。

【症见】乙型肝炎病史，患者最初因严重崩症在笔者处治愈，后开始调养身体，诉平时周身酸痛，乏力，鼻炎病史，容易流清涕，舌淡红、胖大、苔白腻，脉沉。

【辨证】脾肾阳虚，肝脾不和，中气不足，痰瘀互结。

【方药】温氏奔豚汤合五苓散、膈下逐瘀汤、王献民先生"杀破狼"组合、升麻鳖甲汤。

制附子90克_{先煎}　干姜90克　炙甘草60克　党参60克　山药45克　茯苓45克　泽泻45克　砂仁15克_{后下}　沉香6克　肉桂50克　炒白术45克　桂枝45克　猪苓30克　桃仁15克　丹皮15克　赤芍30克　乌药15克　红花15克　五灵脂30克　枳壳15克　香附15克　生黄芪150克　制川乌75克_{先煎}　清半夏45克　制天南星45克　升麻30克　鳖甲30克_{先煎}　五味子60克_{捣碎}　虎杖30克　茵陈90克

【按语】温氏奔豚汤突出四逆汤温阳祛寒，化湿祛浊；五苓散健脾利湿，健利中焦；膈下逐瘀汤活血逐瘀，破癥消结；"杀破狼"组合通达阳道，鼓邪外出；取升麻鳖甲汤之意扭转乾坤，调转阴阳；五味子乃降低转氨酶的经验药物；加虎杖、茵陈等抗病毒药物，并有茵陈五苓散、茵陈术附汤之意。

本案重在调养身体，兼顾养肝护肝，患者持续服药一月余，周身症状明显改善。

7. 甲状腺癌术后案

李某，女，51岁，2020年7月4日初诊。

【症见】甲状腺癌术后，面部黄褐斑，甲状腺结节，子宫多发肌瘤，月经量多，肝大，舌淡红、胖大、苔白，脉弦。

【辨证】脾肾阳虚，元气亏损，痰凝血瘀。

【方药】温氏奔豚汤合五苓散、王献民先生"杀破狼"组合、海藻甘草汤加味。

炙甘草60克　制附子90克_{先煎}　党参60克　山药45克　茯苓45克　泽泻45克　砂仁15克_{后下}　沉香6克　肉桂50克　干姜90克　桂枝30克　炒白术45克　猪苓30克　生黄芪150克　制川乌60克_{先煎}　制天南星30克　清半夏30克　海藻60克　木鳖子30克　夏枯草60克　丹皮30克　桃仁15克　鳖甲30克_{先煎}　当归30克　炒薏苡仁60克　山萸肉60克　白花蛇舌草60克　白芷60克　降香15克

患者间断用药至2020年11月16日，复查诉甲状腺结节已经消失，面色明显好转，黄褐斑明显减少，现已停经，肝大消失。处方调整为：

炙甘草60克　干姜90克　制附子90克_{先煎}　党参60克　山药45克　茯苓45克　泽泻45克　砂仁15克_{后下}　沉香6克　肉桂50克　炒白术45克　猪苓30克　制川乌60克_{先煎}　生黄芪120克　制天南星30克　清半夏30克　海藻60克　木鳖子30克　夏枯草60克　桂枝30克　丹皮30克　桃仁15克　鳖甲30克_{先煎}　升麻30克　当归30克　炮姜炭30克　炒薏苡仁60克　败酱草60克　仙鹤草60克

引入升麻鳖甲汤调整气机，予以善后治疗。

【按语】温氏奔豚汤散寒祛湿，温阳降逆，"杀破狼"组合行气祛寒化痰，海藻甘草汤、木鳖子、夏枯草、桂枝茯苓丸化痰散结、活血消癥，桃仁、鳖甲是治疗肝肿大的经验药物，五苓散健脾利湿，合白芷、降香通窍化瘀祛面部色斑。

8. 高血压案

范某，男，33岁，2020年11月21日初诊。

【症见】形体肥胖，血压高，158/110mmHg，时常胸闷，面色晦暗。舌淡红胖大、苔白，脉沉缓。

【辨证】心脾阳虚，清阳不升，浊阴不降，虚风内动。

【方药】温氏奔豚汤合破格救心汤、瓜蒌薤白半夏桂枝汤、天麻钩藤饮、王献民先生"杀破狼"组合。

炙甘草60克　干姜120克　制附子120克_{先煎}　党参60克　山药60克　茯苓45克　泽泻45克　砂仁15克_{后下}　沉香6克　肉桂45克　怀牛膝45克　山萸肉90克　生龙骨30克_{先煎}　生牡蛎30克_{先煎}　煅磁石30克_{先煎}　郁金50克　石菖蒲30克　瓜蒌50克　薤白30克　桂枝45克　炒白术45克　天麻30克　钩藤50克_{后下}　生黄芪120克　制天南星45克　清半夏45克　制川乌75克_{先煎}　生赭石60克_{先煎}　益母草90克

【按语】温氏奔豚汤散寒祛湿，温阳降逆，破格救心汤补益心肾，郁金、石菖蒲开窍，瓜蒌薤白桂枝汤振奋胸阳，"杀破狼"组合通阳行气祛寒化痰。

二诊时，患者血压130/80mmHg，胸闷消失，后继续巩固调理。

9. 丹毒案

杨某，男，62岁。2020年11月21日初诊。

【症见】血压偏高，胃痛，大便不畅，足踝处丹毒，肿胀，皮肤温度高，局部疼痛。舌暗红、胖大、苔腻，脉弦紧。

【辨证】脾肾阳衰，中气不足，脾虚湿困，寒湿化热。

【方药】温氏奔豚汤合王献民先生"川乌法"基本方、活络效灵丹、四妙勇安汤。

炙甘草60克　制附子120克_{先煎}　党参60克　山药60克　茯苓45克　泽泻45克　砂仁21克_{后下}　沉香6克　肉桂45克　怀牛膝45克　干姜120克　白术100克　猪苓30克　当归60克　黄柏15克　生黄芪130克　制天南星45克　制川乌60克_{先煎}　清半夏45克　三七30克　小茴香45克　陈皮45克　丹参60克　乳香15克　没药15克　金银花60克　玄参30克　白芷45克　荆芥穗15克

【按语】患者体质阴寒，寒湿邪重，丹毒乃郁而化热。温氏奔豚汤合王献民先生川乌法散寒祛湿，温阳降逆，行气祛寒化痰，加活络效灵丹、四妙勇安汤活血化瘀清热解表。

患者服药一周痛消热除，巩固调理月余丹毒愈。

10. 双侧足跟痛案

周某，女，46岁，2020年10月24日初诊。

【症见】形体肥胖，双侧足跟痛，只要着地行走则疼痛，X线片显示跟骨骨刺，骨质增生，下肢酸沉，面色晦暗，神疲乏力，尿频，舌淡红、苔白，脉沉弦。

【辨证】脾肾阳虚，寒湿困脾，中气不足，风寒湿入侵。

【方药】温氏奔豚汤合五苓散、王献民先生"川乌法"基本方、化铁丸、麻黄附子细辛汤、三骨汤、芍药甘草汤。

炙甘草60克　制附子60克先煎　党参60克　山药60克　茯苓45克　泽泻45克　砂仁10克后下　沉香6克　肉桂45克　怀牛膝45克　干姜90克　炒白术45克　猪苓30克　生黄芪90克　制川乌75克先煎　清半夏45克　小茴香45克　三七30克　威灵仙30克　楮实子30克　麻黄10克　细辛60克　骨碎补30克　补骨脂30克　透骨草30克　白芍90克　独活45克　羌活20克　防风15克

【按语】温氏奔豚汤合王献民先生"川乌法"基本方散寒祛湿，温阳降逆，行气祛寒化痰，五苓散健脾利湿，化铁丸治疗骨质增生有神效，麻黄附子细辛汤通达阳气、安内攘外，芍药甘草汤缓急止痛，合三骨汤、独活、羌活、防风等祛风湿药物。

患者用药一周，右足疼痛消失，左足疼痛也减轻一半，下肢酸沉感觉明显减轻，乏力好转，守方。2020年11月14日，诉双足疼痛消失，走很长时间才会疼痛，体重减轻3千克，尿频明显减轻，易羌活为制天南星45克，巩固治疗两周。

11. 痛风性关节炎案

曹某，男，50岁，2020年10月20日初诊。

【症见】形体肥胖，痛风性关节炎十余年，反复发作，尿酸高，舌暗红胖大中裂边有瘀斑，脉沉弦。

【辨证】心脾阳虚，代谢失常，风寒湿内伏。

【方药】温氏奔豚汤合五苓散、王献民先生"川乌法"基本方、桂枝芍药知母汤加味方。

炙甘草60克　制附子90克先煎　党参60克　山药60克　茯苓45克　泽泻45克　砂仁15克后下　沉香6克　肉桂45克　怀牛膝45克　干姜120克　炒白术45克　猪苓30克　茵陈90克　生黄芪120克　清半夏60克　制川乌75克先煎　三七30克　小茴香45克　陈皮30克　麻黄10克　细辛60克　桂枝45克　白芍45克　知母15克　羌活20克　防风15克　红花15克　土茯苓120克

【按语】温氏奔豚汤合五苓散，加茵陈，川乌法突出"杀破狼"药物剂量，桂枝芍药知母汤加味方祛风散寒止痛，含麻黄附子细辛汤之意，土茯苓

120克降尿酸。

患者服药，逐次好转，三周后关节基本不痛。后续调理三个多月，患者检查尿酸指标正常。

12. 高血压案

叶某，男，59岁，2020年7月11日初诊。

【症见】高血压病史，口服西药，血压控制不佳，150/90mmHg，轻度脂肪肝，前列腺增生，小便不畅，舌淡红、胖大、苔白腻，脉沉。

【辨证】脾肾阳虚，痰凝血瘀，肾气亏损，代谢失常。

【方药】温氏奔豚汤合五苓散、真武汤、薏苡附子败酱散、济生肾气汤。

炙甘草60克 制附子130克_{先煎} 党参60克 山药60克 茯苓45克 泽泻45克 砂仁15克_{后下} 沉香6克 肉桂45克 怀牛膝45克 干姜60克 炒白术45克 猪苓30克 白芍45克 生姜60克 炒薏苡60克 败酱草60克 王不留行30克 丹参30克 萆薢30克 乌药15克 熟地黄30克 山萸肉30克 丹皮15克 桃仁15克 鳖甲30克_{先煎} 生黄芪60克 三棱15克 白芥子15克_{捣碎}

【按语】温氏奔豚汤散寒祛湿，温阳降逆，五苓散健脾利湿，真武汤温肾阳化少阴水气，薏苡附子败酱散温阳利湿消痈；济生肾气汤合王不留行、丹参、乌药、萆薢温肾利湿通络治疗前列腺增生，桃仁、鳖甲保肝，黄芪合三棱取张锡纯先生消中有补之意，白芥子祛除皮里膜外一切之痰。

经过五周诊疗，患者血压控制在130/70mmHg，小便通畅。去三棱、白芥子，加天麻30克，钩藤30克，断续调理一月余。

13. 男子乳腺增生案

焦某，男，24岁，2020年7月25日初诊。

【症见】乳腺增生，自我触摸都可感觉乳腺变大，肥胖，面色萎黄，小便分叉。患者为备孕而来，舌暗红、苔白，脉沉。

【辨证】脾肾阳虚，下焦湿热，痰瘀互结。

【方药】温氏奔豚汤合茵陈五苓散、王献民先生"杀破狼"组合、软坚散、薏苡附子败酱散、龟鹿二仙汤、肾四味。

炙甘草60克　制附子120克_{先煎}　党参60克　山药60克　茯苓45克　泽泻45克　砂仁15克_{后下}　沉香6克　肉桂45克　怀牛膝45克　干姜90克　炒白术45克　猪苓30克　茵陈90克　生黄芪120克　制天南星30克　清半夏30克　制川乌45克_{先煎}　玄参30克　浙贝母30克　炒薏苡仁60克　败酱草60克　木鳖子30克　鹿角片15克　龟甲30克_{先煎}　肉苁蓉30克　巴戟天20克　补骨脂30克　淫羊藿30克

2020年7月30日，诉精力明显好转，小便分叉好转，去败酱草，加海藻60克。

2020年9月5日，诉乳腺增生明显缩小，自己很难触摸到。

【按语】温氏奔豚汤散寒祛湿，温阳降逆，五苓散健脾利湿，加茵陈90克取茵陈蒿汤之意治疗面色阴黄，薏苡附子败酱散扶阳利湿消痈治疗下焦湿热，"杀破狼"组合通阳行气祛寒化痰，合软坚散、木鳖子治疗前列腺增生，龟鹿二仙合肾四味补肾填精。

14. 减肥案

邓某，女，21岁，2020年9月21日初诊。

【症见】形体肥胖，75千克，面色暗黄，小腿浮肿，口中异味，小腹胖大，舌淡红、苔白腻，脉沉。

【辨证】脾肾阳虚，寒湿困脾，运化不良。

【方药】温氏奔豚汤合五苓散、王献民先生"杀破狼"组合。

炙甘草60克　制附子90克_{先煎}　党参60克　山药60克　茯苓45克　泽泻45克　砂仁15克_{后下}　沉香6克　肉桂45克　怀牛膝45克　生姜90克　炒白术45克　猪苓30克　茵陈90克　生黄芪120克　制川乌60克_{先煎}　清半夏45克　制天南星45克　益母草90克　益智仁30克　白芷30克　草果仁15克

【按语】温氏奔豚汤温脾肾之阳，行气化湿，五苓散温脾利湿，加茵陈90克治疗阴黄；益母草利湿消肿，益智仁、白芷、草果仁芳香化湿治疗口中异味与苔腻。

患者服药一周，苔腻明显消退，小腿浮肿显效。守方守法月余，生姜使用两周后改干姜并最高加至150克，诸症近愈，患者减重两千克，甚是高兴。后续临证加减，患者调理三个多月，减重10千克左右。

15. 胃胀案

付某，女，35岁，2020年8月25日初诊。

【症见】形体肥胖，胃胀，胃痛，时常情志不畅，胸闷，呃逆，食后加重，寐差，舌淡红、胖大、苔白，脉沉。

【辨证】脾肾阳虚，肝郁气滞，脾胃虚寒，浊气上逆。

【方药】温氏奔豚汤合茵陈五苓散、半夏秫米汤、半夏厚朴汤、焦树德先生三合汤、逍遥散。

炙甘草60克　制附子150克_{先煎}　党参60克　山药60克　茯苓45克　泽泻45克　砂仁30克_{后下}　沉香6克　肉桂45克　怀牛膝45克　干姜90克　炒白术45克　猪苓30克　茵陈90克　清半夏120克　炒薏苡仁60克　厚朴15克　苏梗15克　败酱草60克　丁香15克　柿蒂15克　丹参30克　檀香10克_{后下}　高良姜15克　香附15克　当归15克　白芍15克　柴胡12克　生姜45克

【按语】温氏奔豚汤是纯扶阳之品，除三阴之寒，降三阴之逆，扶周身之阳，化三焦水湿。患者寒湿体质，肥胖，其胃胀、呃逆、胸闷等症皆为寒邪上逆所致，故以温氏奔豚汤温脾肾之阳，祛除寒湿；茵陈五苓散健脾利湿，治疗阴黄；半夏秫米汤和胃安眠，半夏厚朴汤化痰行气；取三合汤之意温中和血理气；取逍遥散之意理三焦之气。

患者服药一周后，胃痛、胃胀明显减轻，呃逆几乎消失，睡眠好转，后逐次好转，至第四周，胸闷及情志不佳也明显改善。

16. 癫痫案

宫某，男，65岁，2020年9月3日初诊。

【症见】癫痫病史，手抖，记忆力减退，反复湿疹，畏寒肢冷。舌淡红、胖大、苔白，脉沉。

【辨证】心脾阳虚，元气不足，脾虚湿困，痰扰神明。

【方药】温氏奔豚汤合乌头汤、五苓散、海藻甘草汤、真武汤、减味湿疹汤、三妙散。

炙甘草60克　制附子130克_{先煎}　党参60克　山药60克　茯苓45克　泽泻45克　砂仁15克_{后下}　沉香6克　肉桂45克　怀牛膝45克　干姜150克　炒白术45克　猪苓30克　白芍45克　石菖蒲30克　远志15克　生黄芪150克　制川乌75克_{先煎}　清半夏45克　木鳖子30克　海藻30克　冬瓜皮30克　冬瓜子30克　生薏苡仁60克　赤小豆30克　土茯苓120克　苍术30克　黄柏15克　苦参30克

【按语】温氏奔豚汤合杀破狼药物散寒祛湿，温阳降逆，以重剂扶阳升清降浊，加味石菖蒲、远志开窍豁痰醒脑；真武汤温阳化气治疗寒痰湿邪所致的手抖，海藻甘草汤化痰散结，湿疹汤合三妙汤治疗湿疹。

加减用药一个月，患者手抖明显减轻，湿疹消失。

小　结

温氏奔豚汤虽为阳虚型奔豚气立方，在李可先生的广泛探索与应用下，通过突出扶阳固本特色，临证加减变通，该方可广泛适用于肾水虚寒型疑难杂症，作为治疗对应疾病的基础方使用。笔者限于个人能力及临床条件，仅是在李可先生的思路引导下做了有限的尝试，已经从中获益匪浅。希望读者能够精研此方方义，勇于实践，探索新知。

借鉴王献民先生川乌法临床 诊治心得与验案

　　川乌是毛茛科植物乌头的母根，附子为子根。从药性上川乌与附子都是温通驱寒之药，二者的区别为川乌偏"通"，附子偏"温"。虽然二者均有"毒性"，但传统中医敢用、善用者大有人在。关于川乌的应用，仲景先师的金匮乌头汤最为有名，这是治疗寒湿痹证的经典名方；但在近世敢用川乌者较少，善用者更是寥寥。

　　笔者早年在新疆行医，那里地处我国西部高寒地区，缺少保暖设施的游牧民患有风湿、类风湿疾病很常见。那时笔者就宗金匮乌头汤之意常合用川乌、草乌和附子，取得了不错的疗效，并在当地小有名气，很多游牧民慕名组团前来就诊。那时笔者对于川乌和附子的使用虽有心得，但囿于成见，缺少扶阳思路，对药物剂量把握不准，通常只用15克，因此实际疗效并不巩固，常有反复。

　　笔者开始学习扶阳学说并进行临床实践，对附子的运用体会非常深，但很少使用川乌。一是因为医院采购无法进货，二是所见同行使用川乌者寥寥，可供借鉴的经验不多。笔者心中的师父、被称为"霹雳大医"的李可先生在治疗阳虚寒凝型疾病包括肿瘤时虽有使用，但可见案例与论述也不多。其常用金匮乌头汤和五生饮（在古人"三生饮"基础上加减），并合用川乌与附子，就是取川乌"破冰"、附子"解凝"相辅相成之意。

　　笔者是在2017年参加扶阳大会与王献民先生结缘，并在扶阳思路和扶阳药物的运用上有很多共识。笔者也从王献民先生的临床经验中获益良多，正是从那时起笔者开始关注王献民先生对川乌的运用体会，尤其是仔细阅读了王献民先生的大作《扶阳显义录》。王献民先生将川乌的运用提升到立法的层次，并在书中用了过半的篇幅、200多页来讲述川乌立法及其应用。奇人壮举，史无前例！单凭这一点就足以引起人们对川乌运用的重视。笔者也因此开始潜心阅读王献民先生对川乌的临床经验，并结合已有的扶阳思路在实践中不断探索和扩大应用。

王献民先生鸿篇巨制，有识者阅读定会获益匪浅，笔者仅就个人对于川乌法的学习体会总结一下。

（1）通过学习王献民先生对于川乌药性的体会，笔者在临床上对川乌的运用范围大大拓宽。只要辨证为阳虚寒凝、痰凝血瘀的疾患均可配合附子使用川乌，即乌附合用、温通并举，这方面的主要适应证是风湿痹证、风寒疼痛以及肿瘤类疾病。

（2）王献民先生关于黄芪与川乌合用药性的体会，丰富了笔者对金匮乌头汤的理解。他将川乌喻为巡航导弹，黄芪喻为导航仪，一通一补，一推一挖，相得益彰。临床中笔者通常将附子、川乌与黄芪合用，有金匮乌头汤之意，再结合辨证加减。

（3）王献民先生川乌法的法中法——"杀破狼"组合，被笔者广泛应用于寒湿痰凝类疾患的治疗。王献民先生以星相学中的七杀星配川乌，破军星配南星，贪狼星配半夏，三药合用形成"杀破狼"的命格，即征伐大将军的命格，喻其对风寒痰湿的攻伐之力。川乌针对风寒斩关夺隘，走而不守；南星针对风痰寓攻于补，半夏针对痰湿水饮升清降浊。

（4）川乌法的基本法，笔者仅偶尔使用全方，主要针对癌症患者。

川乌法的基本构成为（王献民先生原处方）：炙黄芪75～250克，制川乌30～75克，参（人参、西洋参、党参、沙参）10～60克，三七10～30克，姜（筠姜、干姜、炮姜、晨姜、生姜）30～60克，炒小茴香30～75克，术（生白术、白术、苍术）30～90克，广陈皮30～60克，半夏（制半夏、生半夏）30～75克，炙甘草5～15克。

王献民先生解语，黄芪、川乌为君，一通一补；辅以人参、三七顾护上焦心肺之气，半夏、姜、术、小茴、炙甘草温补中焦、健脾祛湿；佐以陈皮理肺、醒脾、疏肝。全方可治一切因气机不畅、痰湿瘀阻、经络不通、瘀毒结聚、本虚标实所致的内外妇儿及五官各科疾病。

需要提示读者的是，王献民先生的川乌法是一个总体性立法，各种药物间相辅相成，并且在其基础上可以衍生出很多变法与法中法。对于川乌法的学习，还请读者研读原著，因为笔者已有自己在扶阳方面的理法方药思路，故而仅借鉴川乌法于己有益的方面，将其融入笔者的处方结构中，临床疗效确实显著提高。

下面结合具体医案予以分析。

（一）痹证案

1. 类风湿关节炎案

王某，女，56岁，2020年9月19日初诊。

【症见】类风湿关节炎病史20年，现全身关节疼痛、发胀、晨僵，夜眠差，类风湿因子736IU/mL。舌淡红、嫩胖、无苔，脉弦。

【辨证】脾肾阳虚，风寒入络，伏邪盘踞，难分难解。

【方药】桂枝芍药知母汤加味方合古方三痹汤、川乌法、半夏秫米汤及其他祛风止痛药物。

桂枝45克　白芍45克　炒白术45克　知母15克　羌活20克　防风15克　生薏苡仁60克　麻黄15克　红花15克　细辛60克　制附子90克_{先煎}　干姜120克　炙甘草60克　独活60克　桑寄生15克　秦艽20克　川芎30克　当归30克　熟地黄30克　炒杜仲20克　川牛膝45克　党参30克　生黄芪120克　制川乌45克_{先煎}　清半夏90克　松节30克　金银藤100克　白花蛇舌草60克　炙乌梢蛇15克

【按语】桂枝芍药知母汤加味方（加味细辛、红花、羌活、薏苡仁）合古方三痹汤祛风除湿止疼，补益肝肾健脾，突出四逆汤剂量，突显寒者温之思路；重用生黄芪120克行大气合制附子、制川乌温通祛寒湿，乃乌附合用及金匮乌头汤之意。风湿、类风湿疾病属于痹证中较为严重者，根在寒湿痼疾，合用并重用川乌及"杀破狼"组合就是突出其温通气机、驱逐沉寒痼冷之意。另加味松节、金银藤、炙乌梢蛇、白花蛇舌草等祛风湿疼痛的经验药物；重用半夏有化痰之意，与薏苡仁合用成半夏秫米汤以降逆和胃助眠。

患者用药一周，周身关节疼痛减轻，晨僵好转，夜眠差好转。后逐次用药，逐次好转。2020年10月17日，复查类风湿因子230IU/mL，诉关节疼痛已经减轻大半，夜眠可，大便略干。调整处方：增加制川乌至75克，去桑寄生，加葛根75克、生白术60克。

上方临证加减，患者坚持调理约三个月，类风湿因子基本控制在100IU/mL左右，疼痛症状近无。嘱其每年春秋换季调理巩固。

2. 类风湿关节炎急性发作案

家乡亲友刘家女婿，男，48岁，甘肃人，2020年4月28日初诊。

【症见】患者既往类风湿性关节病史，在新疆打工时突发双手风湿发热伴拇指变形，疼痛难忍，关节肿胀，口服各种止疼药无效，寝食难安。患者远在新疆，只能微信视频远程会诊，舌红、胖大、苔白。

【辨证】脾肾阳虚，风寒侵袭，寒湿化热。

【方药】桂枝芍药知母汤加味方合川乌法、防己黄芪汤、苍术白虎汤。

桂枝45克　赤芍45克　知母15克　羌活30克　防风30克　苍术30克　生薏苡仁60克　麻黄15克　红花15克　细辛45克　制附子60克_{先煎}　生黄芪90克　制川乌45克_{先煎}　炙甘草60克　干姜90克　防己30克　松节30克　独活30克　生石膏60克_{先煎}　炙乌梢蛇15克　蚕沙15克　夏天无30克　生地黄30克　七叶莲15克

患者用药1剂后诉疼痛减轻，开始消肿，三剂后红肿热痛减轻大半，患者用药两周后症状基本消失，再巩固用药两周，后以古方三痹汤合川乌法、麻黄附子细辛汤、乌梢蛇、松节、夏天无等善后，处方如下：

桂枝45克　赤芍45克　知母15克　羌活30克　防风30克　生薏苡仁60克　麻黄10克　红花15克　制附子60克_{先煎}　生黄芪90克　制川乌45克_{先煎}　炙甘草60克　干姜90克　防己30克　独活30克　炙乌梢蛇15克　细辛45克　夏天无30克　生地黄30克　秦艽20克　川芎15克　当归15克　茯苓30克　炒杜仲20克　川牛膝30克　党参30克　全蝎4克_{粉冲}　七叶莲15克

【按语】患者处于急性风湿热期，以红肿热痛为主，但病机依旧是寒湿。

予以桂枝芍药知母汤加味方合川乌法祛风除湿、通阳散寒。易白术为苍术加生石膏为苍术白虎汤燥湿清气分热；防己黄芪汤行气固表、利湿消肿，麻黄附子细辛汤攘外安内，加乌梢蛇、蚕沙、松节、夏天无、七叶莲等祛风湿止疼药物。

3. 类风湿关节炎案

孔某，女，57岁，2020年8月15日初诊。

【症见】类风湿关节炎病史十年，腕关节、指关节、腰腿疼痛，关节肿胀，口服西药及激素均不能有效控制症状。舌暗红、苔白，脉沉弦。

【辨证】肝肾亏损，风湿入络，阳虚寒凝，伏邪盘踞。

【方药】桂枝芍药知母汤加味方合川乌法、古方三痹汤、防己黄芪汤。

桂枝30克　白芍60克　知母15克　羌活15克　防风15克　生薏苡仁60克　麻黄15克　红花15克　细辛60克　炙甘草60克　干姜90克　制附子60克先煎　制川乌75克先煎　生黄芪150克　夏天无30克　独活45克　秦艽20克　川芎15克　当归30克　熟地黄30克　茯苓45克　怀牛膝30克　党参30克　川续断30克　防己30克　炙乌梢蛇15克　松节30克　金银藤100克

【按语】桂枝芍药知母汤加味方合古方三痹汤、川乌法是主治风寒湿痹的基础方，突出四逆汤、乌头、生黄芪剂量就是突出温通阳气是治疗此类疾病的根本；突出白芍剂量取芍药甘草汤之意酸甘化阴、缓急止痛；防己黄芪汤行气固表、利湿消肿；合夏天无、松节、炙乌梢蛇、金银藤等祛风湿药物。

患者用药一周则关节疼痛减轻，后逐次好转，逐渐加大扶阳祛风湿药物剂量，至2020年8月29日，细辛加至75克，此时患者疼痛已经好转大半，关节肿胀消失。2020年11月12日，去防己、川续断、金银藤、松节等止疼药物，加三骨汤（骨碎补、补骨脂、透骨草）蠲痹强骨与徐长卿治疗关节变形，制附子加至100克；后期又加入清半夏、制天南星祛风除痰药物，呈"杀破狼"组合，患者服药后疗效进一步提高而且稳固持久。

4. 类风湿关节炎案

雷某，女，44岁，2021年2月6日初诊。

【症见】类风湿关节炎病史，现四肢关节游走性疼痛，指关节尤为明显，类风湿因子＞200IU/mL，舌淡红、苔白，脉弦。

【辨证】脾肾阳虚，风湿入络，寒湿久困，风湿化热。

【方药】桂枝芍药知母汤加味方合川乌法、古方三痹汤、三骨汤。

桂枝45克　白芍45克　防风15克　生白术45克　生薏苡仁60克　麻黄15克　红花15克　炙甘草60克　干姜150克　制附子90克先煎　制川乌75克先煎　生黄芪90克　独活45克　秦艽20克　细辛90克　川芎15克　当归30克　熟地30克　茯苓45克　党参45克　松节30克　炙乌梢蛇15克　骨碎补30克　补骨脂30克　透骨草30克　金银藤100克　白花蛇舌草30克　络石藤15克

【按语】此案患者并无明显关节变形与肿胀，仍以桂枝芍药知母汤加味方合川乌法、古方三痹汤为基础方，突出四逆汤、乌头、生黄芪用量；三骨汤蠲痹强骨，另加味松节、乌梢蛇、金银藤、络石藤、白花蛇舌草等治疗风湿疼痛经验药物。

患者用药一周显效，疼痛减轻，患者坚持治疗两月之久，基本不再疼痛。

5. 痹证案

刘某，女，57岁，2020年6月13日初诊。

【症见】反复十年指关节疼痛，全部指头发麻，腰痛，下肢冷痛，双足发麻，平时畏寒，舌淡红、胖大、少苔，脉沉弦。

【辨证】脾肾阳虚，营卫失调，风寒入络。

【方药】当归四逆加吴茱萸生姜汤合古方三痹汤、"杀破狼"组合、肾四味。

当归30克　桂枝45克　赤芍45克　细辛60克　小通草30克　炙甘草60克　吴茱萸45克　干姜90克　制附子60克先煎　生黄芪130克　鸡血藤60克　制川乌60克先煎　清半夏45克　制天南星30克　独活30克　羌活30克　防风15克　炒杜仲20克　川续断30克　川牛膝30克　松节30克　补骨脂30克　淫羊藿30克　枸杞子30克　菟丝子30克　白芥子15克捣碎　石楠叶30克　天麻30克

【按语】沉寒痼疾，患病日久，非大力扶阳而不能治。当归四逆加吴茱萸生姜汤加附子合古方三痹汤温经活血，散寒止痛；生黄芪与鸡血藤益气活血为治疗麻木对药；重用制川乌60克加化痰之清半夏、制天南星成"杀破狼"之势猛攻寒湿顽疾。肾四味（枸杞子、菟丝子、盐补骨、淫羊藿）补肾填精固本、壮腰止痛；另合白芥子、石楠叶、天麻等祛风湿药物。

患者用药一周显效，三周痊愈，后予调补。

6. 重度痹证案

李某，男，60岁，2020年7月14日初诊。

【症见】患者两年来稍微遇冷则全身筋脉紧痛无力，手指关节肿胀、疼痛难忍，十分煎熬，平时无特殊症状，多家三甲医院检查未发现病因。患者面色晦暗，舌暗红、苔薄白，脉沉弦紧。

【辨证】脾肾阳虚，风寒入络，伏邪盘踞。

【方药】桂枝芍药知母汤加味方合古方三痹汤、川乌法、防己黄芪汤。

桂枝45克　白芍45克　知母15克　生薏苡仁60克　羌活30克　防风15克　麻黄10克　红花15克　制附子90克_{先煎}　干姜120克　炙甘草60克　独活45克　秦艽20克　细辛45克　川芎15克　当归15克　熟地黄30克　茯苓30克　炒杜仲20克　川牛膝45克　党参30克　生黄芪150克　制川乌60克_{先煎}　金银藤100克　金银花30克　白花蛇舌草30克　防己30克　青风藤30克

【按语】西医检查虽未发现原因，但证属风寒湿痹，寒主收引，方以桂枝芍药知母汤加味方合古方三痹汤祛风散寒止疼，更加制川乌60克突显川乌立法之意，合祛风湿药物治疗。

患者用药一周显效，两月痊愈。

7. 产后手指关节疼痛案

朱某，女，36岁，2020年11月7日初诊。

【症见】产后手指关节疼痛、肿胀，特别怕风、怕凉，舌淡红、苔白，脉沉紧。

【辨证】脾肾阳虚，风寒入络。

【方药】桂枝芍药知母汤加味方合川乌法、防己黄芪汤。

桂枝45克　白芍45克　知母15克　羌活15克　防风15克　生薏苡仁45克　麻黄10克　细辛45克　红花15克　当归30克　制附子60克_{先煎}　干姜90克　炙甘草60克　生黄芪120克　制川乌45克_{先煎}　防己30克

【按语】产后血虚，正气耗伤，阳气不足，风寒入络。桂枝芍药知母汤加味方合川乌法祛风散寒止疼，其中麻黄附子细辛汤安内攘外、祛邪达表，突出制附子、生黄芪、细辛、制川乌剂量，此方又体现了黄芪桂枝五物汤和血通痹之意。

患者用药一周则痊愈，诉平时觉手指关节如有暖流经过，现在喝热水后则手指有汗出，十分舒服，后巩固用药两周。

8. 颈椎病案

孟某，女，35岁，2020年10月22日初诊。

【症见】颈椎病，肩背部疼痛僵硬，头晕，胸闷，乏力，失眠，胃脘冷痛，舌淡红、胖大、苔白，脉弦紧。

【辨证】心脾阳虚，风寒入络，营卫失调。

【方药】破格救心汤合良附丸、黄芪桂枝五物汤、葛根汤、古方三痹汤、川乌法、半夏秫米汤。

干姜90克　炙甘草60克　制附子60克_{先煎}　党参60克　山萸肉90克　生龙骨30克_{先煎}　生牡蛎30克_{先煎}　高良姜15克　香附15克　生黄芪120克　桂枝45克　白芍90克　葛根75克　麻黄10克　鹿角片15克　独活45克　秦艽20克　防风15克　细辛60克　川芎30克　当归30克　熟地黄30克　茯苓30克　炒杜仲20克　川牛膝30克　制川乌75克_{先煎}　清半夏120克　炒薏苡仁60克

【按语】患者证属阳虚寒凝，胸闷乏力为心阳不振应首当顾护，以破格救心汤大补心肾之阳，良附丸温胃散寒、理气止痛，芍药甘草汤缓急止痛，黄芪桂枝五物汤合古方三痹汤、川乌法活血和营、驱寒止痛通络，重用芍药90克，取芍药甘草汤之意，对全身肌肉拘急疼痛均有显著疗效；加清半夏120克成半夏秫米汤降逆和胃安眠，且清半夏化痰作用可利关节，亦有"杀破狼"驱寒化痰之意。

患者用药一周，效果明显，颈项背部舒适，胸闷、乏力明显减轻，睡眠好，胃脘冷痛明显减轻。加减用药一个月后痊愈。

（二）心脑血管病案

1. 中风后遗症案

赵某，男，60岁，2020年8月22日初诊。

【症见】2020年6月13日，患者突发脑中风，右侧肢体活动不利，记忆力减退，嗜睡，经西医常规治疗后患者来笔者处就医。患者坐轮椅而来，形体偏胖，面色晦暗，舌淡红胖大、苔白，脉弦涩。

【辨证】心脾肾阴阳并虚，元气亏损，痰凝血瘀。

【方药】地黄饮子合川乌法、"杀破狼"组合、补阳还五汤。

熟地黄60克　山萸肉45克　石斛45克　麦冬30克　五味子30克_捣碎_　石菖蒲30克　远志15克　茯苓30克　肉苁蓉30克　肉桂45克　制附子90克_先煎_巴戟天30克　干姜120克　炙甘草60克　生黄芪130克　清半夏45克　制天南星30克　制川乌60克_先煎_　桃仁15克　红花15克　当归30克　赤芍30克　川芎30克　地龙15克　天麻30克　益母草90克　生龙骨30克_先煎_　煅赭石60克_先煎_

【按语】中风之后，正气大伤，阴阳俱虚，气血不足，更有气虚血瘀、痰凝经络之象，下元空虚，虚阳上浮，血压升高，总体是寒虚证，本虚标实。地黄饮子补益肝肾，阴阳并调；补阳还五汤重用生黄芪130克行气活血通瘀。"杀破狼"组合温阳祛寒、祛痰通经，攻补兼备；另取半夏白术天麻汤之意加味益母草（形体肥胖者用）、龙骨、赭石降压。

上方守方治疗两月，逐次好转，患者能够自行行走，只是上下楼梯时需搀扶，血压平稳。患者非常满意，后续坚持调理。本案最高剂量，制附子100克，生黄芪180克，制川乌75克。

2. 中风后遗症案

陈某，男，61岁，2020年10月15日初诊。

【症见】患者于2020年3月28日出现左侧肢体活动不利，在当地医院诊断为脑梗死，常规治疗后，依旧左侧肢体活动不利，左上肢、下肢肌力2级，肌张力增高，肌肉萎缩，左侧肩关节已经因废用而半脱位，关节囊粘连；左下肢行走时拖行、画圈，偶有眩晕，心前区疼痛，尿频。舌暗红、胖大、苔白，脉沉涩。

【辨证】心脾肾阳虚，元气亏损，痰凝血瘀，固摄无权。

【方药】破格救心汤合黄芪桂枝五物汤、补阳还五汤、川乌法、缩泉丸。

干姜90克　炙甘草60克　制附子60克_{先煎} 党参60克　山萸肉90克　生龙骨30克_{先煎}　生牡蛎30克_{先煎}　煅磁石30克_{先煎}　生黄芪120克　桂枝45克　白芍45克　制川乌45克_{先煎}　清半夏45克　羌活20克　防风15克　桃仁15克　红花15克　当归30克　川芎30克　地龙15克　益智仁30克　乌药10克　桑螵蛸15克　淫羊藿30克

由于患者大病之后，大伤精血，心肾阳虚，脏腑不调，经络不通，痰瘀互阻。破格救心汤大补心肾之阳，突出四逆汤救急之意，合川乌法破沉寒痼冷，温通脏腑经络，是为温通之法；黄芪桂枝五物汤益气温经、和营通痹，合补阳还五汤（重用生黄芪120克）行气化瘀，治疗中风后遗症；缩泉丸治疗尿频。

2020年10月22日二诊：诉精力好转，心前区疼痛减轻，尿频减轻，偶有胃痛，其余症状同前。调整处方，加大扶阳力度，增加四君子汤之意，加木香、九香虫对药，加炒白术45克、茯苓45克呈理中四君之意调理中焦；干姜加至100克、制川乌加至60克，去地龙，加制天南星45克呈"杀破狼"组合攻补兼备；两周后患者诉左侧肢体活动不利好转，活动度好于从前，胃痛痊愈。

守方治疗至2021年2月20日，患者诉心前区疼痛基本消失，肢体活动不利好转，左上肢肌力3级，下肢2级+，尿频明显好转，依旧眩晕。调整处方：增加生黄芪至150克、制川乌至75克，减木香、九香虫，加泽泻75克，仙鹤草60克。加泽泻合白术成泽泻汤治疗眩晕。一周后患者诉眩晕明显减轻，已经无心前区疼痛，尿频消失。

患者坚持调理，诸症近愈，唯有左上肢无力康复困难，但较以前已经明显改善，这与患者中风后未能及时治疗有关。

3. 中风后遗症案

杨某，男，56岁，2020年7月11日初诊。

【症见】2020年4月中风，在某医院急救治疗，后经1个月康复治疗，依旧效果不佳。现口眼㖞斜，右侧肢体活动不利，行走跛行，畏寒肢冷，既往冠心病病史，放置心脏支架。患者面色偏暗，形体微胖，舌淡红、舌质嫩、苔滑润，脉虚弦。

【辨证】心脾阳虚，元气亏损，伏邪入侵，痰凝血瘀。

【方药】破格救心汤合五苓散、补阳还五汤、川乌法、"杀破狼"组合、牵正散。

干姜120克　炙甘草60克　制附子130克_{先煎}　党参60克　山萸肉90克生龙骨30克_{先煎}　生牡蛎30克_{先煎}　煅磁石30克　炒白术45克　桂枝45克　茯苓45克　泽泻45克　猪苓30克　生黄芪160克　桃仁15克　红花15克　当归30克　赤芍30克　川芎30克　地龙15克　制川乌60克_{先煎}　清半夏60克制天南星30克　全蝎6克_{粉冲}　制白附子15克_{先煎}　僵蚕15克　仙鹤草60克淫羊藿30克

【按语】患者心脑同病，且有冠心病史，故以破格救心汤振奋心肾之阳为基础方，以五苓散合四逆汤健补两本、温阳利湿；针对中风后遗症，以补阳还五汤行气化瘀，合"杀破狼"攻伐风寒痰湿，合牵正散祛风化痰、通络止痉。

患者用药两周则右侧肢体活动不利及口眼㖞斜减轻，畏寒肢冷好转，后逐次好转。坚持守方用药两个月，患者口眼㖞斜痊愈，右侧肢体活动不利接近痊愈，只是行走快速时候步态轻微不协调。患者甚是满意，到北医三院康复科复查，康复科也是甚是惊讶，嘱咐患者巩固治疗两个月。

此案重用制附子130克、生黄芪160克、制川乌75克，因为对于中风后遗症，当突出温通之法以求速效，才能有效康复。剂量不够，疗程缓慢，往往会贻误病机，影响患者生活质量。

4.冠心病案

姜某，男，57岁，2020年11月29日初诊。

【症见】冠心病病史，放置支架。最近心慌胸闷，左侧后背疼痛，形体肥胖，面色发黑。舌淡红、苔白，脉沉紧。

【辨证】心脾肾阳虚，痰凝血瘀，寒湿困脾，运化不良。

【方药】破格救心汤合瓜蒌薤白半夏桂枝汤、丹参饮、李可先生三畏汤、川乌法基本方。

干姜120克　炙甘草60克　制附子90克先煎　党参60克　山萸肉60克　生龙骨30克先煎　生牡蛎30克先煎　白芷60克　细辛45克　瓜蒌50克　薤白30克　桂枝45克　清半夏45克　丹参60克　檀香10克后下　砂仁10克后下　丁香30克　郁金30克　五灵脂30克　肉桂30克　生蒲黄30克　生黄芪150克　制川乌75克先煎　制天南星45克　炒白术45克　小茴香45克　三七30克　水蛭9克打粉

【按语】患者心脏不适，以破格救心汤为基础方补益振奋心肾阳气，白芷、细辛、郁金代麝香芳香通窍；瓜蒌薤白半夏桂枝汤行气解郁、化痰瘀通胸痹，配合丹参饮活血化瘀、行气通窍止痛；取三畏汤益气补虚健中、行气通瘀止痛、温阳利湿降逆之意；以川乌法基本方畅气机、通瘀阻，强化温通之效。此案重用生黄芪150克、制川乌75克，就是突出川乌通一切痰湿瘀阻之功效。在与附子合用时，制川乌75克是笔者使用的较大剂量。

患者用药一周即显效，两周诸证近愈，嘱咐患者坚持调理两月之久。

5.心脏期前收缩、血压高案

王某，女，38岁，2019年8月17日初诊。

【症见】心脏期前收缩，心慌，胸闷气短，血压150/80mmHg，临时服药降压；有胃溃疡病史，胃痛，舌暗红、苔白，脉沉。

【辨证】心脾肾阳虚，运化失调，清阳不升，浊阴不降。

【方药】破格救心汤合川乌法、丹参饮、薏苡附子败酱散、茵陈五苓散、天麻钩藤饮、良附丸。

干姜60克　炙甘草60克　制附子90克先煎　党参60克　山萸肉60克　生

龙骨30克_{先煎}　生牡蛎30克_{先煎}　煅磁石30克_{先煎}　制川乌30克_{先煎}　生黄芪90克　丹参30克　檀香10克_{后下}　砂仁10克_{后下}　炒薏苡仁60克　败酱草60克　炒白术45克　桂枝45克　茯苓45克　泽泻45克　猪苓30克　茵陈90克　清半夏30克　天麻30克　钩藤50克_{后下}　茺蔚子90克　煅赭石60克_{先煎}　高良姜15克　香附15克

【按语】本案顾护心阳、心肾并补为第一要义，以破格救心汤合丹参饮为基础方，合川乌法是取温通阳气、畅通气机之意；患者胃溃疡史，证属阳虚脾湿，以五苓散健脾利湿，薏苡附子败酱散扶阳利湿消痈，良附丸温胃醒脾止痛，加味清半夏升清降浊利痰湿，天麻钩藤饮合茺蔚子辅助治疗血压高，重用茵陈90克取茵陈蒿汤之意治疗面部阴黄。

患者用药一周，诉胸闷气短明显减轻，血压146/80mmHg，胃痛明显减轻。

上方守方辨证加减，患者治疗两个月诸症愈，未服降压药，血压可稳定在130/80mmHg左右。

（三）肿瘤癌症结节囊肿案

1. 卵巢癌放疗后案

樊某，女，68岁，2019年6月15日初诊。该患者是多年的老病号，2016年卵巢癌放化疗术后常年来在笔者处调理。2019年由于癌细胞转移又做了胰尾脾脏切除术，后需坚持6个月的化疗。

【症见】术后头晕，乏力，下肢发胀。三高病史，血压在150/80mmHg左右。舌淡、燥、胖大、苔黄，脉沉紧涩。

【辨证】肝脾肾阴阳俱虚，元气亏损，痰瘀互阻。

【方药】地黄饮子合川乌法、半夏白术天麻汤、定风丹、海藻甘草汤。

熟地黄60克　山萸肉30克　石斛45克　麦冬30克　五味子30克_{揭碎}　石菖蒲30克　远志15克　茯苓30克　肉苁蓉30克　肉桂30克　制附子30克_{先煎}　巴戟天30克　薄荷15克　生姜30克　大枣30克　生黄芪90克　制川乌30克_先

益母草60克　清半夏30克　天麻30克　钩藤50克_{后下}　炒白术30克　何首乌30克　白蒺藜30克　海藻30克　炙甘草30克　全蝎4克_{粉冲}　蜈蚣4条_{粉冲}

癌症化疗后，正气已伤，肝肾不足，不可见癌抗癌，滥用攻伐，应以补益肝肾、扶阳补正为主。地黄饮子就是补益肝肾、阴阳并补的良方，合川乌法加强温通气机之力，半夏天麻白术汤合定风丹补益肝肾、祛风除眩，合用海藻甘草汤、川乌法抗癌。

患者用药一周后精力好转，可以坚持化疗，处方仍坚持以扶正补虚为主做大调。患者每次化疗前后均服上方调理，处方变动不大。至2019年12月份化疗结束时，较上方制附子60克、生黄芪120克、制川乌60克、制天南星30克、清半夏30克，用"杀破狼"组合，以温通痰湿、瘀阻的思路治疗，攻补兼备，助力抗癌。之后患者间断用药，不予赘述。

十二五合方合川乌法、海藻甘草汤。

熟地黄30克　当归60克　川芎15克　白芍18克　仙茅20克　淫羊藿30克　巴戟天20克　肉苁蓉30克　覆盆子30克　五味子30克_{捣碎}　枸杞子30克　菟丝子30克　补骨脂30克　党参30克　生白术100克　茯苓45克　炙甘草60克　制附子90克_{先煎}　干姜90克　生黄芪130克　肉桂45克　清半夏90克　制川乌75克_{先煎}　海藻30克　木鳖子30克　生薏苡仁60克　全蝎6克_{粉冲}　蜈蚣6克_{粉冲}

【按语】本案以十二五合方为基础方，体现的就是气血、阴阳、两本并补，并突出理中汤、四逆汤的主导作用。加味制川乌、清半夏强化畅通气机、益阳消阴、升清降浊之意，另加味抗癌经验药物。

患者各项指标稳定，身体及精神面貌恢复良好，平时每有不适便来调理。

2. 结肠癌术后化疗案

毛某，男，68岁，2019年7月25日初诊。

【症见】2018年10月结肠癌术后发现肝部转移，患者定期每半月做一次化疗，右肋隐痛好转，喑哑，大便次数多，舌淡嫩，无苔，脉沉细。

【辨证】肝脾肾阴阳俱虚，元气亏损，痰凝血瘀。

【方药】地黄饮子合川乌法、膈下逐瘀汤、海藻甘草汤、理中汤。

熟地黄60克　山萸肉60克　石斛45克　麦冬30克　五味子30克_{揭碎}　石菖蒲30克　远志15克　茯苓30克　肉苁蓉30克　肉桂30克　制附子60克_{先煎}　巴戟天30克　生黄芪150克　制川乌30克_{先煎}　干姜60克　桃仁15克　丹皮15克　赤芍30克　乌药15克　玄胡15克　当归15克　川芎15克　党参60克　五灵脂30克　夏天无30克　木鳖子30克　海藻60克　炙甘草60克

2019年11月21日二诊处方为：

熟地黄60克　山萸肉60克　石斛45克　麦冬30克　五味子30克_{揭碎}　茯苓30克　肉苁蓉30克　肉桂30克　制附子60克_{先煎}　巴戟天30克　干姜90克　海藻60克　炙甘草60克　桃仁15克　鳖甲30克_{先煎}　当归15克　党参60克　五灵脂30克　生黄芪150克　制川乌60克_{先煎}　清半夏30克　制天南星30克　鹿角片30克　细辛30克　麻黄15克　木鳖子30克　白蒺藜60克　合欢皮15克

【按语】对于癌症且转移的患者，突出扶正补虚以祛邪的固本治疗思路。患者年老体衰、阴阳并虚，故以地黄饮子为基础方合理中、四逆予以培补两本，且暗哑属于"暗厥风痱"之证，地黄饮子正当其用；重用生黄芪150克、制川乌30克，取川乌法之意强化温通气机以逐寒祛湿，既扶助正气，又可化痰抗癌；针对肝区不适，以膈下逐瘀汤活血化瘀，破癥消结，合参灵散、夏天无化瘀止痛，同时川乌法合海藻甘草汤及木鳖子兼顾化痰抗癌。

患者在用药期间，对症治疗，或胃痛加九香虫、木香，或因口腔溃疡（化疗不良反应）加潜阳封髓丹。坚持扶阳大法不变，逐渐加大扶阳药物剂量。

川乌增加至60克，有"杀破狼"组合以征伐风寒痰湿；融入麻黄附子细辛汤由内而外温阳通经，祛伏邪以达表；另加入桃仁、鳖甲护肝药物。

自从服药开始，患者肝功能指标一直控制良好。

3.甲状腺癌伴甲状腺结节案

高某，女，37岁，2020年10月27日初诊。

【症见】患甲状腺癌、甲状腺结节1年半，B超显示有两处结节，因癌变组织较小，未手术；患者月经前头痛伴恶心呕吐，足心热。舌淡胖、苔白，脉沉弦细。

【辨证】脾肾阳虚，气血双亏，痰凝血瘀，运化不良。

【方药】十二五合方合川乌法、"杀破狼"组合、海藻甘草汤减味方、潜阳丹。

熟地黄18克　当归15克　川芎45克　白芍18克　仙茅20克　淫羊藿30克　巴戟天20克　肉苁蓉30克　覆盆子30克　五味子30克_{捣碎}　枸杞子30克　菟丝子30克　补骨脂30克　党参30克　炒白术30克　茯苓30克　炙甘草60克　制附子90克_{先煎}　干姜90克　生黄芪90克　肉桂45克　制川乌45克_{先煎}　制天南星45克　清半夏45克　海藻60克　三七30克　砂仁15克_{后下}　黄柏10克

【按语】万不可见癌抗癌，滥用攻伐！本案患者阳虚寒凝，气血不足，局部经络阻滞，痰瘀互结，故成结节肿瘤，当在扶阳基础上补益气血，结合祛痰化瘀，攻补兼施，方可奏效。本案以十二五合方突出四逆、理中剂量补益气血、健固两本，是为扶正祛邪思路；合川乌法"杀破狼"组合，扶阳与抗癌兼顾（攻补兼备），合海藻甘草汤行气祛寒，化痰散结；患者头疼与月经相关，重用四物汤之川芎45克和三七活血通瘀；足心热（或五心潮热）根在阳虚寒凝，郁而化热。

经治两个月治疗，患者经前头痛、恶心呕吐及足心热症状消失，气色焕然一新。2021年1月份复查B超显示肿瘤结节缩小，各项指标正常。

4. 乳腺癌案

李某，女，44岁，2020年10月17日初诊。

患者因右侧乳房疼痛经彩超检查显示右侧乳腺结节，边界欠清，右侧腋下淋巴结节。右侧乳头溢液，橘皮样变。医院考虑乳腺癌，一周后穿刺活检，并建议一个月后全切乳房，患者着急找中医尝试治疗。

【症见】舌暗红、苔白腻，脉弦紧。

【辨证】脾肾阳虚，痰凝血瘀。

【方药】王献民先生川乌法基本方合李可先生攻癌夺命汤。

生黄芪130克　制川乌75克_{先煎}　清半夏60克　党参45克　三七30克　生

姜90克　炙甘草60克　小茴香45克　陈皮30克　肉桂45克　制附子60克_{先煎}
细辛45克　海藻60克　玄参30克　浙贝母30克　生牡蛎30克_{先煎}　柴胡10克
桃仁15克　红花15克　丹参30克　泽兰15克　王不留行30克　路路通15克
白芥子30克_{捣碎}　全蝎6克_{粉冲}　蜈蚣6条_{粉冲}　木鳖子30克　夏枯草60克

【按语】本案为求速效以安稳患者，使用王献民先生川乌法基本方突出温通气机、疏通经络、除湿化痰、补益气血、消癥祛瘕，力量雄厚，合攻癌夺命汤活血祛痰、散结通络。

患者用药一周，乳头溢液减少，疼痛减轻。2020年11月21日诊见，乳头溢液消失，橘皮样变减轻，彩超显示腋下淋巴结节消失，乳腺自觉无异常。患者信心大增，继续坚持治疗两月余痊愈。

5. 喉癌案

李某，男，80岁，2020年12月26日初诊。

【症见】喉部肿瘤，喉咙疼痛，反复胃痛，呃逆，喝水即呛，胸闷，咳痰，食欲差，大便不畅，舌暗红、苔白腻，脉沉弦。

【辨证】脾肾阳虚，升降失调，中气不足，痰凝血瘀。

【方药】李可先生双呕汤合薏苡附子败酱散、济川煎、川乌法、潜阳封髓丹、丁香柿蒂汤。

旋覆花20克_{包煎}　煅赭石60克　党参45克　茯苓45克　炙甘草60克　吴茱萸15克　炒薏苡仁60克　制附子60克_{先煎}　败酱草60克　当归60克　生白术100克　怀牛膝45克　肉苁蓉30克　蜜紫菀45克　桃仁15克　玉蝴蝶15克　生黄芪120克　清半夏60克　制川乌45克_{先煎}　砂仁21克_{后下}　黄柏30克　龟甲15克_{先煎}　干姜90克　丁香15克　柿蒂15克　藿香30克　莱菔子30克　大黄15克

【按语】双呕汤降厥阴、阳明寒逆，丁香柿蒂汤止呃逆，薏苡附子败酱散扶阳利湿消痈，治疗胃肠不适；合川乌法通经祛寒、化痰散结以抗癌，潜阳封髓丹收敛虚阳，加玉蝴蝶治疗喉咙疼痛；以济川煎合当归、生白术对药益气活血、润肠通便，加莱菔子、大黄通便更佳。因为老年人便秘除了气血亏损动力不足外，还有内热胀满作祟，加藿香芳香化湿醒脾、祛苔腻。

患者用药一周，喉咙疼痛减轻，苔腻去，呃逆减少，食欲好转，喝水呛缓解，大便通畅。去藿香、莱菔子，加威灵仙30克、楮实子30克为化铁丸，消骨鲠。

2021年1月16日，患者诉食欲佳，喝水轻微呛咳，无呃逆，咳痰减少，依旧胸闷，去紫菀、桃仁、丁香、柿蒂，加瓜蒌50克、薤白30克通胸阳，川乌法加海藻、木鳖子化痰抗癌。

患者年龄大，应以症为主，改善患者症状，提高生活质量，而不宜求消退癌症。

6. 多发癌症案

王某，女，64岁，2020年6月13日初诊。

【症见】右肺恶性肿瘤多发，最大者3.4cm×3.2cm，左肺多发结节，最大者1.1cm×0.8cm；肝部肿瘤0.6cm×0.6cm，并囊肿0.3cm；胰腺有结节，右肾有囊肿，双颈分散淋巴结；这些症状较以前都有增大，经人介绍前来就诊。患者浑身乏力，食欲不振，血压偏高，其他无明显自觉症状，面色晦暗，舌红、舌质嫩、滑润、少苔，脉细。

【辨证】心脾阳虚，气血双亏，元气大伤，痰凝血瘀。

【方药】十二五合方合川乌法、"杀破狼"组合、海藻甘草汤。

熟地黄18克　当归30克　川芎15克　白芍18克　仙茅20克　淫羊藿30克　巴戟天20克　肉苁蓉30克　覆盆子30克　五味子30克捣碎　枸杞子30克　菟丝子30克　补骨脂30克　党参30克　炒白术30克　茯苓30克　炙甘草60克　制附子150克先煎　干姜130克　生黄芪150克　肉桂45克　清半夏45克　制川乌75克先煎　制天南星45克　海藻60克　木鳖子30克　全蝎4克粉冲　蜈蚣4条粉冲

【按语】患者无明显不适，故以十二五合方为基础，大补气血阴阳两本，突出扶正祛邪思路；"杀破狼"组合温通行气、祛寒化痰，攻补兼备，合海藻甘草汤、木鳖子、蝎蚣散散结抗癌。

上方守方，临证加减，患者坚持治疗近一年，抗癌效果显著，气色与精神面貌焕然一新。根据其定期B超显示，2020年7月13日，双侧淋巴结缩小，肺部肿瘤最大者缩为2.9cm×2.4cm；2020年12月17日肺部肿瘤最大者为2.6cm×1.5cm，胰腺结节最大者缩小0.1cm，其余肿瘤、结节、囊肿均较以前缩小。

患者年老体衰，全身多发肿瘤结节囊肿，乃是全身阳气衰微、寒湿瘀阻所致。笔者坚持以扶正祛邪思路为主，而非大肆攻伐。从疗效上看，这一思路是非常成功有效的。鉴于患者体质，建议其长期调理，不求完全消除癌症，但求生命质量提高。

7. 双肺多发结节案

王某，男，38岁，2019年10月26日初诊。

【症见】双肺多发结节，反复咳嗽、咳痰、痰量不多，神疲乏力，舌暗红、舌质干燥、少苔，脉弦紧。

【辨证】心肺气虚，痰凝血瘀。

【方药】变通小青龙汤合川乌法、"杀破狼"组合、炙甘草汤、软坚散、止痉散、海藻甘草汤。

炙麻黄10克　桂枝45克　赤芍45克　细辛60克　清半夏60克　五味子30克_{捣碎}　干姜60克　炙甘草60克　制附子90克_{先煎}　蜜紫菀30克　炙款冬花30克　白果20克_{打碎}　党参30克　制川乌30克_{先煎}　生黄芪90克　制天南星30克　木鳖子30克　麦冬15克　生地黄60克　火麻仁15克　阿胶珠12克　海藻60克　玄参30克　浙贝母20克　生薏苡仁60克　全蝎4克_{粉冲}　蜈蚣4条_{粉冲}　百合30克

【按语】患者阳虚寒凝，痰瘀互阻，乃成结节；肺气不足，则有咳嗽；心肺气虚，经络不畅，久咳伤阴，故有舌燥。变通小青龙汤温阳祛痰、宣肺化饮，合"杀破狼"组合通阳祛寒化痰湿，攻补结合，突出制附子、制川乌、生黄芪、制天南星药物剂量；炙甘草汤阴阳并补，通脉复阳，治疗心脏期前收缩；软坚散、蝎蜈散、海藻甘草汤祛痰散结抗癌；加百合有固金汤之意。

患者用药一周，咳嗽明显减轻，两周痊愈，后逐次显效，经过四个月间断用药，肺部CT显示，仅剩一处小结节。

8. 肺癌术后案

郝某，女，60岁，2020年5月21日初诊。

【症见】肺癌术后，咳嗽、咳痰、白痰为主，神疲乏力，三高病史，兼有颅内血管瘤、脂肪肝、胆结石、肾囊肿病史，时常肠胃不适，反复口腔溃疡，面部扁平疣，舌淡红、舌质干燥、少苔，脉浮弦。

【辨证】心肾阳虚，心肺气虚，痰瘀互结。

【方药】变通小青龙汤合川乌法、"杀破狼"组合、薏苡附子败酱散、麻杏苡甘汤。

炙麻黄10克　桂枝30克　赤芍30克　细辛30克　清半夏45克　五味子30克揭碎　干姜90克　炙甘草60克　制附子60克先煎　蜜紫菀30克　蜜款冬花30克　白果20克打碎　党参60克　山萸肉60克　制川乌60克先煎　制天南星30克　生黄芪130克　浙贝母30克　炒薏苡仁60克　败酱草60克　砂仁15克后下　杏仁10克　皂角刺60克　白鲜皮45克　三棱15克　木鳖子30克　山药30克　当归30克

【按语】变通小青龙汤温阳化饮、宣肺祛痰，加党参、山萸肉取破格救心汤之意补益心肾，振奋心阳；合"杀破狼"通阳祛寒化痰湿，攻补兼备，扶正祛邪；薏苡附子败酱散扶阳利湿消痈，对于口腔溃疡、肠胃不适均有良效；麻杏薏甘汤加皂角刺解表祛湿治疗扁平疣且有散结化痰之效。

患者用药一周，诉咳嗽、咳痰减轻，乏力好转。2020年7月9日咳嗽、咳痰消失，面部扁平疣明显好转。调整处方制附子90克、制川乌75克。2020年12月15日，患者肺癌等各项检查，都明显好转，后以十二五合方合"杀破狼"、海藻甘草汤善后治疗。

9. 肺癌术后案

张某，男，55岁，2020年12月1日初诊。

【症见】肺癌术后，面色晦暗，面容苍老，心慌气短，神疲乏力，糜烂性胃炎、胃胀。舌淡红、胖大、苔白腻，脉弦紧。

【辨证】脾肾阳虚，气血双亏，元气大伤，痰凝血瘀。

【方药】十二五合方合"杀破狼"组合、薏苡附子败酱散。

熟地黄18克　当归15克　川芎15克　白芍18克　仙茅20克　淫羊藿30克　巴戟天20克　肉苁蓉30克　覆盆子30克　五味子30克_{捣碎}　枸杞子30克　菟丝子30克　补骨脂30克　党参30克　炒白术30克　茯苓30克　炙甘草60克　干姜90克　制附子60克_{先煎}　生黄芪130克　肉桂45克　制川乌60克_{先煎}　制天南星45克　清半夏45克　炒薏苡仁60克　败酱草60克　蜜紫菀45克　白花蛇舌草60克

2020年12月29日二诊：患者诉心慌气短、神疲乏力明显减轻，苔腻减少，食欲佳，肠腑通畅。增加扶阳药物剂量，制附子90克、生黄芪150克、党参60克、茯苓45克、制川乌75克、干姜120克。

2021年1月16日三诊：患者诉体检检查，各项指标恢复良好。减去白花蛇舌草、紫菀，加入海藻60克、木鳖子30克加大化痰散结力度以抗癌。守方守法，临证加减，患者气色与检查指标均明显改善。

【按语】患者肺癌术后正气已亏，气虚不足，且无咳喘，治法当攻补兼施，先以补益正气为主，固护脾肾。十二五合方固护正气，突出扶阳四逆、理中药物剂量，四逆汤金水同源，理中汤土生金意，都切中病机；合"杀破狼"温通气机之际化痰抗癌，薏苡附子败酱散扶阳利湿消痈治疗胃糜烂，紫菀宣肺润肠、舌草散结抗癌。

10. 胃癌切除术后案

姜某，男，73岁，2020年12月31日初诊。

【症见】胃癌，胃部分切除史，糜烂性胃炎伴肠化，面色晦暗，时常反酸，胃脘隐痛，大便不成形，舌淡红、胖大、苔白，脉弦。

【辨证】心脾阳虚，脾虚胃寒，运化失调，气滞血瘀。

【方药】李可先生双呕汤合参苓白术散、薏苡附子败酱散、黄芪建中汤、川乌法与"杀破狼"组合。

旋覆花15克_{包煎}　煅赭石30克　吴茱萸 15克　党参30克　炒白术30克　茯苓45克　炙甘草45克　白扁豆15克　山药30克　莲子肉15克　砂仁10克_{后下}　炒薏苡仁60克　制附子60克_{先煎}　败酱草60克　生黄芪90克　桂枝45克　白芍45克　生姜90克　制天南星45克　清半夏45克　制川乌45克_{先煎}　小茴香30克　陈皮30克　三七30克

【按语】双呕汤降胃逆；参苓白术散合薏苡附子败酱散扶阳健脾、利湿消痈，合黄芪建中汤温中补中，治疗患者当前主要病症；川乌法基本方与"杀破狼"合用，温通气机、升清降浊、攻补兼备。

患者用药一周，反酸、胃脘隐痛明显好转，大便成形。患者断续坚持治疗，诸症明显好转，患者身体及元气既伤，年岁已大，每有不适便来调理。

11. 甲状腺结节、乳腺结节案

冯某，女，48岁，2020年12月12日初诊。

【症见】甲状腺结节、乳腺结节病史，双下肢浮肿，面色萎黄，月经量多，贫血，舌淡红、苔滑润，脉弦涩。

【辨证】脾肾阳虚，情志郁结，痰凝血瘀。

【方药】李可先生攻癌夺命汤合"杀破狼"组合。

柴胡10克　白芥子15克_{捣碎}　炙甘草60克　海藻60克　夏枯草60克　木鳖子30克　王不留行30克　丹参30克　玄参30克　浙贝母30克　桃仁15克　红花15克　泽兰15克　全蝎4克_{粉冲}　蜈蚣4条_{粉冲}　路路通15克　生牡蛎30克_{先煎}　生姜90克　肉桂45克　细辛45克　制附子90克_{先煎}　生黄芪120克　制天南星45克　清半夏45克　制川乌45克_{先煎}　水蛭9克_{打粉}　三七30克　党参45克

上方加减服用至2021年2月27日，患者诉B超显示甲状腺结节基本消失，乳腺结节明显缩小，后坚持治疗两个月乳腺结节消失。

【按语】攻癌夺命汤和杀破狼药物温阳行气，化痰祛瘀，散结通络，突出扶阳、化痰药物剂量，扶阳为主线，消中有补。

12. 甲亢、甲状腺结节案

王某，男，33岁，2020年12月29日初诊。

【症见】甲亢病史，甲状腺结节，体胖，头胀，心慌急躁易怒，乏力，手抖，皮肤瘙痒，舌紫暗、无苔，脉细。

【辨证】肝肾亏损，阴阳两虚，气滞痰凝。

【方药】地黄饮子合真武汤、海藻甘草汤、"杀破狼"组合。

熟地黄60克　山萸肉45克　石斛45克　麦冬30克　五味子30克_{捣碎}　石菖蒲30克　远志15克　茯苓30克　肉苁蓉30克　巴戟天30克　肉桂30克　制附子30克_{先煎}　薄荷15克　徐长卿30克　生姜45克　炒白术30克　白芍30克　龟甲30克_{先煎}　海藻60克　炙甘草45克　夏枯草60克　玄参30克　浙贝母30克　生牡蛎30克_{先煎}　生黄芪120克　制天南星45克　清半夏45克　制川乌45克_{先煎}

【按语】地黄饮子阴阳并补。患者偏于阴虚，突出熟地黄剂量，真武汤温阳利水，有降逆之功，治疗手抖；海藻甘草汤合"杀破狼"温消结合化痰散结。

患者用药一周，头胀心慌急躁减轻。再诊，头胀明显减轻，几乎无心慌急躁易怒，乏力明显好转，手抖减轻，皮肤瘙痒好转，自用中药后，体重减轻5千克。后巩固治疗两月余检查三碘甲状腺原氨酸（T_3）、四碘甲状腺原氨酸（T_4）指标正常。

13. 肺气肿案

焦某，男，62岁，2020年6月23日初诊。

【症见】肺气肿病史，时常胸闷憋气、头晕，稍微活动则加重。舌暗红、干燥、中裂、苔少，脉沉细。

【辨证】肝肾亏损，阴阳俱虚，中气不足，肺失宣降。

【方药】地黄饮子合"杀破狼"组合、变通小青龙汤、海藻甘草汤。

熟地黄90克　山萸肉60克　石斛45克　麦冬15克　五味子30克_{捣碎}　石菖蒲30克　远志15克　茯苓45克　肉苁蓉30克　巴戟天30克　肉桂30克

制附子60克_{先煎}　薄荷15克　干姜60克　大枣30克　生黄芪120克　制天南星30克　清半夏30克　制川乌45克_{先煎}　麻黄10克　桂枝15克　赤芍30克　细辛30克　炙甘草60克　玄参30克　浙贝母15克　海藻30克　党参60克

【按语】肺气肿耗散精气，患者患病日久，阴损及阳，阳损及阴，阴阳并虚。以地黄饮子阴阳并补，同时突出熟地黄、制附子用量；金水同源，合用变通小青龙汤宣肺化饮；"杀破狼"通阳化痰、攻补兼备，海藻甘草汤祛痰散结。

患者用药一周，觉胸闷、憋气明显好转，诉多年已经没有这么轻松了。守方不变。2020年7月7日二诊，诉诸症好转，唯有头晕，去海藻、大枣，加砂仁21克、黄柏30克，取潜阳丹之意。后复诊诉头晕好转，平时天气寒冷会有不适，正常天气已经无喘憋感觉。

（四）其他案

1. 瘢痕疙瘩案

张某，男，28岁，2020年8月8日。

【症见】形体高大宽厚，颜面部、前胸、后背脓疖（瘢痕疙瘩），经治多家著名医院，术后仍然复发。右眼红肿，面部出油多。舌暗红胖大、苔白，脉沉紧。

【辨证】脾肾阳虚，脾虚湿困，湿阻痰凝，寒湿化热。

【方药】五苓散合四逆汤、薏苡附子败酱散、麻杏苡甘汤加皂角刺、生四物汤、软坚散、五味消毒饮、海藻甘草汤。

桂枝45克　炒白术45克　茯苓45克　泽泻45克　猪苓30克　制附子180克_{先煎}　干姜150克　炒薏苡仁60克　败酱草60克　麻黄10克　杏仁15克　皂角刺60克　炙甘草60克　生地黄30克　当归15克　赤芍30克　川芎15克　白芥子30克_{捣碎}　玄参30克　浙贝母30克　海藻60克　苏木30克　金银花45克　蒲公英30克　紫花地丁30克　苍术15克　黄柏10克

患者用药后逐次好转，至2020年10月17日，疖肿已经好转70%以上，体重减轻9千克。调整处方，减少清热药物，加通阳祛痰瘀之川乌、南星、木鳖子，处方如下：

桂枝45克　炒白术45克　茯苓45克　泽泻45克　猪苓30克　制附子180克_{先煎}　干姜150克　炒薏苡仁60克　败酱草60克　麻黄10克　杏仁15克　皂角刺75克　炙甘草60克　生地黄30克　当归15克　赤芍30克　川芎15克　白芥子30克_{捣碎}　玄参30克　浙贝母30克　生牡蛎30克_{先煎}　海藻60克　金银花90克　紫花地丁60克　白芷30克　荆芥穗15克　制川乌45克_{先煎}　木鳖子30克　制天南星45克

上方调整后，疖肿消退迅速，至2021年3月份患处皮肤基本平复，未再复发。患者非常满意，并推荐多名患者前来就诊。

【按语】五苓散合四逆汤扶阳固本、健脾利湿，突出制附子180克温阳祛寒化湿一步到位，合薏苡附子败酱散扶阳利湿消痈肿；因其形似痤疮为湿热痈肿，以五味消毒饮减味方加二妙清利湿热，以四物汤合麻杏苡甘汤加皂角刺活血化瘀、解表祛湿，另加味软坚散、白芥子、海藻甘草汤、紫花地丁祛痰散结。

2. 痛风案

吴某，男，63岁，2020年10月15日初诊。

【症见】既往痛风性关节炎病史，时常发作，尿酸高，超过600μmol/L，口服西药降不下来，平时左侧跖趾关节及足踝憋胀感，肾囊肿病史，舌淡红胖大、苔白腻，脉弦滑。

【辨证】脾肾阳虚，痰凝血瘀，风湿痹阻，代谢失常。

【方药】五苓散合四逆汤、"杀破狼"组合、薏苡附子败酱散、桂枝芍药知母汤加味方。

桂枝45克　炒白术45克　茯苓45克　泽泻45克　猪苓30克　制附子90克_{先煎}　干姜120克　生黄芪120克　清半夏60克　制川乌60克_{先煎}　制天南星45克　炒薏苡仁60克　败酱草60克　猫爪草45克　急性子20克　木鳖子30克　土茯苓120克　滑石块100克_{包煎}　萆薢30克　白芍45克　知母15克

麻黄15克　细辛30克

【按语】大剂量四逆汤统筹全局，五苓散健脾利湿，"杀破狼"祛寒通络止痛，祛痰湿利关节，合用桂枝芍药知母汤加味方治疗痛风所致的痹证疼痛；薏苡附子败酱散扶阳利湿消痈，与猫爪草、急性子、木鳖子化痰散结治疗囊肿；更有土茯苓、滑石块、萆薢降尿酸。

患者用药一周，左侧跖趾关节及足踝憋胀感减轻；四诊时，足踝憋胀感消失，尿酸降至500μmol/L以下，后继续巩固治疗一段时间尿酸正常。

3. 双侧输卵管积液伴卵巢囊肿案

李某，女，49岁，2019年11月16日初诊。

【症见】双侧输卵管积液伴卵巢囊肿八年，大便干燥，平时急躁易怒，舌淡红、胖大、少苔，脉沉。

【辨证】脾肾阳虚，代谢失常，中气不足，运化不良。

【方药】五苓散合四逆汤、川乌法、薏苡附子败酱散、四物汤、二仙汤、通幽汤之意。

生白术100克　桂枝45克　茯苓45克　泽泻45克　猪苓30克　制附子100克_{先煎}　干姜60克　生黄芪120克　制川乌60克_{先煎}　生薏苡仁60克　败酱草60克　水蛭9克_{打粉}　急性子30克　猫爪草45克　熟地黄15克　当归60克　川芎15克　白芍15克　仙茅20克　淫羊藿30克　生地黄30克　麦冬15克　大黄10克　桃仁10克

【按语】阳虚湿盛，阻塞经络，痰瘀互结，乃生囊肿。四逆汤合五苓散温阳补肾，健脾利湿，合川乌法温通气机，通经化痰；薏苡附子败酱散扶阳利湿消痈，加水蛭化瘀通窍，急性子、猫爪草祛痰通络，治疗囊肿；考虑患者至更年期烦躁，以四物汤、二仙汤和解，取通幽汤之意合大剂量生白术、当归泻热润肠、益气通便。

患者用药一周，大便通畅，烦躁好转，五周后复查B超显示双侧输卵管积液消失，卵巢囊肿缩减一半。继续巩固治疗两个月，囊肿消失，改以十二五合方调补善后。

4.“富贵包”案

唐某，女，46岁，2020年8月22日初诊。

【症见】项部巨大富贵包，从身侧看犹如小馒头，十分影响形象，平时四肢关节容易疼痛，头晕，便秘，面部色斑明显。舌淡红、胖大、苔白，脉弦滑。

【辨证】脾肾阳虚，痰凝血瘀，运化不调。

【方药】阳和汤合软坚散、薏苡附子败酱散、“杀破狼”组合。

熟地黄30克　鹿角片15克　炮姜炭30克　肉桂30克　麻黄10克　白芥子30克_{捣碎}　炙甘草60克　玄参30克　浙贝母30克　生牡蛎30克_{先煎}　炒薏苡仁60克　制附子60克_{先煎}　败酱草60克　生黄芪120克　清半夏30克　制川乌45克_{先煎}　独活45克　生白术100克　当归60克　蜜紫菀45克　桃仁15克　肉苁蓉30克　刘寄奴30克　苏木30克　木鳖子30克　续断30克　怀牛膝30克　大黄15克

【按语】富贵包位于督脉大椎周缘，督脉主一身之阳，故富贵包可看作阴疽。四肢关节疼痛，亦是阳虚风寒阻滞经络而致，痰瘀互阻可致关节变形、骨端膨大，面部色斑也是痰瘀互结之象。故主方选用阳和汤温阳和血，散寒通滞，合软坚散化痰散结，薏苡附子败酱散扶阳利湿消痈，更加“杀破狼”组合行气祛寒化痰，具有破冰解冻、推墙倒壁之功，加通便、利关节药物。

患者用药三周，富贵包消失，面色好转，色斑减轻，四肢关节疼痛明显减轻。

小　结

川乌温阳通经，走而不守，对风寒痰湿有推墙倒壁之力。今人王献民先生精研先圣之法，勇于尝试，宣妙发微，将川乌之应用升至立法层面。笔者有幸结识切磋并研读大作，将其川乌法、乌附法与乌头汤思路相融合，结合已有之治疗思路广泛用之于临床，疗效显著提升。希望有志于扶阳医学的读者去研读其书，体悟川乌法应用之妙。

潜阳封髓丹的临床运用心得

概　述

潜阳丹为火神派鼻祖郑钦安所创，其组成有砂仁、制附子、龟甲、甘草。基础用量为砂仁30克、制附子24克、龟甲6克、甘草15克。

他认为："潜阳丹一方，乃纳气归肾之法也，夫西砂辛温，能宣中宫一切阴邪，又能纳气归肾。附子辛热，能补坎中真阳，真阳为君火之种，补真火即是壮君火也。况龟板一物坚硬，得水之精气而生，有通阴助阳之力，世人以利水滋阴曰之，悖其功也。佐以甘草补中，有伏火互根之秘，故曰潜阳。"从其书中所举医案可知，潜阳丹的主要功能是回阳祛阴、收纳真气、大补元阳，可适用于少阴阳虚所导致的一切虚阳外越、上浮不降等上热下寒的"上火"诸证，包括咽痛、牙痛、舌疮、眩晕、头痛、耳鸣热肿、咳嗽、口臭等头面"热证"，也包括头面浮肿、五更梦遗、腰痛、二便自利等少阴寒证。

封髓丹的组成包括黄柏、砂仁、甘草三味药，基础用量为黄柏30克、砂仁21克、甘草9克。

封髓丹最早出自元代许国祯编纂的《御药院方》一书"补虚损门"。原文称"封髓丹，降心火，益肾水"。此方效用历来为后人推崇，衍化出很多方剂，最著名的就是李东垣的三才封髓丹（加味天冬、地黄和人参），还有其他如纳气封髓丹、固元封髓丹、回阳封髓丹等。

郑钦安非常推崇封髓丹，将其归为纳气归肾之法，亦上、中、下并补之方，并称其为三才封髓丹，与李东垣不同的是，他认为黄柏一味药而兼具天地人、心脾肾三才之意，"夫黄柏味苦入心，禀天冬寒水之气而入肾，色黄而入脾。脾也者，调和水火之枢也。""其中更有至妙者，黄柏之苦合甘草之甘，苦甘能化阴。西砂之辛合甘草之甘，辛甘能化阳。阴阳合化，交会中宫，则水火既济，而三才之道，其在斯矣。此一方不可轻视。余尝亲身阅历，能治一切虚火上冲牙疼、咳嗽、喘促、面肿、喉痹、耳肿、目赤、鼻塞、遗尿、滑精诸症，屡获奇效，时有出人意料，令人不解者。余仔细揣摩，而始知其制方之意，重在调和水火也。"

郑钦安对封髓丹的理解可谓独创，并没有将其简单地归为清热润燥养阴之列，而悟出其调和水火、交通阴阳之意，所以将它和潜阳丹都归纳为纳气归肾之法。

那么二者有何不同？二者相同的要药就是砂仁，起着打通中焦、引气下行的关键作用；二者最大的不同就是潜阳丹中有附子这一扶阳温肾益气通经的主药，使方中扶阳与潜阳并行；而封髓丹中黄柏很重要，黄柏苦寒，善降相火，是治疗阴虚的要药。因此不少人认为封髓丹适用于阴虚燥热之证，而潜阳丹适用于阳虚外越、虚火之证。但细看钦安所语，封髓丹可治"一切虚火上冲"之证！"其制方之意，重在调和水火也"！

其实潜阳丹和封髓丹在郑钦安的理解中差别不大，主要就是看患者阳虚的程度而已，而且在其书中有多处病症都是二方均可使用或同时使用。

临证问答

1.同时使用

（1）问曰：咳嗽、喘促、自汗、心烦不安、大便欲出、小便不禁、畏寒者何故？

答曰：此真阳将脱，阴气上干清道也……法宜回阳降逆，温中降逆，或纳气归根。方用四逆汤、封髓丹、潜阳丹，解见上。（《医理真传·卷二·阳虚证问答》）

（2）问曰：病人腰痛、身重、转侧艰难，如有物系，天阴雨则更甚者，何故？

答曰：此肾中之阳不足，而肾中之阴气盛也。……肾虚者，可与滋肾丸、封髓丹、潜阳丹。（《医理真传·卷二·阳虚证问答》）

（3）问曰：患者每日早饭后心烦，两手、足心痛痒异常，至午初即愈者，

221

何故？

答曰：此元阴不足，心阳气有余也。……方用黄连鸡子阿胶汤或补血汤。……阳虚发痒者，手、足心肉柔润不枯，无白皮干粗色，但痒极而欲重按重压，以此定之，再参看各部气色便了。阳虚宜收纳回阳为主，方用潜阳丹、四逆汤、封髓丹之类，解见阳虚门。（《医理真传·卷三·阴虚证问答》）

（4）问曰：喉蛾的病机是什么？如何治疗？

答曰：因肾气不藏，上攻于喉而致者……原由君火弱而不能制阴，阴气上僭，逆于咽喉而生蛾子。……法宜扶阳，如封髓丹、姜桂饮、白通、潜阳等方，皆可令服。（《医法圆通·卷一》）

（5）问曰：汗证的病机是什么？如何治疗？上中下三部（心脾肾）阳衰，皆能出汗，统以阳虚名之。

答曰：其人定多嗜卧，少气懒言为准。法宜扶阳，阳旺始能镇纳群阴，阴气始得下降，阳气始得潜藏，乃不外亡。法宜回阳、收纳、温固为要，如封髓丹、潜阳丹、黄芪建中汤、回阳饮之类。（《医法圆通·卷二》）

2.单独使用封髓丹

（1）问曰：眼中常见五彩光华，气喘促者，何故？

答曰：此五脏之精气发于外也。夫目窍乃五脏精华所聚之地，今病人常见五彩光华，则五气之外越可知，而兼气喘，明系阴邪上干清道，元阳将欲从目而脱，诚危候也。法宜收纳阳光，仍返其宅，方用三才封髓丹。（《医理真传·卷二·阳虚证问答》）

（2）问曰：病后忽鼻流清涕不止，忿嚏不休，服一切外感解散药不应而反甚者，何故？

答曰：……外感之清涕忿嚏，则必现发烧、头疼、身痛、畏寒、鼻塞之情形。真气不足之清涕忿嚏，绝无丝毫外感之情状。况又服解散药不愈，更为明甚。法宜大补先天之阳，先天之阳足，则心肺之阳自足。心肺之阳足，则上焦之津液，必不致外越也。人身虽云三焦，其实一焦而已。方宜大剂四逆汤，或封髓丹亦可，方解见上。即姜桂汤亦可。（《医理真传·卷二·阳虚证问答》）

（3）问曰：患者两耳心忽痒极欲死者，何故？

答曰：此肾中之阳暴浮也。……法宜收纳真气为妥，方用封髓丹。（《医理真传·卷二·阳虚证问答》）

这三处用封髓丹，均为阳虚之证。

3.封髓丹用于阴虚证

（1）问曰：五更后常梦遗精，或一月三五次，甚则七八次者，何故？

答曰：……病在下半夜者，主阳盛阴衰，阴虚不能配阳，阳气既旺，而又有邪念之心火助之，神昏无主，而不能镇静，故作，法宜扶阴以抑阳，如封髓丹倍黄柏、参枣汤加黄连，补血汤、将军蛋、洋参蛋之类是也。（《医理真传·卷三·阴虚证问答》）

（2）问曰：汗证的病机是什么？如何治疗？

答曰：因阴虚者，则为盗汗。由其人血液久亏，不能收藏元气，元气无依而外越，血液亦与俱出，多在夜分。夜分乃元气下藏之时，而无阴以恋之，故汗出也。非汗自出，实气浮之征也。法宜养血，如当归六黄汤、封髓丹倍黄柏加地骨皮之类。（《医法圆通·卷二》）

这两处用封髓丹，均为阴虚之证，但都有加倍使用黄柏之语。意为封髓丹若是用于阴虚之证，需加倍使用黄柏。黄柏虽为苦寒，但其性能更偏于苦降，合上砂仁与甘草使其不伤中气。因此阴证和阳证均可使用封髓丹，关键是对黄柏剂量的把控。

综上所述以及临床体会，笔者常常把二者一同使用，名为潜阳封髓丹，用其扶阳温肾、纳气归肾、交通阴阳、水火既济之意。这主要是因为临诊患者几乎均属阳虚，且多虚实夹杂。偏于阳虚的患者，一般用砂仁15克，黄柏10克，龟甲10克，无实热证者，就不用黄柏；前期偏于阴虚的一般用砂仁21克，黄柏30克。笔者主要将其适用于郑钦安所列各种虚阳不降之证，确实能够迅速地起到疗效。至于方中所针对的少阴寒证，笔者常合用其他扶阳方药，如四逆汤、破格救心汤、麻黄附子细辛汤、当归四逆加吴茱萸生姜汤等。

临床很少有单纯的虚阳不降之证，患者常多证缠身，且虚阳不降也多为兼证，因此在临床上笔者很少单独使用潜阳丹或潜阳封髓丹，而是将其作为治疗兼证的加味方使用，这体现的是一方治多病的常用思路。即便如此，其疗效依然神奇。

验　　案

1. 虚寒痛经伴牙疼案

王某，女，21岁，2018年2月3日初诊。

【症见】面色萎黄，牙龈胀痛，痛经、月经延迟，夜睡差，舌淡胖、苔白，脉沉细。

【辨证】脾肾阳虚，子宫虚寒，虚火上浮。

【方药】当归四逆加吴茱萸生姜汤合少腹逐瘀汤、茵陈五苓散、潜阳封髓丹。

当归20克　桂枝30克　赤芍15克　细辛45克　炙甘草30克　小通草10克　吴茱萸30克　制附子60克（先煎）　生姜30克　炮姜炭30克　小茴香30克　五灵脂30克　党参30克　肉桂30克　川芎15克　熟地黄18克　丹参30克　桃仁10克　红花10克　白术15克　茯苓15克　泽泻15克　猪苓15克　砂仁15克（后下）　黄柏10克　龟甲10克（先煎）　蒲公英30克　茵陈30克

【按语】患者子宫虚寒痛经，明显属于阳虚寒凝，牙齿疼痛属于下寒上热之虚阳不降。此方属于大剂量扶阳活血、化瘀止痛之用，潜阳封髓丹在其中仅属于随症加味。上方服用一周，二诊时患者自述服药两天后牙龈疼痛已愈。

2. 肺癌化疗后口腔溃疡案

金某，女，65岁，2018年10月13日初诊。

【症见】肺癌术后6年，间断咳嗽，乏力、劳累，定期化疗，化疗后口腔溃疡严重，舌淡、胖大，脉弦细。

【辨证】心肾阳虚，中气不足，肺失宣降，虚阳外越。

【方药】变通小青龙汤合破格救心汤减味方、海藻甘草汤、金水六君煎、潜阳封髓丹、三仙汤。

炙麻黄15克　桂枝45克　赤芍45克　细辛30克　法半夏60克　五味子30克_{捣碎}　生姜30克　炙甘草50克　制附子60克_{先煎}　山萸肉60克　党参60克　生黄芪90克　紫菀60克　海藻30克　木鳖子30克　熟地黄15克　当归15克　陈皮15克　茯苓30克　生薏苡仁60克　砂仁15克_{后下}　黄柏10克　龟甲10克_{先煎}　白芷15克　仙茅20克　淫羊藿30克　巴戟天20克　仙鹤草60克

【按语】破格救心汤提振心肾之气，扶正固本，变通小青龙汤宣肺化饮，以达心肺肾同治，在此基础上以潜阳封髓丹收敛虚火，加味海藻甘草汤消肿散结治疗肿瘤，三仙汤扶正补虚固本。

此案患者疗效甚佳，口腔溃疡一周内即愈，咳嗽、乏力症状也明显好转。此方稍做变通坚持服药一个月，诸症痊愈，这也是一方治多病的思路。

3. 脾虚湿困所致反复性舌尖溃疡案

王某，男，11岁，2018年6月23日初诊。

【症见】面色萎黄，舌尖溃疡反复发作近两年，爱流鼻血，大便偏干，舌淡胖大、苔滑，脉沉细。

【辨证】脾虚胃寒，运化失调，阳虚湿困，寒热夹杂。

【方药】四君子汤合潜阳封髓丹、茵陈五苓散加附子生姜四物汤、半夏泻心汤、薏苡附子败酱散。

党参15克　炒白术30克　茯苓30克　肉桂15克　炮姜炭15克　砂仁15克_{后下}　黄柏10克　龟甲6克_{先煎}　白芷10克　细辛10克　制附子30克_{先煎}　泽泻15克　猪苓10克　茵陈30克　生地黄15克　当归10克　白芍15克　川芎10克　清半夏30克　生姜15克　黄芩8克　黄连6克　炒薏苡仁30克　败酱草30克　生藕节30克　卷柏15克　大黄10克_{后下}　炒栀子10克

【按语】小儿一般阳虚不太明显，反复口腔溃疡也多与中焦湿热有关。此患者面色萎黄，中气虚弱。上方主要在调节脾胃，健补中气，考虑中焦湿热，阳不入阴，合用潜阳封髓丹和半夏泻心汤，并加味止血凉血的栀子、生藕节和卷柏。

使用生四物汤合半夏泻心汤是学习陈宝田先生临证经验所得，对于顽固性口腔溃疡、白塞综合征疗效甚佳。半夏泻心汤立意为脾胃运化不利以致心下痞满，阳不入阴。笔者自己感悟加味白芷、细辛为引药，并合薏苡附子败酱散温阳利湿治疗各种痈疡，疗效方可持久，治疗长期反复口腔溃疡时与潜阳封髓丹合用相得益彰。

患者服药一周诸症即消失，又坚持巩固治疗月余培补中气，未再溃疡。

4. 脾胃虚寒所致反复性口腔溃疡案

王某，女，40岁，2020年7月11日初诊。

【症见】面色晦暗，多年反复性口腔溃疡，每年犯病几次，每次持续很长时间不愈；便溏，舌淡、中裂，脉沉。

【辨证】脾胃虚寒，中气不足，运化不良。

【方药】半夏泻心汤合生四物汤、薏苡附子败酱散、潜阳封髓丹、四神丸。

清半夏45克　党参30克　黄芩12克　黄连10克　生姜45克　炙甘草30克　生地黄18克　当归15克　赤芍18克　川芎15克　炒薏苡仁60克　制附子60克_{先煎}　败酱草60克　砂仁15克_{后下}　黄柏10克　龟甲15克_{先煎}　白芷60克　降香15克　细辛15克　补骨脂30克　五味子30克_{捣碎}　吴茱萸15克　肉豆蔻15克　仙鹤草60克

【按语】此案与上一案例类似，属于顽固性口腔溃疡。患者脾胃中气与肾气均见虚弱，需温阳益气培固两本。本方以半夏泻心汤合四物汤、潜阳封髓丹、薏苡附子败酱散治疗主要症状口腔溃疡，将温阳利湿、降逆清热、温肾纳气熔于一炉，这是笔者治疗顽固性疾病常用的多方治一病思路。白芷、降香取通窍活血汤之意祛色斑。四神丸加味仙鹤草补涩双用，治疗便溏。

患者服药四天口腔溃疡愈，二诊调整处方，以自拟十二五合方重点调补两本，继续使用潜阳封髓丹巩固疗效。

5. 巅顶痛案

林某，男，67岁，2019年12月14日初诊。

【症见】巅顶疼痛，数月内不时犯病，时常胃胀。舌暗红、胖大、苔白，脉弦紧。

【辨证】心脾阳虚，湿困中焦，气血不和，风寒入侵。

【方药】六君子汤合薏苡附子败酱散、潜阳封髓丹、桃红四物汤、吴茱萸汤、麻黄附子细辛汤、川芎茶调散。

党参30克　茯苓45克　炒白术30克　炙甘草30克　清半夏45克　陈皮30克　制附子60克_{先煎}　炒薏苡仁60克　败酱草60克　砂仁15克_{后下}　黄柏10克　龟甲15克_{先煎}　桃仁15克　红花15克　生地黄30克　当归15克　赤芍30克　川芎45克　白芷45克　细辛30克　羌活20克　独活30克　防风30克　麻黄10克　吴茱萸15克　藁本15克　制天南星30克　浙贝母30克　生姜60克

【按语】巅顶痛属于太阳与厥阴合病，亦有痰凝血瘀所致浊阴不降、清阳不升之故。方中巅顶痛属于厥阴病症，也有太阳病症后枕部疼痛连及顶巅部者，亦有痰凝血瘀所致浊阴不降、清阳不升之故。本案患者体质阳虚，厥阴、少阴寒盛，僭居阳位，且有木克土呈胃胀病症。方中六君子汤健脾补益中土，薏苡附子败酱散清利中焦湿热，此为枢转中焦；潜阳封髓丹交通阴阳，桃红四物汤活血化瘀，麻黄附子细辛汤由内而外祛除寒邪，白芷、细辛、羌活、独活、防风祛风散寒通经，吴茱萸汤降上逆之浊阴，吴茱萸和藁本分别是厥阴与太阳经引经药。此处方体现的是多方治一病的多方联动治疗思路，毕其功于一役。

患者服药一周后反馈已不再疼痛，巩固治疗月余也未再犯。

6. 甲亢案

高某，女，53岁，2019年10月26日初诊。

【症见】确诊甲亢两月余，体重减了十多千克，手发抖，眼眶突出，常有饥饿感；甲状腺肥大可见，仍服西药，白细胞指标偏低。舌红、苔白，脉弦细。

【辨证】肝脾肾阴阳俱虚，痰凝血瘀，虚火上浮。

【方药】地黄饮子合真武汤、潜阳封髓丹、海藻甘草汤、软坚散、"杀破狼"组合。

熟地黄60克　山萸肉60克　石斛45克　麦冬15克　五味子30克_{捣碎}　石菖

蒲 30 克　远志 15 克　茯苓 45 克　肉桂 30 克　制附子 60 克_{先煎}　肉苁蓉 30 克　巴
戟天 30 克　薄荷 15 克_{后下}　干姜 60 克　炒白术 45 克　赤芍 45 克　砂仁 21 克_{后下}
黄柏 30 克　海藻 60 克　炙甘草 60 克　夏枯草 60 克　玄参 20 克　浙贝母 30 克
生牡蛎 50 克_{先煎}　生黄芪 90 克　制川乌 45 克_{先煎}　清半夏 30 克　制天南星 30 克

【按语】甲亢患者阴阳并虚但偏于阴虚，上热下寒，地黄饮子、真武汤和潜阳封髓丹均为对应方。地黄饮子"喑厥风痱能治之，火入水中水生木"，真武汤"少阴腹痛有水气，悸眩瞤惕保安康"，潜阳封髓丹温肾纳气、交通阴阳。对于甲亢这种疑难顽症三者合用效果极佳。患者甲状腺肥大有痰凝血瘀之证，海藻甘草汤合软坚散消肿散结，夏枯草为治疗甲状腺肿大特效药物；王献民先生"杀破狼"组合（川乌、半夏、天南星）扶阳通经益气化痰，软坚散结殊有奇效。

患者连续服药三周后自觉甲状腺缩小，虚热出汗好转，精神好转，眼球突出已无症状。至 2019 年 12 月 21 日经治两月后，患者体重涨了 6 千克，已无饥饿感，身体有力量，手发抖已愈，自觉甲状腺肿大已愈，经化验四碘甲状腺原氨酸（T_4）指标已正常。后续巩固治疗中，潜阳封髓丹一直坚持使用。此处方阴阳并调但突出扶阳，充分体现了多处方联动、互为协调对治疗疑难疾病的优势。

7. 扁平苔藓案

凌某，女，55 岁，2018 年 6 月 30 日初诊。

【症见】皮肤湿疹伴扁平疣，口腔左侧、外阴、肛外扁平苔藓，患处干痒、疼痛。舌淡红、苔白腻、中间微黄，脉沉。

【辨证】脾肾阴阳双亏，阳虚为甚，虚阳外越，营卫失调。

【方药】乌蛇荣皮汤合三妙散、薏苡附子败酱散、潜阳封髓丹、重剂金银花。

当归 30 克　生地黄 60 克　赤芍 45 克　川芎 15 克　红花 10 克　桃仁 15
克　丹皮 15 克　紫草 30 克　生姜 45 克　炙甘草 30 克　桂枝 45 克　生薏苡仁
60 克　白鲜皮 45 克　防风 20 克　何首乌 30 克　白蒺藜 30 克　炙乌梢蛇 30 克　苍
术 30 克　黄柏 30 克　土茯苓 120 克　制附子 90 克_{先煎}　败酱草 60 克　砂仁 21

克_{后下}　龟甲 10 克_{先煎}　白芷 30 克　细辛 15 克　金银花 60 克　荆芥穗 15 克

扁平苔藓三联症为疑难杂症，西医病机不明，多认为与免疫系统或神经系统有关。患者治疗多年无效。在笔者处经治三个月湿疹治愈，口腔苔藓愈，外阴与肛门总体趋向好转，偶有轻度反复。

三联症在体表虽呈湿热之象，但里证虚实夹杂。此案是多方治一病的联动思路，乌蛇荣皮汤为主方合三妙散加金银花温清并用、阴阳双调，但突出了扶阳特色，加味使用潜阳封髓丹收纳上下散乱之气。

8. 阳强不倒偏阳虚案

郭某，男，65 岁，2020 年 7 月 18 日初诊。

【症见】腰腿发凉、关节疼痛，寐差，阳强不倒月余，求治多家中西医医院无效，经人介绍来诊。舌淡、胖大，脉沉细。

【辨证】脾肾阳虚，元气亏损，虚火亢盛，相火不降。

【方药】当归四逆加吴茱萸生姜汤、乌头汤、麻黄附子细辛汤、潜阳封髓丹、右归饮、肾八味、半夏秫米汤。

当归 30 克　桂枝 45 克　白芍 45 克　细辛 90 克　小通草 15 克　炙甘草 60 克　吴茱萸 45 克　生姜 120 克　制附子 120 克_{先煎}　生黄芪 120 克　制川乌 45 克_{先煎}　川牛膝 45 克　炒杜仲 15 克　续断 20 克　巴戟天 20 克　麻黄 10 克　砂仁 21 克_{后下}　黄柏 30 克　龟甲 15 克_{先煎}　熟地黄 30 克　山药 15 克　山萸肉 30 克　补骨脂 30 克　淫羊藿 30 克　枸杞子 30 克　菟丝子 30 克　清半夏 90 克　炒薏苡仁 60 克

【按语】此案患者虚寒至极、阳不入阴，阳强不倒连续月余，当按急症来治，否则阳气外泄日久，后果不堪设想。一般中医常将阳强不倒辨证为阴虚阳亢，治法多为泻热滋阴，多选知柏地黄汤为基础方进行治疗。但从患者整体情况进行辨证属于阳虚，并且阳虚情况很严重。舌不红燥而色淡，身不烦热而惧寒，脉不浮数而沉细，治法当峻补肾阳、通经散寒、潜阳固脱。上方以当归四逆加吴茱萸生姜汤合乌头汤祛厥阴寒逆，以麻黄附子细辛汤由内而外托邪外出，以潜阳封髓丹引火入水，以右归饮和肾八味补益肾阳填精，加味半夏秫米汤兼顾寐差。

此案患者服药三天阳强不倒即愈，连叹惊奇！后续巩固治疗，仍以峻补肾阳、调补中气为主。

9. 阳强不倒偏阴虚案

马某，男，58岁，2019年5月份初诊。

【症见】反复阳强不倒数年，愈发严重，四处求医，无效。白天神疲乏力，但每天晚上性欲亢进，虽数次射精后仍阳强不倒，龟头胀痛，已无快感。面色晦暗，舌干红、无苔，脉细微数。

【辨证】肾水不足，虚火上浮。

【方药】傅青主引火汤合潜阳封髓丹。

熟地黄90克　天冬30克　麦冬30克　巴戟天30克　五味子15克捣碎　茯苓10克　企边桂6克粉冲　黄连10克　龟甲15克先煎　砂仁30克后下　黄柏30克　制附子30克先煎　炙甘草10克

【按语】引火汤补益肾水，潜阳封髓丹收敛虚阳，引真龙下潜，稍加黄连清心，以制约亢奋之火。

患者用药一周，病情痊愈，后以地黄饮子合肾四味善后。

10. 三叉神经痛案

张某，女，70岁，2020年11月份初诊。因儿子脑瘫，患者过度操劳，导致三叉神经痛，到处就诊，中药、西药、针灸理疗等治疗半年，起效甚微。

【症见】右侧面部痛如刀割，形体消瘦，慢性病容，神疲乏力，舌红、无苔，脉弦数。

【辨证】气滞血瘀，风寒入络。

【方药】血府逐瘀汤合川芎茶调散、蝎蜈散、麻黄附子细辛汤。

柴胡12克　枳壳12克　桔梗12克　炙甘草30克　桃仁15克　红花15克　生地黄18克　当归15克　白芍90克　川芎30克　怀牛膝45克　羌活15克　独活15克　防风15克　白芷30克　细辛45克　全蝎4克粉冲　蜈蚣4条粉冲　麻黄10克　制附子30克先煎　生姜15克

患者用药三日起效，诉疼痛减轻，此后一个月症状反复，虽效果好于先前，但时好时坏。

后考虑患者常年劳累，积劳成疾，肾水亏虚，水浅不养龙，虚火上浮，故以傅青主引火汤合芍药甘草汤、蝎蚣散、潜阳封髓丹治疗，处方如下：

熟地黄90克　天冬30克　麦冬30克　巴戟天30克　五味子15克_{捣碎}　茯苓10克　企边桂6克_{粉冲}　白芍120克　炙甘草60克　全蝎6克_{粉冲}　蜈蚣6克_{粉冲}　龟甲15克_{先煎}　砂仁21克_{后下}　黄柏30克

【按语】引火汤补益肾水，潜阳丹收敛虚阳，引真龙下潜，芍药甘草汤柔筋止痛，蝎蚣散定风止痛。患者用药当日则疼痛减轻大半，一周后近愈，服药两周后多年痼疾痊愈！

小　结

潜阳丹为郑钦安所创，突出的是温肾扶阳、纳气伏火以潜阳。封髓丹始自元代，突出使用黄柏为君苦降相火以治肾阴虚燥热。郑钦安则常将潜阳丹与封髓丹合用，突出阳虚为主的扶阳思路，只是对于偏于阴虚的患者加大黄柏的剂量。

笔者临床也是常将两方合用，称之为潜阳封髓丹，广泛应用于对于各种虚阳外越、相火不降之证，至今已有近万案例。由于患者往往是诸病缠身且以阳虚为主，所以常常是在多处方联动中加味使用潜阳封髓丹，而很少单独使用。即使如此，经临床验证，其疗效丝毫不受影响。而且笔者认识到保护胃气的重要性，对于脾胃虚寒的患者，常常不用黄柏，以免苦寒败胃。砂仁温热，多用有益，但由于市价较高，所以一般最高才用21克。

对于顽固性口腔溃疡，以陈宝田先生半夏泻心汤合生四物汤之经验，加味白芷、细辛温热通经，合用薏苡附子败酱散及潜阳封髓丹疗效大为提高。

经方薏苡附子败酱散的广泛应用

薏苡附子败酱散是金匮方，仅有制附子、薏苡仁和败酱草三味药组成。之所以对它进行专论，是因为笔者在临床中非常广泛地使用且疗效显著，希望能够引起读者的重视。

《金匮要略》原文为"肠痈之为病，其身甲错，腹皮急，按之濡，如肿状，腹无积聚，身无热，脉数，此为肠内有痈脓，薏苡附子败酱散主之"。可见它原方是为肠痈而立。肠痈的病机为寒湿瘀久生热，热毒壅结肠道、腐灼肠膜而致充血痈肿溃烂（不是实热证），以致腹痛；脓热耗伤营血，以致血不荣肤，故皮肤甲错（干燥、粗糙、硬化，呈鱼鳞状）。

薏苡附子败酱散中，制附子温阳通经，振奋胃肠阳气以消湿（以阳消阴）；薏苡仁甘寒，健脾利湿下气排脓；败酱草微寒微苦，能清热泄浊，利水消肿，破瘀排脓。三药合用，阳气通，湿热除，痈疡无，营血复，甲错消。

近世名家对该方的体会很多，笔者综观胡希恕、赵明锐、赵士魁、藤平健、陈宝田、王幸福等名家论述，总结薏苡附子败酱散的适用范围包括：

（1）消化系统：唇炎、口腔溃疡、反流性胃炎、胃酸、食管癌、肝炎、胆囊炎、肠炎、肠粘连、腹膜炎、阑尾炎、痔疮等。

（2）泌尿系统：肾盂肾炎、尿道炎、肾囊肿等。

（3）生殖系统：女性卵巢囊肿、盆腔炎、白带异常、宫颈糜烂、子宫内膜炎等，男性前列腺炎、精囊炎等。

（4）皮肤病：牛皮癣、鹅掌风、硬皮病、湿疹、神经性皮炎、扁平疣等。

（5）其他：骨髓炎、肺结核、肺脓疡、胸腹腔脓疡等。

上述所列薏苡附子败酱散的适应证，主要就是医家取意于患处湿热痈疡或皮肤甲错这两点。而这类疾病的辨证则同为阳虚，寒湿日久，郁而化热。

正所谓：师古师其意，古方化新知，同一辨证下，异病可同治。

虽然笔者将该方的应用范围汇总如上，但在临床上能够真正广泛应用者寥寥，猜测其中主要原因是畏用附子，剂量偏小影响疗效也是原因之一。笔者坚持扶阳特色，敢于大剂量用药，临床体会就很深刻。笔者最早在新疆时曾按照薏苡附子败酱散的方意治疗过阑尾炎，而后接触扶阳学说广泛使用附子，通过感悟联想到身体各部位的内外痈疡均可异病同治，才将其广泛应用于消化系统、泌尿系统、生殖系统及皮肤病等方面治疗。在治疗消化系统方面，几乎每一案例都加味使用薏苡附子败酱散；治疗泌尿系统疾病，通常以小四五汤与薏苡附子败酱散合用；治疗男性前列腺疾病，则以济生肾气汤合用薏苡附子败酱散；治疗妇科炎症，通常以十二五合方或易黄汤等合用薏苡附子败酱散；治疗痤疮时，常以四物汤合麻杏石甘汤加味薏苡附子败酱散；治疗湿疹时，可以五苓散加附子生姜合湿疹汤与薏苡附子败酱散并用；治疗牛皮癣、神经性皮炎、鹅掌风等顽固皮肤病时，可以乌蛇荣皮汤合用薏苡附子败酱散；治疗外科疮疡，则常以阳和汤合用薏苡附子败酱散等。

现结合若干具体案例予以简单说明。

1.牛皮癣案

于某，女，23岁，2018年5月26日初诊。

【证见】腰腿发凉经行腹痛，点状牛皮癣十余年瘙痒难忍，泛发于双臂和腹部，经年多处救治无效，舌淡红、苔白，脉弦。

【辨证】脾肾阳虚，阴阳俱虚，营卫不和，痰凝血瘀。

【方药】乌蛇荣皮汤合薏苡附子败酱散、麻黄附子细辛汤、金银花与荆芥穗。

当归30克　生地黄60克　赤芍30克　川芎15克　红花10克　桃仁15克　紫草30克　丹皮30克　桂枝30克　生姜60克　炙甘草45克　白鲜皮45克　防风20克　何首乌30克　白蒺藜30克　炙乌梢蛇粉50克_{蜜丸吞服}　土茯苓120克　制附子90克_{先煎}　生薏苡仁60克　败酱草60克　细辛60克　麻黄10克　木鳖子30克　金银花100克　荆芥穗15克　徐长卿45克　蝉蜕15克　全蝎4克_{粉冲}　独活30克

【按语】本案为乌蛇荣皮汤案例，牛皮癣与皮肤甲错表征一致，故合用薏苡附子败酱散。本案坚持治疗半年多，患者坚持长期冲服乌梢蛇粉，虽偶有反复，但总体不断向好。后续加入醋狼毒6克、生黄芪90克，疗效倍增。

患者自述往年入冬牛皮癣就会加重，痛痒难忍，如今基本康复，仅剩上肢个别处残留，已无癣皮，2019年夏季患者再来调理后痊愈，随访两年来复发。

2. 颜面红疹案

高某，女，64岁，2021年8月7日初诊。

【症见】颜面部泛红（以鼻周脸颊为主）干燥发痒多年，患处厚如砂纸，一直涂抹药膏，反复发作。经人介绍到笔者处就诊。患者眼睑跳动肿胀瘙痒，遇风加重，舌淡嫩、胖大、苔薄白，脉弦小数。

【辨证】脾肾阳虚，营卫失调，中气不足，寒湿化热。

【方药】乌蛇荣皮汤合芍药甘草汤、薏苡附子败酱散、玉屏风散及祛风散热明目之品。

当归30克　生地黄45克　白芍90克　川芎15克　桃仁15克　红花15克　丹皮30克　紫草20克　炙甘草45克　桂枝45克　白鲜皮45克　防风15克　何首乌30克　白蒺藜30克　炙乌梢蛇30克　制附子60克_{先煎}　生薏苡仁60克　败酱草60克　炒白术30克　生黄芪60克　徐长卿30克　蝉蜕30克　木贼草15克　枸杞子30克　菊花15克　金银花45克　荆芥穗15克　干姜45克

患者体质虽为阳虚，但标热明显，乌蛇荣皮汤中养阴药物剂量也不小，如生地黄45克、白芍90克、丹皮30克、紫草20克，且芍药甘草汤养阴柔筋治疗眼睑跳动，但整体处方依旧以扶阳为主，温补脾肾阳虚的思路本不变；薏苡附子败酱散寒热并用，扶阳利湿以消除皮肤的"痛疮"与"甲错"，玉屏风散益气固表。

患者服药一周，患处就明显淡薄，发痒减轻，眼睑跳动消失。守方不变，8月28日二诊，患者颜面泛红大面积缩小，无眼睑跳动已愈，眼睑肿胀瘙痒基本消失。调整处方减少养阴清热药物剂量，加重扶阳固护脾肾。

当归30克　生地黄15克　白芍30克　川芎15克　桃仁15克　红花15克　丹皮15克　紫草15克　炙甘草45克　桂枝45克　白鲜皮45克　防风

15克　何首乌30克　白蒺藜30克　炙乌梢蛇30克　制附子90克_{先煎}　生薏苡仁60克　败酱草60克　炒白术30克　生黄芪90克　徐长卿30克　蝉蜕30克　金银花30克　荆芥穗15克　干姜45克

调护月余痊愈。

3. 口角炎案

梁某，女，24岁，2021年8月28日初诊。

【症见】双口角反复裂口，疼痛难忍，耳朵下方与脸颊结合部干硬掉皮三年多，在多家医院治疗无效，被怀疑为狐惑病。平时易劳累，膝下发凉，易腹泻，大便黏腻，面色萎黄。舌质暗红、苔白略腻，脉弦实。

【辨证】脾肾阳虚，寒湿困脾，郁而化热，虚火上浮。

【方药】五苓散加附子生姜合湿疹汤、薏苡附子败酱散、麻黄附子细辛汤、三妙散、潜阳封髓丹。

桂枝30克　茯苓30克　生白术60克　泽泻30克　猪苓15克　生姜60克制附子90克_{先煎}　生薏苡仁60克　败酱草60克　麻黄10克　细辛60克　冬瓜皮30克　冬瓜子30克　赤小豆30克　胡黄连10克　苍术15克　黄柏30克桃仁15克　生地黄30克　当归30克　茵陈90克　炙甘草45克　白鲜皮45克砂仁21克_{后下}　白芷60克　降香15克　金银花45克　荆芥穗15克

【按语】脾虚湿盛，寒湿困脾，郁而化热，故以五苓散加附子生姜健脾利湿，合湿疹汤加三妙散利湿清热祛疹；疾病日久，成积成形，化为干硬之皮，易裂生疮，此为经络阳气郁结，以麻黄附子细辛汤扶阳通经。整方体现太阴阳虚湿盛为本，阳明湿热为标，薏苡附子败酱散的使用更是寒热并用，扶阳利湿消痈（口角炎症与耳朵干皮）。

患者服药一周口角裂口明显减轻，耳部干硬愈，正值月经期，以前膝盖发凉，这次未觉发凉。调整处方：制附子100克、生姜75克、细辛90克，去胡黄连，加生黄芪60克，敛疮生肌，益气补脾。

三诊时诊后左口角愈，右口角不疼，但裂口未愈，至五诊时已痊愈，身体怕冷及酸困明显改善，服药期间患者一直未腹泻。

4. 荨麻疹案

聂某，23岁，女，2021年7月31日初诊。

【症见】多年荨麻疹反复发作，几乎每月复发，颜面部大面积痤疮，经行腹痛。舌淡红、滑润、无苔、有齿痕，脉沉。

【辨证】脾肾阳虚，营卫失调。

【方药】消风散合四物汤、薏苡附子败酱散、麻黄附子细辛汤、五味消毒饮。

羌活15克　防风15克　荆芥穗15克　当归15克　党参30克　茯苓30克　陈皮15克　僵蚕15克　升麻30克　川芎15克　厚朴15克　蝉蜕30克　徐长卿30克　麻黄10克　细辛60克　制附子120克先煎　炒薏苡仁60克　败酱草60克　浮萍草30克　炒白术30克　金银花45克　蒲公英60克　紫花地丁60克　野菊花30克　生黄芪60克　干姜90克　生地黄18克　赤芍18克

【按语】消风散健脾利湿、祛风止痒，四物汤活血；薏苡附子败酱散扶阳利湿消痈，治疗皮肤炎性反应；麻黄附子细辛汤安内攘外；五味消毒饮清利湿热。

患者服药三周，荨麻疹愈，随访半年，未见反复。

5. 结肠癌案

张某，男，59岁，2020年11月10日初诊。

【症见】结肠癌病史19年，现腹部留置导管排便，导管口处疼痛，始终处于发炎状态，面色晦暗，形体消瘦，夜尿频。舌暗红、发紫、舌下瘀斑、苔白，脉沉紧。

【辨证】脾肾阳虚，痰凝血瘀，元气亏损，运化不良。

【方药】阳和汤合活络效灵丹、薏苡附子败酱散、王献民川乌法基本方、"杀破狼"组合。

熟地黄30克　鹿角片30克　炮姜炭45克　肉桂45克　麻黄10克　白芥子30克　炙甘草60克　丹参60克　当归15克　乳香10克　没药10克　炒薏苡仁60克　制附子90克先煎　败酱草60克　木香15克　九香虫15克　生黄芪130

克　制天南星45克　清半夏45克　制川乌45克_{先煎}　炒白术45克　干姜45克

山药45克　党参45克　三七45克　小茴香45克　陈皮30克　砂仁15克_{后下}

【按语】本案患者伤口因导管留置不能愈合，反复发炎，当属阴疽范畴，以阳和汤温阳和血，散寒通滞，合活络效灵丹化瘀生肌；薏苡附子败酱散扶阳利湿消痈；大剂量生黄芪托疮生肌；木香、九香虫对药理气止疼；川乌法、"杀破狼"组合温通阳气、化痰散结。

患者用药一周后，显效，疼痛减轻，炎性反应减轻，坚持服药一个月，逐次好转，伤口逐渐愈合，祛除留置管，愈合良好，疼痛消失。

6. 胃痞病案

杨某，男，61岁，2020年9月5日初诊。

【症见】长期胃胀，爱打嗝，脂肪肝病史，两肋疼痛，失眠，精神不振，大便不畅。舌质紫暗、苔白，脉弦。

【辨证】脾肾阳虚，中气不足。

【方药】旋覆代赭汤合平胃散、薏苡附子败酱散、木香九香虫对药、膈下逐瘀汤之意、半夏秫米汤、小柴胡汤。

旋覆花15克_{包煎}　煅赭石45克_{先煎}　党参30克　炒白术30克　茯苓30克

炙甘草60克　砂仁10克_{后下}　炒薏苡仁30克　制附子120克_{先煎}　败酱草90克

木香15克　九香虫15克　苍术15克　厚朴15克　陈皮30克　桃仁15克

鳖甲30克_{先煎}　当归30克　川芎15克　清半夏90克　红花15克　枳壳15克

香附15克　生白术60克　干姜90克　生黄芪60克　柴胡15克

【按语】薏苡附子败酱散扶阳利湿消痈，治疗胃肠湿热痈疡，旋覆代赭汤、平胃散降胃逆，取膈下逐瘀汤之意加鳖甲、木香、九香虫治疗胁痛、脂肪肝，半夏秫米汤降逆和胃安眠，小柴胡汤和解少阳，更有桃仁、当归、生白术润肠通便之品。

患者用药一周，各症状明显减轻，服药一个月，呃逆、胁痛、失眠、便秘痊愈。

7. 三叉神经痛案

杨某，男，78岁，2020年9月1日初诊。

【症见】三叉神经痛，2016年初犯，每年经针灸治疗后可维持三四个月时间不疼，今经人介绍来诊。现右面部及牙龈疼痛，急躁易怒。舌淡、胖大、苔黄腻，脉弦紧。

【辨证】气滞血瘀，脾虚湿困，寒热错杂，虚阳上浮。

【方药】血府逐瘀汤合薏苡附子败酱散、半夏泻心汤、麻黄附子细辛汤、潜阳封髓丹、芍药甘草汤、止痉散。

柴胡12克　枳壳12克　桔梗12克　炙甘草30克　桃仁15克　红花15克　生地黄18克　当归15克　白芍90克　川芎30克　怀牛膝45克　炒薏米60克　制附子90克_{先煎}　败酱草90克　清半夏60克　党参30克　黄芩12克　黄连10克　生姜60克　麻黄10克　细辛60克　砂仁15克_{后下}　黄柏10克　全蝎6克　蜈蚣6条　广藿香30克　白豆蔻15克_{后下}　白芷30克

【按语】三叉神经痛西医认为是局部的炎性反应，很多中医认为属"热证"，但大多数患者为阳虚，常因兼加痰瘀、寒凝、气滞等因素而致化热，故本为阳虚，标为湿热，应以扶阳、祛痰、化瘀、散寒、行气之法，配合薏苡附子败酱散寒热并用，扶阳利湿消痈。本案患者以血府逐瘀汤行气活血，半夏泻心汤辛开苦降配合薏苡附子败酱散，麻黄附子细辛汤安内攘外，潜阳封髓丹收敛虚阳，芍药甘草汤、止痉散治疗疼痛。

患者用药一周痛止，继续辨证加减服药一个月，疼痛消失，随访一年，未见再痛。

8. 泌尿系感染案

朱某，女，64岁，2020年8月27日初诊。

【症见】反复泌尿系感染病史，现尿频、尿不尽、尿痛，尿白细胞+，微量白蛋白95.5mg/L，汗出多，舌淡红、胖大、苔白腻，脉沉弦。

【辨证】脾肾阳虚，代谢失常。

【方药】小四五汤合薏苡附子败酱散、潜阳封髓丹、八正散之意、缩泉丸。

柴胡18克　黄芩15克　党参30克　法半夏15克　生姜30克　生甘草30克　当归15克　川芎15克　生地黄30克　赤芍30克　桂枝30克　炒白术30克　茯苓30克　泽泻30克　猪苓15克　砂仁15克_{后下}　黄柏10克　知母10克　天冬15克　制附子60克_{先煎}　炒薏苡仁60克　败酱草60克　萹蓄30克　瞿麦30克_{包煎}　生黄芪60克　益智仁30克　乌药10克　桑螵蛸15克

【按语】反复泌尿系感染，必是体质阳虚，寒湿内生，寒湿化热。小四五汤调理代谢，薏苡附子败酱散寒热并用，扶阳利湿消痈，治疗泌尿系统湿热之证；潜阳封髓丹收敛虚阳，因现为急性热证，合知母、天冬养阴之品，加萹蓄、瞿麦利尿通淋；缩泉丸加桑螵蛸固肾缩尿，治疗尿频，尿蛋白增高。

患者用药一日，即觉尿频尿痛明显改善，一周后，尿频明显减轻，尿不尽、尿痛消失。

三周后，尿频愈，微量白蛋白26.4mg/L基本正常。

9. 带下病案

张某，女，59岁，2021年2月9日初诊。

【症见】双下肢浮肿，带下量多，阴道出血，尿潜血（++），腰骶部疼痛，寐差，精神不振。舌淡红、苔白，脉沉弦细。

【辨证】脾肾阳虚，下焦湿热。

【方药】银甲散合易黄汤、薏苡附子败酱散、半夏秫米汤、破格救心汤之意。

金银花15克　鳖甲15克_{先煎}　连翘15克　升麻30克　红藤15克　蒲公英30克　白花蛇舌草60克　生蒲黄20克　椿根皮15克　炙甘草45克　白果15克　山药30克　芡实15克　车前子20克_{包煎}　黄柏15克　土茯苓60克　炒杜仲20克　续断30克　桑寄生15克　炒薏苡仁60克　制附子90克_{先煎}　败酱草60克　清半夏60克　党参30克　山萸肉45克　生黄芪60克　仙鹤草60克　炮姜炭45克

【按语】银甲汤合易黄汤为治疗带下病常用处方，合薏苡附子败酱散扶阳利湿消痈，治疗妇科湿热下注；更加补脾益肾之品，减味破格救心汤提振心肾阳气，配合仙鹤草、炮姜炭、山萸肉等收敛止血。

患者用药一周，带下减少，阴道出血减少，眠安。辨证用药一个月后诸症近愈。

小　　结

薏苡附子败酱散方药简单，应用广泛，只要抓住阳虚为本、痈疡（寒湿化热）或皮肤干燥这三个指征，就可以大胆尝试使用。笔者是将其合用于大处方之中，并未单独使用，其疗效得到广泛验证，以上案例仅供读者参考。读者验之于临床，定会有更多心得！

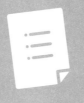

三

抗击新冠疫情献方系列

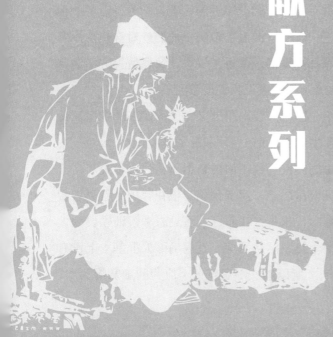

扶阳老中医张连义对当前湿温的治疗思路

  当前带有很强传染性的新型冠状病毒肺炎疫情正在全国范围内蔓延！因为有过2003年中医参与抗击"非典"的成功经验，本次抗击疫情，中央政府明确提出了坚持"中西医结合"的思路，使中医从一开始就能进入临床防治一线。

  2020年1月21日，受国家卫生健康委员会和国家中医药管理局委托，北京中医医院院长刘清泉和中国中医科学院广安门医院急诊科主任齐文升作为第一批中医专家，参与到抗击新型冠状病毒肺炎战役中。

  他们总结出患者的主要症状有：患者体温普遍不高，多为低热，部分患者没有发热症状，而更多地表现为乏力、倦怠、食欲不好，甚至出现一些恶心、胸闷、脘痞、大便溏泻等症状；绝大部分患者都有咽干、咽痛的表现，有些患者还伴随干咳无痰。舌象上，不管舌苔偏黄还是偏白，但总的呈厚腻苔。另外他们了解到春节前武汉的气候状态，一个是阴雨，一个是湿冷。较以往冬天，温度偏高一些，但没有阳光。结合患者的舌苔、脉象、症状，他们判断其病因属性以"湿"为主，属于"湿温"范畴。他们针对湿热选用麻杏薏甘汤、升降散、达原饮、厚朴夏苓汤、藿香正气散、银翘散等方剂为基本方，拟定了基本的中医治疗方案（详情参见相关报道）。

  另外网上也有湖北中西医结合医院一线医生邹义龙大夫发布的中医四诊资料，基本症状与上面一致，同时补充了舌象照片和脉象。

  非常感谢他们发出来的一手病情资料！当前的新型冠状病毒肺炎与"非典"不同，属于湿温。中医辨证首重阴阳，湿邪为虐，根在脾虚。看患者舌象照片，均为舌体胖大，色泽紫暗，未见红燥热证。可见患者辨证主要为太阴脾阳虚，虚生寒，寒生湿，湿生热，湿热困脾。发病确诊人群基本上没有青少年就是证明，他们阳气方刚。所以本次湿温辨证上应为脾虚寒湿为本，风寒犯肺（病毒入侵）、湿热困脾（中焦）为标。

辨证正确才能有正确地用方思路。既然脾虚为本，在用方思路上，就应始终顾护后天脾胃本气。建议治疗思路如下：

（1）疫病初期风寒犯肺阶段：患者低热或者不热，但有咳嗽症状，应以小青龙汤为基础方宣肺解表，加味止嗽散；舌苔厚腻者，有湿热困脾，加味平胃散（局方）及藿香、乌药、莱菔子芳香化湿通窍。

若患者没有咳嗽症状，仅仅发热感冒，按流感来治，助阳解表，用麻黄附子细辛汤加乌梅可治一切外感风寒疾病。

（2）湿阻中焦阶段：患者乏力、倦怠、食欲不好，甚至出现一些恶心、胸闷、脘痞、大便溏泻等，可用平胃散合三仁汤（吴鞠通）健脾祛湿，行气和胃；苔厚腻严重者，平胃散合达原饮（吴又可）、半夏泻心汤，再加味藿香、乌药。

（3）高热阶段：小青龙汤加生石膏为基础方，如舌苔厚腻加味黄芩、黄连，清热除湿。

（4）急危重症阶段：以李可老先生的破格救心汤为基础方。

由于疫情为病毒所引发，上方可以再加味公认的抗病毒药物贯众、马齿苋、板蓝根。

患者确认解除病毒威胁后，仍要巩固脾胃本气，可以理中汤合补中益气汤加山萸肉、山药进行调理，湿邪未尽者以三仁汤合达原饮进行调理，急危重症病愈患者可以小剂量的破格救心汤为基础方进行调理。

注：本文作于2020年1月27日，并由笔者当时所在的北京黄枢中医院上报中华中医药学会。

关于推广和补充河南通许县人民医院中药防治新冠肺炎方案的建议

欣闻河南省通许县人民医院完全采用伤寒经方进行中药预防和治疗新冠肺炎，取得了惊人的疗效，截至发稿日，该院"收治外地返乡发热患者25例，其中确诊4人，武汉返乡17人，本地密切接触者6人，其他地区（有确诊病例的地区）2人。出院17人，其中有确诊病例1人；现住院8人，病情都稳定"，令人惊叹的是"全院职工无一人感染"（详情见微信公众号"医馆界"2020年2月8日发布汤英撰写的文章!《河南通许县人民医院中药预防和治疗新冠肺炎的实践纪实》）

在当前新冠疫情仍肆虐全国的严峻形势下，河南省通许县人民医院中药防治方案的成绩，对于饱受疫情之苦的广大患者及一线医护人员来说可谓一大幸事！其完全采用伤寒经方进行中药防治的思路，再次用实际疗效向人们证实了流传数千年的古中医完全能够担当起防大疫、治大病的重担，再次展现出仲景祖师伤寒经方和六经辨证历久弥新的生命力！只要我们能够谦虚地传承古中医的精华，坚持守正基础上进行创新，中医生命之树将长盛不衰！

汤英主任介绍的通许县人民医院中药预防和治疗新冠肺炎的方案很全面、很明晰，针对不同人群、不同病症都给出了具体而详细的防治思路，行之有效而且操作成本较低，具有较强的推广价值。我们强烈建议有关部门予以大力推广，使广大人民群众尤其是一线医护人员和患者能够尽快获得实惠。

对于通许县人民医院的治疗方案，以我本人行医数十年的经验来看，辨证清晰，处方经典，用药大胆。我要向奋战在战斗一线的中医老师们致以崇高的敬意！

结合通许县人民医院的救治经验，以及本人对当前时疫动态的观察，略提四条补充意见，以便其方案推广适用面更为广泛。

（1）如果患者发热症状不明显，体温在38℃以下，舌象无热证，伴以咳痰喘症状，主治方为小青龙汤合射干麻黄汤加附子、茯苓。具体如下：

麻黄10～15克　桂枝15克　赤芍15克　炙甘草15克　细辛15克　清半夏25克　射干15克　紫菀15克　冬花15克　白前15克　干姜30克　生姜30克　制附子15～30克（先煎）　茯苓15克

舌苔厚腻者，可加味藿香15克；有热痰者，可加味竹沥水60克。

（2）对于濒于脏器衰竭的危重病例，当急投李可老先生的破格救心汤，回阳救逆固脱。

李可先生为中医界的霹雳大医，以擅治急危重症闻名，根据临床的经验，拙拟剂量如下：

干姜60克　炙甘草60克　制附子30～60克（先煎1小时）　人参15～30克（或党参30～60克）　山萸肉60～120克　麝香0.5克（分次服用）或白芷60克　煅龙骨30克　煅牡蛎30克　煅磁石30克　紫石英30克

为救急方便，可先熬好一些袋装备用。

（3）对于湖北等地湿邪较重的患者，如无发热、咳痰喘症状，而是呈现乏力、倦怠、食欲不好，甚至出现一些恶心、胸闷、脘痞、大便溏泻等，可用平胃散合三仁汤（吴鞠通）健脾祛湿，行气和胃；苔厚腻严重者，平胃散合达原饮（吴又可）、半夏泻心汤，再加味藿香、乌药。

（4）若患者没有咳嗽症状，仅仅发热感冒，按流感来治，助阳解表，用麻黄附子细辛汤加乌梅可治一切外感风寒疾病。麻黄附子细辛汤此方虽小，乃仲景安内攘外之大法，不可小视。

麻黄10克　制附子15克（先煎）　细辛15克　乌梅15克

★以上处方、剂量和用法，还需根据具体病情酌情加减。

河南通许县人民医院完全按照中医思路、完全采用中药进行防治时疫取得卓越成效，实乃中医界一大幸事！我辈中医人当鼎力支持和推广！

注：本文作于2020年2月9日，并由笔者当时所在的北京黄枢中医院上报中华中医药学会。

扶阳老中医张连义针对当前疫情的防治处方

一 预防方

1.桂枝汤合玉屏风散加味

适用于普通人群。

桂枝15克　赤芍15克　生姜15克　炙甘草15克　大枣6枚　黄芪18克防风10克　白术15克　藿香10克　佩兰15克　草果10克

2.玉屏风散合参附四逆汤、麻黄附子细辛汤加乌梅

适用于阳虚明显、体弱多病的易感人群。

黄芪24克　防风15克　白术15克　太子参15克　制附子15克　干姜15克　炙甘草30克　麻黄10克　细辛10~15克　乌梅15克　蝉衣10克僵蚕10克　贯众15克　藿香15克

二 治疗方

1.小青龙汤合麻黄射干汤加减

功能宣肺解表止咳，适用于低热或者不热，但有咳嗽症状的患者。

麻黄10~15克　桂枝15克　赤芍15克　炙甘草15克　细辛15克　清半夏25克　射干15克　紫菀15克　款冬花15克　白前15克　干姜30克　生姜30克　制附子15~30克（先煎）　茯苓15克

如咳嗽伴有高热症状，可加生石膏30~60克，鲜竹沥水60ml。

2.葛根汤

适用于高热无汗，体质壮实，四肢酸痛者。汗出热退即可停服。

葛根45克　麻黄30克　桂枝30克　赤芍30克　炙甘草15克　大枣6枚

3.小柴胡汤加减

适用于寒热往来，食欲不振，神疲乏力，口苦咽干的患者。

柴胡24克　黄芩15克　党参20克　清半夏15克　生姜20克　炙甘草15克　藿香15克　草果10克　大枣6枚

4.麻黄附子细辛汤加乌梅

适用于发热恶寒，阳虚体质明显者，畏寒怕冷症状消失即可停服。

麻黄15克　制附子30～60克（先煎）　细辛30克　乌梅15克　蝉蜕30克

5.藿朴夏苓汤、三仁汤、达原饮

适用于有胃肠症状（恶心、胸闷、脘痞、便溏等），热重苔腻，属于湿邪困阻中焦的患者，三方可灵活加减使用。

藿香30克　厚朴15克　清半夏15克　茯苓30克　猪苓15克　泽泻15克　淡豆豉15克　白豆蔻15克　杏仁10克　生薏仁30克　槟榔15克　知母10克　黄芩15克　草果15克　赤芍15克　炙甘草10克

6.破格救心汤（李可方）

适用于脏器衰竭急危重症阶段，取参附四逆汤之意。

干姜60克　炙甘草60克　制附子30～60克（先煎1小时）　人参15～30克（或党参30～60克）　山萸肉60～120克　麝香0.5克（分次服用）或白芷60克　煅龙骨30克　煅牡蛎30克　煅磁石30克　紫石英30克

7.小青龙汤合射干麻黄汤

适用于心肺衰竭，伴有咳嗽、呼吸困难者。

麻黄15克　桂枝15克　赤芍15克　细辛15克　清半夏20克　五味子15克　生姜30克　射干15克　炙紫菀15克　炙款冬花15克

★为救急方便，可先熬好一些袋装备用。

【按语】患者确认解除病毒威胁后，仍要巩固脾胃本气，可以理中汤合补中益气汤加山萸肉、山药进行调理；湿邪未尽者以三仁汤合达原饮进行调理；急危重症病愈患者可以小剂量的破格救心汤为基础方进行调理。

由于临床患者类型多样，兼证较多，上述治疗思路和方药不能一概而用，临床医师要根据实际病症辨证加减。

注：本文作于2020年2月14日，并由笔者当时所在的北京黄枢中医院上报中华中医药学会。

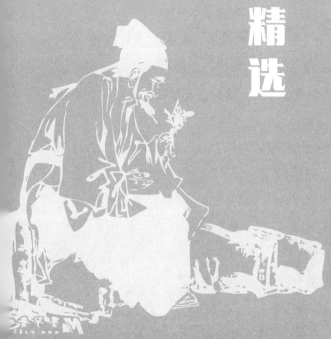

三 早年医案精选

成年人急危重症病案

1. 项背强几案

某青年，男，木工，27岁，1989年春节初诊。

【症见】感受风寒，项背斜颈不能转动，嘴角抽搐，疼痛，经中西医针灸、推拿、药物治疗均不见效。

【辨证】太阳病，项背强几几，无汗恶风，葛根汤主治。

【治疗】初诊发汗解表，升津疏筋。

【方药】葛根汤重用麻黄。

葛根45克　麻黄30克　桂枝30克　白芍30克　甘草15克　生姜30克　大枣6枚一剂。

嘱咐患者服药后盖被捂汗，让汗出透。服药一次后患者头就能转动了，抽搐疼痛缓解。

二诊：主治疼痛，处方为葛根汤合芍药甘草汤、止痉散。

葛根30克　麻黄10克　桂枝15克　白芍60克　甘草30克　生姜30克　大枣6枚　全蝎4克_{粉冲}　蜈蚣6条_{粉冲}

麻黄减量，重剂白芍，芍药甘草汤柔筋止痛，止痉散祛风通络。三剂药后患者疼痛症状消失，一如常人。

三诊：为巩固疗效，需调补中气，增强抵抗力，防止感冒。处方为补中益气汤合玉屏风散。

黄芪60克　人参15克　白术15克　炙甘草15克　当归15克　陈皮10克　升麻6克　柴胡6克　干姜30克　防风15克　大枣6枚

三剂药后不适症状完全消失。

【按语】对症使用经方，药简效宏。

2. 中风急救案

牟某，女，50岁，1995年初诊。

笔者随爱人回四川老家休养期间，闲着无事就在某药材公司灌口镇分店坐诊。患者乘坐儿子的摩托车到灌口镇赶集顺便来看病，但在来的路上突发脑中风从摩托车上摔了下来，其子直接把患者就送来就门诊。诊所里的其他中医医生都不敢接诊，笔者这个临时来的外乡人没有退后，毕竟人命关天，义不容辞。

【症见】角弓反张、四肢厥逆、口吐白沫、昏不知人。

【辨证】常年劳累，肝肾亏损，中气不足，有高血压，因外邪受风，痰瘀互结。

【治疗】笔者先用手指掐患者人中、合谷、内关穴，患者稍微苏醒。用银针扎急救穴位风池、风府、人中、百会等穴位。用涌吐之剂稀涎散（皂角、白矾研末）撬开患者嘴巴灌药，患者打出喷嚏，一下子清醒多了，但喉咙里还是痰多，嘴巴不能张开。笔者从鼻孔插管至喉咙，用注射器灌了一瓶竹沥水清热痰，继续把三种中成药安宫牛黄丸、紫雪丹、苏合香丸化成水灌入。不久患者苏醒过来，手脚可以活动，但不灵活。由此判断脑血管没有问题，应是脑缺血中风，笔者为其做了三次针刺通电。

【方药】大秦艽汤合补阳还五汤加味，疏风清热，活血通络。

秦艽15克　羌活10克　独活15克　防风15克　川芎15克　白芷15克　细辛15克　黄芩10克　生熟地黄各15克　石膏30克先煎　当归15克　赤芍15克　茯苓15克　甘草15克　白术15克　生黄芪60克　天麻15克　钩藤30克后下　桃仁15克　红花15克　地龙10克　豨莶草18克　石决明30克　全蝎4条粉冲　蜈蚣6条粉冲

先给患者开了三剂药，隔日又去患者家里观察病情，后来在原方的基础上将生黄芪加至120克，并去掉全蝎和蜈蚣。服药一个月后患者完全康复，一如常人。

【按语】中风的治疗，越早治疗恢复得越好。中医急救学也是有着悠久的历史和丰富的经验，我们应好好继承，敢于实践，尤其是事到临头时，作为医生，绝不能推脱或患得患失，必须要敢于担当。救治该患者时逢村民赶集日，观望者甚多，大家看到笔者用纯中医方法成功治愈中风患者，甚为震撼，口碑相传，使笔者名声大噪传遍全镇乃至县城。就这样笔者一个临时来坐堂的外地中医大夫，顺利地在当地打开了局面。

3. 胃大弯癌案

陈某，男，40岁左右，1973年1月初诊。

【症见】患者劳累伤胃，胃部疼痛不适，两三个月内就消瘦了几十斤，行走不便。腹部发胀，大便秘结，只能用手掏。饮食只能喝牛奶等流食，整天卧床不起。患者先到多家医院就诊，确诊为胃大弯癌。医治无效后，患者家属听说笔者治病疗效显著，随后陪同患者前来就诊。舌红、无苔，大便干燥。

【辨证】脾肾两虚，气血亏损，胃阴不足，大便秘结。

【治疗】

（1）首先治标，解决患者大便难的问题，处方为通幽汤合增液承气汤。

当归30克　升麻15克　桃仁15克　火麻仁30克　红花15克　炙甘草30克生地黄30克　熟地黄15克　槟榔15克　玄参30克　麦冬15克　大黄15克芒硝10克_{后下}

两剂药后患者大便通下，口干舌燥现象缓解，可以食用稀粥。

（2）解决患者饮食难的问题。处方为五汁饮：韭菜汁、梨汁、生姜汁、牛奶。这与上方同期服用一段时间。

（3）治疗癌症，解决胃阴不足之证。以沙参麦冬汤合一贯煎为主方加味一些抗癌药物（半枝莲、半边莲、龙葵、白花蛇舌草）和软坚散结的药物（三棱、莪术、玄参、浙贝、生牡蛎），进行肝胃通调。

沙参30克　玉竹15克　麦冬15克　扁豆12克　天花粉15克　生甘草15克　当归15克　生地黄30克　枸杞子15克　川楝子6克　乌药10克　半枝莲15克　半边莲15克　龙葵15克　白花蛇舌草30克　玄参15克　浙贝母15克　生牡蛎30克_{先煎}　黄芪30克　三棱15克　莪术15克　炮山甲6克_{粉冲}土元15克　鸡内金15克

★现在看，还可以加上水蛭、全蝎、蜈蚣、生半夏，效果会更好。

服药后患者大便越来越通畅，食欲越来越好。一个半月患者体重恢复了十几斤，已经能够独立行走。两个月后患者去医院复查，结果为胃部良性肿瘤，否定了以前的诊断。

（4）后期调理以提补中气、健脾扶阳为主，处方是补中益气汤合参苓白术散，具体如下：

黄芪30克　人参15克　白术15克　炙甘草15克　当归15克　陈皮10克
升麻10克　柴胡10克　生姜15克　大枣6枚　茯苓15克　山药15克　炒白扁豆15克　莲子10克　炒薏苡仁15克　砂仁10克_{后下}　桔梗10克

【按语】此患者一直活到78岁。这是笔者治疗的第一个癌症案例。当时行医不久，经验缺乏，只是严格遵照先贤先标后本思路，对证寻方，严守病机和方规，探索治疗，竟获成功。

4. 急腹症案

高某，某厂书记，1982年初诊。

患者因腹部突然疼痛入院，西医诊断为肠梗阻，准备手术。患者不同意手术，请笔者接诊。

【症见】患者腑气不通，矢气不转，腹痛拒按，发热出汗，舌红、无苔，脉弦、紧、数。

【辨证】阳明腑实证，胃阴亏损。

【治疗】

（1）针对腑实证，泻下法最为见效，使用大承气汤（泻下阳明）合增液承气汤（大便干燥）、薏苡附子败酱散之意（肠化脓），具体处方如下：

生大黄60克_{开水泡服}　枳实15克　厚朴30克　芒硝15克_{后下}　莱菔子30克
玄参30克　麦冬15克　生地黄30克　生薏苡仁30克　制附片15克_{先煎}　败酱草30克

患者服药一小时后腹内有动静，两个小时后大泻不止，腹部不再疼痛。不必手术。

（2）调补胃阴，用增液承气汤加味：

沙参30克　麦冬15克　生地黄30克　石斛30克　玉竹15克　生姜15克　山药30克

患者服三剂药后治愈出院。

【按语】阳明燥实急症（腹诊拒按），以大承气汤泻下为主方。

儿科急危重症案例

明代大医张景岳在论中医儿科时称："小儿之病，古人谓之哑科，以其言语不能通，病情不易测。故曰：宁治十男子，莫治一妇人；宁治十妇人，莫治一小儿。此甚言小儿之难也。然以余较之，则三者之中，又为小儿为最易。何以见之？盖小儿之病非外感风寒，则内伤饮食，以至惊风吐泻，及寒热疳痫之类，不过数种，且其脏气清灵，随拨随应，但能确得其本而撮取之，则一药可愈。"《景岳全书·小儿则（上）》寥寥数语就切中儿科的难易要害，相关疾病既难治（指辨证难）又好治（指见效快），关键在于医家的能力与胆识。

关于小儿辨证，望闻问切只有望诊最可靠，其他三诊难辨。儿科鼻祖宋代钱乙《小儿药证直诀》讲"脉难以消息求，证不可言语取"，明代万全《幼科发挥》讲"小儿方术，号曰哑科，口不能言，脉无所视，唯形色以为凭"。清代夏禹铸《幼科铁镜》就强调审小儿病"惟以望颜色、审苗窍六字"。

小儿属"稚阴稚阳"（清代吴鞠通语）之体，无论脏腑气血、筋脉骨肉均处于幼小的状态，成而未全，全而未壮，"脏腑薄，藩篱疏，易于传变"，同时"稚阴稚阳"也蕴含无限生机，脏气轻灵，一拨便转，痊愈亦快。急症急治，用药得当，常常一两服药就药到病除。

关于儿童的生理特点，万全在前人的基础上系统提出了儿童阳常有余、阴常不足，肝常有余、脾常不足，心常有余、肺常不足、肾常不足，即"三有余、四不足"，这对于儿科用药具有较强的指导作用。

小儿之病，发病容易，变化迅速，必须做到及时诊断、正确治疗、用药适当、剂量准确，若是失治、误治，极易造成轻病转重、重病转危。《温病条辨·解儿难》所说："其用药也，稍呆则滞，稍重则伤，稍不对证，则莫知其乡，捉风捕影，转救转剧，转去转远。"儿科治疗与成人相比，更要强调及时、准确和谨慎，如有大苦、大寒、大辛、大热，特别是有毒之药物、有损伤之治法，一定要审慎应用，在使用时中病即止。

因此一名优秀的儿科医生必须要胆大心细，胸有成竹而又手如握虎。

小儿是父母的心头肉，小儿病的治疗更能引起人们的广泛关注。笔者在新疆未正式行医时，就因成功救治儿童急危重症而赢得患者认可，进而正式踏上行医大道，之后也常因救治儿童急危重症而广为人知，其他患者纷纷慕名而来，让笔者得以广泛接触病患，在实践中不断学习和成长。

因年代久远，诸多案例没能留档，仅列举数例供大家参考。

根据笔者的实践经验，儿童常见的急危重病一般就是外感风寒类的呼吸道疾病（如支气管肺炎、腺病毒肺炎，麻疹后期伴发肺炎），消化系统之疳积以及包括高热抽搐、脑膜炎（乙脑、流脑）等在内的惊风。

案例1

于某，女，4岁，1972年初诊。

【症见】支气管肺炎后不久发高热，用抗生素（庆大霉素、卡那霉素等）无效。

【辨证】患者属于大热、大渴、大汗之证，寒邪由太阴转入阳明。

【治疗】小青龙汤加生石膏、杏仁（取麻杏石甘汤之意）。

麻黄10克　桂枝10克　芍药15克　细辛6克　半夏15克　干姜10克
炙甘草10克　五味子15克揭碎　生石膏30克先煎　杏仁10克

三剂药后，咳嗽、肺炎和高热均愈。以后患者每次发病，笔者用上方加减调理。但有一次特殊，笔者都用上了珍贵的犀牛角，也未能降下高热，后以下述思路尝试治疗。

【按语】

（1）先去高热。自拟人参白虎汤，大剂量使用生石膏（500克），大寒加养阴，让患者服药250克，第二天高热终降。具体处方如下：

知母15克　生石膏500克_{先煎}　甘草30克　粳米60克　人参15克

如此大量的生石膏中病即止，不能久用。

（2）调补身体。小儿高热的根本原因就是脾虚中气不足，免疫力不足。所以退热后用六君子汤合补中益气汤来调理身体，增强免疫力，具体如下：

人参10克　白术15克　茯苓10克　炙甘草10克　陈皮6克　半夏10克黄芪15克　当归10克　升麻6克　柴胡6克　生姜15克　大枣6枚

【按语】小青龙汤是止咳喘之神剂，麻杏石甘汤是重在去太阳寒热，二者合用还有大青龙汤之意，对于一般性的太阳阳明受寒发热均有显著疗效。但如果仍不见效，就需要按小儿急危重症用药，特殊药物用量必须要大，有的可以达到成人的标准，待急危症状解除后才使用小儿的药量。在急危高热证时，重用生石膏确实能起到一剂止二剂已的覆杯之效，前贤对此也多有论述。

案例2

张某，男，3岁，1972年初诊。

【症见】支气管肺炎。

【治疗】药用小青龙汤合麻杏石甘汤加味黄芩、鱼腥草，很快见效。

麻黄10克　芍药15克　细辛10克　干姜10克　炙甘草10克　桂枝10克五味子10克_{揭碎}　半夏10克　杏仁10克　石膏30克_{先煎}　黄芩10克　鱼腥草15克

如果只发烧不咳嗽、气喘，就采用天保采薇汤，一两剂即可。

羌活9克　前胡9克　半夏9克　陈皮9克　柴胡9克　赤芍10克　茯苓10克　川芎9克　枳壳10克　厚朴10克　桔梗10克　苍术10克　升麻10克　葛根10克　藿香10克　独活10克　甘草10克

【按语】天保采薇汤是笔者学习清代夏禹铸的《幼科铁镜》所得，经临床实践发现它是一个治疗儿童发热疾病的神方。此方最早出自明代万全的《幼科发挥》，奇怪的是此二人虽录此方，但并未进行解读，只是说它能治哪些病症。更为令人不解的是，笔者通过网络反复查询，发现几乎没有医家使用此方治疗儿童热病。为便于读者学习，笔者谨录二人所说的适应证：

（1）《幼科发挥》方之天保采薇汤："主治时毒烧热，或肿颈，或肿腮，或身有肿毒；或头疮愈后，毒气归内，而致气喘者。麻疹发出不快，及不透发；或红点见面，偶挟风邪而隐者；或误除烧热，隐而不见，腹内作痛。"

（2）《幼科铁镜》"辨烧热"篇："肝经烧热，面色青，目直视，或惊，或转筋，或两手寻衣捻物，或多怒，治用泻肝汤，或天保采薇汤。时毒烧热.或肿颈，或肿腮，或身有肿毒，或头疮，搽药疮愈，毒气归内，气喘，治用天保采薇汤托解.疮复出，仍用天保采薇汤一二剂，自愈。"

（3）《幼科铁镜》"辨惊有痰盛风盛热盛"，内中所述各种惊证，均用天保采薇汤。

（4）《幼科铁镜》"辨痫症"，小儿阳痫，"用天保采薇汤等分各一钱，连服二三剂，自愈。"

另查清代王锡鑫《幼科切要》"感冒门"称："天保采薇丹勿论大人小儿，四时感冒，姜汤下，或身无汗，加葱白，化服二三钱，小儿一二钱，或七八分。如未愈再服即效。惟小儿质嫩气娇，一受外邪，风惊痫症遂致痰火并泛，壅塞肺窍，手足抽掣，声音难出，先以此方开提肺窍，表散外邪，利气疏痰，安和脾胃，则病已去大半矣。"

天保采薇汤方药很特殊，没有温热药却能散寒，没有清热药却能退热，有人参败毒散除湿热之意。个中原委，读者自行体会。笔者在20世纪70年代至80年代常用此方，最大的体会就是，凡是小儿久烧不退，西医用抗生素无效或中医按照三阳病治疗也无效者，速用此方一剂显效，坚持服用二三剂即可稳定退热。对于因久热惊风抽搐也疗效显著。天保即上天保佑、吉人天相之意，采薇即采取普通草药之意。此方可作为小儿发热之急症救命方使用，希望有识者大胆使用和推广。

此外需注意：《万氏家传点点经》卷四方之天保采薇汤，及清代《目经大成》卷之三·因阵之天保采薇汤，与本文所述方药不同。

案例3

康某，男，3岁，1976年初诊。

患儿高热不退，一周以来辗转多家医院，医院高度重视，但院长、科室主任和会诊主管医生用了各种西药，高热仍不退，一周后报病危。此时医院内有人向其父介绍，可以请笔者来会诊。笔者因走不开，凭经验为其开了两剂药。

【症见】高热40℃，生命垂危。

【治疗】天保采薇汤，两剂。

羌活9克　前胡9克　半夏9克　陈皮9克　柴胡9克　赤芍9克　茯苓9克川芎9克　枳壳9克　厚朴9克　桔梗9克　苍术9克　升麻9克　葛根9克藿香9克　独活9克　甘草9克

患儿喝了一剂药就已退热，第二天下午其父前来感谢。笔者根据经验告诉他病情肯定还会有反复，建议患儿继续服用第二剂天保采薇汤。但西医主治医生见患者已退热，坚决不让患者服用中药，以致高热又起。西医继续打激素、上点滴，连灌肠都用上也不见效，患儿体温一直在39～40℃之间退不下来，脉搏、心率已不正常，屡报病危。最后西医大夫怕承担不起治死患儿的责任，再请笔者来治疗。笔者要求患者继续服用天保采薇汤，一小时左右后患儿体温就降至38.5℃，脱离了危险，去掉了输氧设备。再过一小时后体温降至37.8℃，当天体温就恢复正常。

因高热伤阴，第二天给患儿开了炙甘草汤（又名复脉汤），搭配一些健脾养阴的药物（麦冬、五味子等），修补气阴，开了三剂药，吃完药后患儿身体恢复正常，休养两天后出院。

炙甘草15克　生姜15克　桂枝10克　人参10克　生地黄15克　阿胶10克烊化　麦冬10克　麻仁15克　大枣6枚　五味子10克捣碎

此案在当地引起了轰动，相关领导专门公开派人到笔者单位赠送感谢信，并携带患儿父亲从北京空运来的二锅头等特产进行慰问。由于此案，笔者在该医院积累了良好的声誉，以后也时常帮忙会诊，第二年笔者顺利地调到了该医院工作。

【按语】此案充分说明古人在小儿高热急危重症方面早就积累了有效验方，有识者可以大胆放心使用天保采薇汤这一"神方"。

案例4

鞠某，男，3岁，1973年初诊。

患儿体弱多病，容易感冒发烧，平时就打针输液，伏邪累积，身体更弱。1973年因病毒性肺炎连续发热在卫生队住院，西医使用卡那霉素、庆大霉素及其他激素治疗一周后高热退去，变为低热。

患儿被报病危，家长坚持找笔者会诊。当时笔者不到30岁，还没有处方权，不能诊病。之后患儿家长带人来砸卫生队，笔者不得已为救性命才为其诊治。起初笔者也一度无策，就细查《幼科铁镜》对症找到了固真汤。

【症见】体温34℃，肺部情况不好，手足厥冷，睡着后眼睛不能闭合，口鼻气凉，已经奄奄一息了。

【辨证】属于古之慢证，今称脱证。

【治疗】

（1）脱证宜用固真汤救急，具体处方如下：

人参10克　白术15克　茯苓15克　炙甘草10克　黄芪18克　山药15克
肉桂10克　制附子6~10克_{先煎}

服用一剂，患儿病情有所好转。两剂后患儿体温回升，肺炎病状减轻好转。四剂后恢复正常。

（2）调补身体，增强免疫力。用补中益气汤合玉屏风散，具体处方如下：

黄芪18克　人参10克　白术15克　炙甘草10克　当归10克　陈皮6克
升麻6克　柴胡10克　生姜15克　大枣6克　防风10克

【按语】《幼科铁镜》称固真汤治"慢惊四肢冷，不省人事"。又查"慢证"篇："盖此症多成于大病之后，或庸医一见病愈遂不防守去路，或初误汗、误下吐泻久，而脾胃虚极故成慢症……慢症者脾虚也，眼皮属脾，脾败故眼皮不能紧合，而睡则露睛，虚极则脾失元气，故两目无神而多昏沉，脾败则枯涩无统，故凝滞咽喉而有牵锯之声。手足脾胃所司，脾胃败故四肢厥冷虚慢必生寒，寒则大便泻青，而小便清利。便知为慢脾之症，若疗惊则无惊可解，祛风则无风可祛，除痰则无痰可除，解热则无热可解，惟脾间枯痰虚热往来耳，治宜固真汤加味。"固真汤有理中汤和四逆汤之意，温补两本，回阳救逆，效如桴鼓。

后查此固真汤最早出自元代曹世荣《活幼心书》，主治小儿慢脾风、四肢厥冷者。

案例5

罗某，男，2岁。

患儿之姐因患脑膜炎，西医没有治好而夭折。所以家长不再相信西医，经老乡介绍笔者直接到其家治疗。

【症见】三关青紫，口干舌燥，高热神昏抽搐、面红耳赤，有出血点。舌红、无苔，脉洪数。

【辨证】热病伤阴。

【治疗】笔者采取了温病学派的卫气营血治疗思路——清热养阴保肺，银翘散、清营汤、犀角地黄汤、白虎人参汤合用，全面保护患者的卫分、气分、营分、血分。

金银花15克　连翘10克　荆芥穗6克　栀子10克　生石膏30克_{先煎}　知母10克　沙参15克　麦冬15克　水牛角15克　白茅根30克　滑石15克生地黄15克　甘草15克　赤芍15克　大青叶15克　板蓝根15克

由于人命关天，家属期盼甚殷，笔者坚持在患者家里待了一天一夜，亲自熬药喂药，随时观察病情。患儿服用两剂后高热即退至37.5℃，已无生命之危，但仍有抽搐。继续按照温病学派的思路，高热以后气阴双亏，需育阴潜阳，采用三甲复脉汤。

炙甘草15克　生地黄30克　阿胶10克_{烊化}　麦冬10克　火麻仁15克枣仁10克　五味子10克_{捣碎}　龟甲15克_{先煎}　鳖甲15克_{先煎}　龙骨30克_{先煎}　牡蛎30克_{先煎}　鸡子黄10克_{兑服}　黄连6克

上方服用三剂后，患儿康复。

【按语】温病学派的治疗思路对于流行性时疫导致的高热惊厥等病症确实很对症。

案例6

杨某，男，5岁，1986年初诊。

因患乙型脑膜炎高热不退到某医院住院治疗效果不佳，患儿母亲请笔者到医院会诊。

【症见】虽然没有出血症状，但已经颜面潮红，接近出血。口干、舌红。

【辨证】大热大渴，惊厥抽搐。

【治疗】自拟方，仍取温病四汤之意。

金银花30克　连翘15克　荆芥10克　生石膏60克^{先煎}　知母15克　西洋参10克　当归10克　水牛角15克　生地黄30克　丹皮15克　竹叶10克　栀子10克

三剂后患儿高热退去，转为低热，由于之前高热导致气阴双亏，虚风内动，患儿仍不时惊厥抽搐，改用三甲复脉汤养阴。

炙甘草15克　麦冬15克　人参15克　生地黄30克　火麻仁15克　酸枣仁15克　阿胶10克^{烊化}　龙骨30克^{先煎}　牡蛎30克^{先煎}　龟甲15克^{先煎}　鳖甲15克^{先煎}　鸡子黄1枚^{兑服}

服药两剂后，患儿惊厥抽搐现象消失。

案例7

刘某，男，4岁。

患儿经西医诊断为病毒性心肌炎，治疗高热退去，但心动过速。

【症见】心悸、脉结代。

【辨证】热病伤阴，口干舌燥，面色潮红。

【治疗】炙甘草汤主治之，合用三甲。

西洋参10克　麦冬10克　生地黄15克　火麻仁10克　枣仁10克　阿胶6克^{烊化}　白芍10克　桂枝10克　生姜10克　炙甘草10克　柴胡6克　五加

皮6克　磁石15克_{先煎}　大枣4枚　龙骨15克_{先煎}　龟甲10克_{先煎}　鳖甲10克_{先煎}

　　服药三剂后患者康复出院。之后为巩固疗效继续服药一个月。药方未变，稍微加减量。后来去掉了龙骨、龟甲、鳖甲、磁石，加了鸡内金和麦芽健脾开胃。

　　【按语】这是经方炙甘草汤的对症用药。

痫证案例

痫证是笔者在20世纪80—90年代主治的一个疑难杂病，当时笔者还没有接触扶阳学说，没有从扶阳思路来认识和治疗，虽然也重视培补中气，但主要还限于对症治疗的思路。现将此前的认识、治疗思路和个别验案呈现于前以鉴于今。

一 痫证及治疗思路概述

痫证是一种发作性神志异常的疾病，又名癫痫病，俗称"羊羔疯""羊癫疯"等，其特征是患者发作时会突然意识丧失、倒地、头后仰、双眼上翻、四肢抽搐、口吐白沫、面色青紫、咬牙或咬舌或口中发出像猪羊一样的叫声等，苏醒后患者对发病过程不能回忆，但全身疼痛乏力等。

病理上，西医通过脑电图等影像学监测，认为痫证的病理为患者脑部神经元群阵发性异常放电所致的发作性运动、感觉、意识、精神、自主神经功能异常，这类患者可以确定是其脑神经受到伤害了。但临床上还有不少患者并未检查出脑神经放电，但仍会癫痫发作，也就是患者的脑神经并未或尚未受到伤害。

中医一般认为癫痫患者的病机主要在于肝、肾、脾，多是由先天胎禀不足、七情所伤、体虚运强或跌仆撞击脑部等因素使肝、肾、脾等功能失调，以致精微不布，痰涎内结，受外部刺激则肝风挟痰，随气上逆，上壅清窍，蒙蔽心神。简而言之，病理就是肝肾脾亏损以致风痰瘀积，患者发病的直接诱因则一般是情志失调（受刺激）或伤风受寒，以致风痰气逆。患者平时由于体质较差，多伴有头晕目眩、夜不能寐、烦躁不安、腰膝酸软、胸腹胀闷、恶心呕吐等症状。

结合中西医的认识，笔者简单地认为癫痫的病理是：患者脑部神经受伤害或体质虚弱为本，身体遭受风寒和情志受刺激为标。

中西医在患病原因上是有共识的，一般包括遗传因素（比例很低），胎儿发育不良（放射线照射、孕妇受惊吓），产伤（缺氧），脑外伤（外部撞击）和脑损伤（高热后遗症），以及精神刺激（惊吓）等。其中少儿患者多与母腹发育先天不足、产伤、热病后遗症（高热、脑膜炎）以及受惊吓为主，成人患者多与脑部撞伤、劳累过度、体质虚弱、情志失调有关。

癫痫病的危害很严重，长期或持续发作，除了可能造成的身体伤害甚至危及生命外，还会导致记忆障碍、智力下降和性格改变等，五脏也会因此受损，最后逐渐丧失工作能力甚至生活能力。

目前癫痫病的治疗方法主要包括药物治疗、手术治疗以及各种神经调控疗法等，但常见且较为大家认可的仍是药物疗法。由于患者多有大脑受损，所以该病治疗难度大，治疗周期长，治愈率较低，不少患者需要终生服药。

西医的治疗药物包括苯妥英钠、苯巴比妥（鲁米那）、拉莫三嗪、左乙拉西坦、托吡酯、奥卡西平、卡马西平、卢西奥安定等，尽管药品不断更新，但总体来看这些西药的药理基本属于镇静神经、短期抑制或阻滞病灶神经元放电。西药的优点是见效快，能很快控制病情发作，有效延长发病周期；缺点就是对患者身体不良反应较大，尤其是对脑神经损害大，患者容易产生耐药性。这绝不是否定西药的疗效，而是它的药理决定的。

笔者在新疆开门诊时有十余年治疗痫证经验，前后共治疗患者百余位，对于重症患者确实没能完全治愈。这些患者一般都伴有严重的脑损伤，而脑损伤一般而言是不可逆的。尽管如此，笔者对重症患者的治疗还是取得了一定的疗效，有效改善了患者的体质，缓解了患者的症状。另外有不少患者在取得疗效后就没有坚持治疗，笔者也不能确认是否治愈。除此之外笔者先后治愈的癫痫患者达几十位，治愈的标准就是完全停药后一直没有再发作。因年代久远（距今三十多年），医案遗失，仅凭个人记忆，将印象深刻的病案例举如下。

笔者的治疗思路是中西医结合用药，西药治标、中药治本。西药用于控制病情发作，中药辅以豁痰宣窍、息风定痫，平时则以培补肝肾脾为主。只要患者身体恢复健康，心情变得开朗，五脏功能调合，肌体免疫力增强，就能有效抵制住癫痫发作的条件（风痰上壅），甚至能够愈合脑部的损伤。癫痫病导致的睡眠不好、记忆力减退等现象也随之治愈。无论西医还是中医，凡是治愈的患者，归根到底还是由于其自身的免疫力增强以及个人的情志改善而取得的。

笔者所用治疗癫痫的西药是自己结合前人经验配制的复方药物——抗痫散（冬巴散），分为一号方和四号方，一号方用于成年患者，四号方用于少儿患者。治疗癫痫的中药主要有两种，定痫丸（源自《医学心悟》）和风引汤（源自《金匮要略》），这都是古人经典药方。平时治疗，则根据患者的具体身体状况，因人而异地用中药调理患者的肝脾肾，这是治疗的重点。

二　抗痫主药配方及服用原则

1. 冬巴散

基础配方如下：

苯巴比妥（鲁米那）　氯丙嗪（冬眠灵）　利眠灵　安钠咖　葡萄糖酸钙

通过调整剂量，笔者配制了适用于成年人的一号方和适用于儿童的四号方。冬巴散每天早晚两次服用，要和定痫丸或风引汤隔开一个小时的时间。

从临床疗效看，冬巴散的疗效非常明显，只要按时服用，癫痫一般都不会再次发作；尤其对于长期服用其他西药却疗效不佳的患者，服用了冬巴散后效果非常明显。

2. 定痫丸

原方出自清代程钟龄《医学心悟》，有豁痰开窍、息风镇惊之效，基础配方为：

明天麻30克　川贝母30克　半夏45克　茯苓45克　茯神30克　胆南星30克　石菖蒲60克　全蝎30克　僵蚕30克　琥珀60克　陈皮30克　远志30克　丹参60克　麦冬30克　辰砂_{另研兑}

上述诸药共研成细末做成散剂，患者每次冲服6克，一日两次。

3.风引汤

本方出自《金匮要略》，"大人风引，少小惊痫瘛疭，日数十发，医所不能治者，此汤主之"。此汤有清热息风、镇惊安神之效，其基础配方为：

生大黄80克　干姜80克　桂枝80克　煅龙骨80克　煅牡蛎80克　甘草40克　寒水石120克　赤石脂120克　白石脂120克　紫石英120克　石膏各120克　滑石100克

此方研成细末，每次冲服15克，每日两次，一个月为一小疗程，三个月为一个大疗程。

这两个处方均是中医治疗癫痫病的经典处方，从药物价格上看，定痫丸的配方较为贵重，适合家庭条件好的患者，使用的较少，风引汤的配方较为便宜，使用较多。

患者在服用抗癫痫药物的同时，还需要服用其他调补身体的中药。从笔者的经验看，一般三个月为一个疗程，患者一般需要治疗半年以上，个别也有三个月就痊愈的。关于抗癫痫药物的停药时间，笔者的原则是待患者病情稳定，不再发作，而且身体状况调理得较好，直接治疗癫痫的冬巴散和定痫丸或风引汤才能逐渐减量，继续服药若干疗程后继续减量直至完全停药，之后仅以调理身体为主。

这里要强调，治疗的癫痫药物，不能随便停用或减量，如因突然停药而引起癫痫大发作，则会非常危险，甚至会危及生命。所以临床上逐步减少用量很重要，宁可求稳，不可求急！

三　具体案例

案例1

某男，18岁，维吾尔族，1983年初诊。

因幼时受惊吓得病，每月至少发作一次，多则两三次，一般在情绪不佳、恼怒或感冒时发作。幼时受惊为主因，另由于风俗习惯，患者平时食肉偏多，膏粱厚味容易聚湿生痰。

【症见】身体虚胖，舌体肥大，大便秘结。

【辨证】脾胃虚弱，脾虚湿热型癫痫。

【治疗】

（1）抗癫痫药物冬巴散一号方和风引汤，每天坚持服用。冬巴散服用了两个疗程，风引汤服用了一个疗程，半年后中西药全部停掉，没有再犯病，这是治疗最快的一个案例。

（2）感冒期间除了正常吃感冒药外，为其开具柴胡加龙骨牡蛎汤（伤寒方）祛除痰热，疏肝理气，控制病情发作，处方如下：

柴胡15克　半夏15克　党参15克　黄芩12克　生姜15克　大枣4枚桂枝10克　生龙骨30克_{先煎}　生牡蛎30克_{先煎}　茯苓15克　大黄10克_切　生铁落（代铅丹）30克_{先煎}

*病情稳定后去掉生铁落。

（3）平时服药以补中益气、健脾祛湿化痰为主，杜绝生痰之源，增强身体抵抗力，预防感冒。药方为补中益气汤合六君子汤（取二陈汤之意）、玉屏风散，因患者不爱喝汤药，一个月可服用10～20剂。处方具体如下：

黄芪18克　白术15克　陈皮10克　升麻10克　柴胡10克　党参15克炙甘草15克　当归10克　生姜15克　大枣6枚　茯苓15克　半夏15克　防风10克

（4）日常生活中要求患者心胸开阔，少食生冷和肉类。

【按语】据笔者的实践，经方柴胡桂枝汤、柴胡加龙骨牡蛎汤不仅可以用于治疗感冒，而且对于很多种神经系统疾病都有疗效。

案例2

某女，45岁，1985年初诊。

患者性格内向，年轻时与家人争执生气而患病。病史近20年，长期服用卡马西平、苯妥英钠等西药，但病情越来越严重。内分泌失调，每逢月经前都头昏、头痛，待月经来潮就癫痫发作，很有规律性。

【症见】性格急躁、精神抑郁、胸闷、失眠、记忆力明显减退。舌红、有瘀斑，脉弦。

【辨证】气滞血瘀，月经不调。

【治疗】

（1）停止服用其他抗癫痫药，每天服用冬巴散一号方和风引汤。

（2）癫痫发作期（即月经前后）服用柴胡加龙骨牡蛎汤合温胆汤，疏导肝气，调理神经，另外加一些祛痰化痰的药物，用于以控制病情。

柴胡15克　半夏15克　桂枝15克　白芍18克　生姜30克　大枣6枚　煅龙骨30克_{先煎}　煅牡蛎30克_{先煎}　甘草15克　陈皮15克　竹茹10克　枳实10克　天竹黄10克　胆南星6克　天南星10克　浙贝母15克　草河车15克

草河车经现代药理研究，也有镇静安神之效，可用于癫痫病的治疗。

（3）平时用药以血府逐瘀汤为主方，用于活血化瘀、疏肝理气，调理月经。

当归15克　生地黄18克　桃仁10克　红花10克　甘草10克　枳壳10克　赤芍18克　柴胡10克　川芎15克　桔梗10克　怀牛膝15克

用药半年后，癫痫发作次数明显减少，直至不发作。患者情绪神志和身体状况都有好转。冬巴散服用半年后减半，之后拿药五次后完全停用抗癫痫药物，改用珍珠母补益方（出自《临症见解》）合四物汤与交泰丸加味安神药物，用于交通心肾，滋补肝肾，改善神志，巩固疗效。

珍珠母60克_{先煎}　煅龙骨 30克_{先煎}　酸枣仁30克　五味子30克_{捣碎}　茯神30克　熟地黄15克　白芍15克　当归12克　川芎10克　黄连6克　肉桂6克　石菖蒲15克　远志10克　夜交藤30克　知母15克

此方前后服用两年多后停止服药，体质明显改善，之后再无犯病。另外患者家庭条件的改善，心情舒畅，这也有助于病情康复。

【按语】抗癫痫西药治疗睡眠的原理是通过强制镇静让患者睡觉，但患者醒后也常昏昏沉沉。待控制住癫痫发作和身体改善后，就要通过减少抗癫痫药物，使用珍珠母补益方，恢复患者的自然睡眠。珍珠母补益方对治疗癫痫、失眠、神经衰弱等神经系统疾病有不错的疗效，但在笔者看来，此方不适合作为主方，更适合作为善后方，对于调补心肾、改善记忆力和睡眠非常有效。患者可以长期服用。

案例3

某女，18岁，塔塔尔族，1985年初诊。

此患是其他患者介绍而来。她身世可怜，与母亲相依为命。因幼时摔伤导致癫痫，有八九年之久。癫痫频发，头面部都有摔伤，每次月经来潮时必然发病。之前服西药，效果不是很明显。

【症见】面色灰暗，神志痴呆，四肢厥冷，月经不调、痛经。舌苔暗紫，脉沉细涩。

【辨证】脾肾阳虚，营卫失调，子宫虚寒。

【治疗】

（1）每天坚持服用冬巴散一号方和风引汤，病情控制明显。冬巴散和风引汤共服用三年后停药，其间逐渐减量。

（2）针对其四肢厥冷、痛经等症状，以服用当归四逆加吴茱萸生姜汤合少腹逐瘀汤为主，加附子、川乌增补阳气，活血化瘀。

当归15克　桂枝15克　赤芍15克　细辛10克　炙甘草15克　小通草10克　生姜30克　吴茱萸15克　大枣6枚　炮姜15克　小茴香15克　玄胡15克　五灵脂15克　没药10克　川芎10克　官桂10克　生蒲黄15克　制附子30克_{先煎}　制川乌15克_{先煎}

服用一段时间后，患者面色、四肢及月经情况均有所好转，因身体状况不断好转，患者情绪随之好转。

（3）针对其痰湿过重和忧思过度，采用归脾汤（取养心汤和二陈汤之意）补气建中，健脾化痰。

白术15克　人参15克　生黄芪24克　当归10克　甘草10克　茯苓15克　远志10克　酸枣仁15克　木香6克　龙眼肉10克　生姜15克　大枣6枚

（4）完全停止服用抗癫痫药物后，改用珍珠母补益方调补心肾、改善记忆力和睡眠。

珍珠母60克_{先煎}　煅龙骨30克_{先煎}　酸枣仁30克　五味子15克_{捣碎}　茯神15克　熟地黄15克　白芍12克　当归10克　川芎10克　黄连6克　肉桂6克　石菖蒲15克　远志10克　夜交藤30克　知母10克

【按语】根据笔者的经验，成年女性的癫痫发作，除情志失调等外部刺激因素外，多与月经周期有关，也就是与自身的气血运行不畅有关，儿童则多与受寒感冒发热有关。

案例4

王某，女，10岁，1988年初诊。

患儿3岁时因受惊吓患病，之前服用西药。

【症见】平时胆子很小，多因受惊而癫痫发作，感冒发热时也容易发作。睡觉不好，记忆力减退，面色萎黄，身体偏胖。舌淡白、湿滑。

【辨证】脾湿痰重，中气不足。

【治疗】

（1）每天坚持服用冬巴散四号方四个疗程，风引汤两个疗程，定痫丸两个疗程。

★因患者体重接近成人，已有45千克，药量采用成人剂量。

（2）前期以黄连温胆汤、二陈汤治疗，旨在祛痰化湿。

黄连6克　竹茹10克　枳实10克　陈皮15克　半夏15克　甘草10克　茯苓30克　胆南星10克

（3）然以养心汤合归脾汤调补心脾。

炙甘草10克　人参15克　炙黄芪30克　茯神15克　茯苓15克　川芎10克　当归10克　柏子仁15克　五味子15克_{捣碎}　麦冬15克　远志10克　白术15克　酸枣仁15克　木香6克　龙眼肉12克

（4）后期预防感冒，以补中益气汤合玉屏风散培补中气。

黄芪24克　白术15克　陈皮10克　升麻6克　柴胡6克　人参10克　炙甘草10克　当归10克　生姜15克　大枣6枚　防风10克

此患者前后治疗一年多后痊愈。

案例5

潘某，男，19岁，某厂职工，1989年初诊。

患者因幼时受惊吓癫痫发作，断断续续发病，此前曾服用中西药，效果不明显。来诊前癫痫发作频繁，性格孤僻，易恼怒生气，常因此犯病，家人只能宠爱。

【症见】发病前常头痛、急躁，口干，大便秘结。

【辨证】肝肾阴虚、气滞血热、血瘀之证。

【治疗】

（1）每天服用冬巴散一号方和定痫丸，控制住发作。半年后减量服用，两年后完全停药。

（2）感冒、恼怒时以疏肝理气、祛痰泻火为主，用药为柴胡加龙骨牡蛎汤。

柴胡18克　半夏15克　人参15克　甘草15克　黄芩10克　生姜15克　大枣6枚　桂枝15克　茯苓10克　煅龙骨30克_{先煎}　煅牡蛎30克_{先煎}　生铁落30克_{先煎}　大黄15克

服用此药，患者发作次数越来越少，树立起信心，体质也逐渐改善。

（3）平时以活血化瘀、柔肝缓肝疏肝为主，用药为血府逐瘀汤合逍遥散，外加其他柔肝缓肝的药物。

当归15克　生地黄18克　桃仁10克　红花10克　桔梗10克　枳壳10克　赤芍15克　柴胡10克　川芎10克　牛膝15克　甘草15克　白芍15克　茯苓15克　合欢皮15克　玫瑰花10克　佛手10克　香橼10克

服用此药后，患者的情绪逐渐好转，脾气转好，能听进别人的意见，尤其是能听进笔者的话。

（4）后期以调补心神、治疗失眠多梦等症状为主，用滋水清肝饮加柔肝缓肝药物。

柴胡10克　白芍10克　熟地黄30克　山药15克　山萸肉15克　丹皮10克　茯苓15克　泽泻10克　当归10克　酸枣仁15克　山栀子10克　五味子15克_{揭碎}　黄芩10克　合欢皮15克　生山楂15克

（5）以珍珠母补益方善后，调补大脑神经。

珍珠母60克_{先煎}　煅龙骨30克_{先煎}　酸枣仁15克　五味子15克_{捣碎}　茯神15克　熟地黄18克　白芍12克　当归10克　黄连6克　肉桂6克　石菖蒲15克　远志10克　夜交藤30克

患者两年后完全停止服用所有中西药，一如常人，并拜笔者为师。

案例6

冯某，男，24岁，乌鲁木齐市某公司职工，1988年初诊。

年幼时头部受外伤而患病，病史十余年。各种西药都用过，仍然犯病，经常在情绪不好和感冒时癫痫发作。

【症见】面色萎黄、灰暗，神志痴呆，情绪低落，体质虚弱容易生病，舌淡、胖大，脉弦、缓、无力。

【辨证】脾肾阳虚，中气不足，营卫失调。

【治疗】

（1）每天服用冬巴散一号方和风引汤，控制住发作，比之前服药效果明显。一年半后减量服用，两年多停服。

（2）前期调和营卫，改善体质，预防感冒。选用桂枝龙牡汤合玉屏风散。

桂枝15克　白芍24克　生姜15克　大枣6枚　煅龙骨30克_{先煎}　煅牡蛎30克_{先煎}　炙甘草15克　白术15克　防风15克　生黄芪24克

此方服用一个疗程后，感冒次数明显减少，预防感冒，避免癫痫发作。

（3）之后采用李东垣的升阳益胃汤合五苓散、玉屏风散，外加扶阳的生姜、制附片，调理患者脾胃。

人参15克　白术15克　黄芪24克　黄连6克　清半夏15克　炙甘草15克　陈皮10克　茯苓15克　泽泻10克　防风15克　羌活10克　独活15克　柴胡10克　白芍15克　猪苓10克　桂枝15克　生姜30克　制附片15克_{先煎}　茵陈30克

此方为调理的主方，长期服用后，患者体质和肤色明显改善，制附片的用量从10～30克不等。

（4）由于患者想要生子，后期调理身体选用大补元煎合五子衍宗汤、龟鹿二仙汤，同时调补脾肾。

葫芦巴15克　木香10克　制附片15克_{先煎}　肉豆蔻10克　补骨脂30克沉香6克　小茴香30克　阳起石15克_{先煎}　肉桂15克　菟丝子15克　车前子15克_{包煎}　覆盆子15克　枸杞子15克　五味子15克_{捣碎}　龟甲15克_{先煎}　鹿角片15克　肉苁蓉15克

此患者前后服药3年多，后期主要就是调补身体，其配偶顺利怀孕并产子，家人不胜欢喜。

案例7

魏某，男，25岁，乌鲁木齐县菜农，1989年初诊。

患者性格内向，少言寡语。因幼时高热致病。每遇心情不畅、天气变化时易发病，平时感冒，也容易发病。每月发病四五次，感冒时每次发作时间较长，醒来感觉头痛。

【症见】形体肥胖，面色灰暗，脉沉缓、左关带弦。

【辨证】脾肾阳虚，气滞血瘀，风邪入络。

【治疗】

（1）每天服用冬巴散一号方和风引汤，控制住发作。一年后减量，两年后停药。

（2）主治患者血管性头痛兼顾癫痫，以血府逐瘀汤加味，活血化瘀。

当归10克　生地黄18克　桃仁10克　红花10克　甘草15克　枳壳10克　赤芍15克　柴胡10克　川芎30克　桔梗10克　牛膝15克　独活15克羌活15克　防风15克　白芷30克　细辛30克　全蝎4克_{粉冲}　蜈蚣4条_{粉冲}

服药后癫痫被控制，发作次数大为减少，头痛缓解，患者情绪大为改善。

（3）后期调理脾胃，健脾扶阳益气，气血通调，使用补中益气汤合玉屏风散、五苓散。

黄芪30克　白术30克　陈皮10克　升麻8克　柴胡8克　人参15克炙甘草15克　当归10克　生姜30克　大枣6枚　防风15克　桂枝15克　猪

苓15克　泽泻30克　茯苓30克　茵陈30克

（4）最后用地黄饮子善后，阴阳双调再加味一些补精血的药物。

熟地黄30克　山萸肉30克　石斛15克　麦冬15克　五味子15克_{捣碎}　石菖蒲30克　远志15克　茯神15克　肉桂10克　制附子15克_{先煎}　肉苁蓉15克　巴戟天15克　薄荷10克　生姜30克　大枣10枚

五味子、石菖蒲、远志合用已有珍珠母补益方之意，对于改善患者睡眠效果明显。患者精气神明显改善，记忆力有所提高，患者对治疗十分满意。

案例8

刘某，中年妇女，甘肃人，乌鲁木齐市某厂职工，1982年初诊。

患者易怒，年轻时因精神受刺激患病，病史十余年。

【症见】面色灰暗，有黄褐斑，月经前头痛、心烦易怒，月经不调，量少。每月犯病一两次。舌淡红、边有瘀斑、无苔，脉弦细。

【辨证】肝郁气滞，痰瘀互结。

【治疗】活血化瘀，疏肝理气，健脾化痰。

（1）每天服用冬巴散一号方和风引汤，控制住不再发作，半年后减量，一年后停药。

（2）调理月经，疏肝理气，活血化瘀。月经前使用该方，以逍遥散合血府逐瘀汤为主方，加活血的丹参，祛痰的浙贝母、法半夏、陈皮、茯苓（取二陈汤之意）、炙甘草。

当归15克　白芍30克　柴胡10克　茯苓15克　白术15克　炙甘草15克　生地黄18克　桃仁15克　红花15克　赤芍15克　川芎30克　桔梗10克　牛膝15克　枳壳10克　丹参30克　浙贝母15克　法半夏15克　陈皮15克

月经调理好后，肝气郁结之头痛、心烦症状改善，情绪好转，发病次数大为减少。嘱其患者丈夫多宽容妻子，少惹妻子生气，创造良好的家庭氛围。

（3）平时服用归脾汤加味养心汤里的石菖蒲、远志、柏子仁等，调补心脾，治疗其忧思过度之伤。

白术15克　人参15克　黄芪30克　当归10克　炙甘草15克　茯苓15克

远志15克　酸枣仁30克　木香6克　龙眼肉15克　石菖蒲30克　柏子仁15克

后又根据情况加味珍珠母补益方里的珍珠母、龙骨、夜交藤等改善患者睡眠。

案例9

杨某，男，32岁，石油地调处职工，1988年初诊。

患者性格内向，多疑善怒，轻度抑郁。肾精亏损，多年无子，平时贪吃生冷。癫痫发作多与情绪波动和感冒有关。

【症见】形体肥胖，面目虚浮，舌体胖大、边有齿痕，脉沉细软。

【辨证】脾肾阳虚，阳虚寒凝，脾虚生痰，中气不足。

【治疗】

（1）每天服用冬巴散一号方和定痫丸，控制住病情，仅在感冒时轻微的发作过一两次。冬巴散一年后减量，两年后全部停药。

（2）调理患者肾精亏损、中气不足及心情抑郁之症，使用柴胡加龙骨牡蛎汤合温胆汤、二陈汤加味郁金、石菖蒲、白芷等芳香化痰的药物。

柴胡15克　桂枝30克　白芍30克　生姜45克　大枣10枚　煅龙骨30克_{先煎}
煅牡蛎30克_{先煎}　炙甘草10克　清半夏30克　竹茹10克　枳实10克　茯苓45克
橘红15克　郁金15克　石菖蒲30克　白芷15克

（3）调补肾精，化痰祛湿。以桂枝龙牡汤合五苓散加生姜、附子。

桂枝30克　白芍30克　生姜45克　大枣10枚　煅龙骨30克_{先煎}　煅牡
蛎30克_{先煎}　炙甘草30克　猪苓15克　泽泻30克　白术30克　茯苓30克　制
附片15克_{先煎}

患者形体肥胖和面色晦暗等症状逐渐改善。

（4）针对其脾肾阳虚，使用右归饮合二仙汤，脾肾双调。

制附子15克_{先煎}　肉桂10克　山萸肉30克　炒杜仲20克　熟地黄30克
炙甘草15克　山药30克　枸杞子30克　菟丝子30克　仙茅15克　淫羊藿
（仙灵脾）30克　巴戟天15克　肉苁蓉15克　当归15克　龟甲15克_{先煎}　鹿角
胶15克_{烊化}

每月15剂药，每隔五天服用5剂药，患者逐渐身体健康，房事和谐，精神愉悦，性格逐渐开朗。

（5）后期以珍珠母补益方善后，调补大脑神经，改善睡眠，恢复记忆力。

珍珠母60克_{先煎}　煅龙骨30克_{先煎}　酸枣仁30克　五味子15克_{捣碎}　女贞子15克　熟地黄15克　白芍15克　当归15克　黄连6克　肉桂6克　石菖蒲30克　远志15克　夜交藤30克

案例10

马某，女，30岁，回族，1989年初诊。

患者因少时受惊吓患病。

【症见】形体肥胖，手足厥冷，少腹硬疼，月经不调，每遇月经前后易发病。

【辨证】情志郁结，子宫虚寒，脾虚湿困。

【治疗】

（1）每天服用冬巴散一号方和定痫丸，控制住病情，冬巴散一年后减量，一年半后全部停药。

（2）首先调理月经，使用当归四逆加吴茱萸生姜汤（加附子）合少腹逐瘀汤。

当归15克　桂枝30克　赤芍30克　细辛10克　炙甘草15克　小通草15克　生姜30克　吴茱萸15克　大枣10枚　制附片15克_{先煎}　小茴香15克　炮姜15克　玄胡15克　没药10克　五灵脂15克　川芎10克　蒲黄15克　肉桂10克

患者痛经和手足厥冷等情况逐渐改善，月经恢复正常。

（3）血府逐瘀汤和少腹逐瘀汤交替使用，加逍遥散，调理气血、疏肝理气。

1）血府逐瘀汤合逍遥散

当归15克　生地黄18克　桃仁15克　红花15克　炙甘草15克　枳壳10克　赤芍15克　柴胡10克　川芎15克　桔梗10克　牛膝15克　茯苓15

克　白术15克　薄荷10克

2）少腹逐瘀汤合逍遥散

小茴香15克　炮姜15克　玄胡15克　五灵脂15克　没药15克　川芎15克
当归15克　生蒲黄15克　肉桂10克　赤芍15克　炙甘草15克　柴胡10克
茯苓15克　白术15克

（4）善后方：归脾汤合养心汤调补心脾，搭配部分祛痰药物。

白术18克　人参15克　黄芪30克　当归15克　炙甘草15克　茯神15克
远志15克　茯苓15克　酸枣仁15克　木香6克　龙眼肉15克　麦冬10克
川芎10克　柏子仁15克　五味子15克_{捣碎}　半夏15克　橘红15克

案例11

张某，男，20岁，1986年初诊。

患者性格孤僻，心情抑郁，患有惊厥性癫痫，但没有口吐白沫、摔倒在地、角弓反张等现象，可自行恢复正常。病属癫痫小发作，症状较轻，但发作频繁，神志和记忆力都受到影响。

【症见】形体肥胖，面色萎黄，舌淡、胖大，脉细弱。

【辨证】营卫失调，气血紊乱，痰气郁结，属于情志病引发癫痫。

【治疗】

（1）每天服用冬巴散一号方和风引汤控制住病情，半年后冬巴散减量，风引散停药，一年后冬巴散停药。

（2）平时豁痰解郁，开通心肾，疏肝理气，采用桂枝龙牡汤合黄连温胆汤。

桂枝15克　白芍30克　生姜30克　大枣10枚　龙骨30克_{先煎}　牡蛎30克_{先煎}
炙甘草30克　半夏15克　竹茹10克　枳实10克　陈皮15克　茯苓30克
黄连6克

服药一段时间后，患者病情得到控制，从未发作。

（3）后期调补心脾，帮助恢复记忆力，采用归脾汤合养心汤为主方，加石菖蒲。

白术 30 克　　人参 15 克　　黄芪 30 克　　当归 15 克　　炙甘草 15 克　　茯神 15 克

茯苓 30 克　　远志 15 克　　酸枣仁 15 克　　木香 6 克　　龙眼肉 15 克　　川芎 10 克

麦冬 15 克　　柏子仁 15 克　　五味子 10 克_{捣碎}　　石菖蒲 30 克

经调理后患者面色红润，精神焕发，性格开朗，后来患者认笔者为义父。

由于年代久远且治疗周期较长，笔者主要是记录了治疗患者的每个阶段的思路和方药，实际上服药期间还是会有所调整的，敬请读者注意，一切都要以临床辨证为准。癫痫病的治疗是个漫长的过程，医者要树立信心，坚持辨证治疗思路，患者的配合与信心也非常重要，经常有患者见到效果后就中断治疗的，实在是可惜。

附 1·癫痫发病时的急救指南

患者癫痫发作时应首先进行急救，一般采取指压或针刺人中穴、合谷穴，患者一般很快就能苏醒。如不奏效，须尽快服药以减少发作时间，用西药和中药汤剂及中成药不限，以能及时服用为最佳。

附 2·癫痫患者的情绪调养

癫痫患者常常性格内向、自卑、孤僻，不喜与人交流，心情抑郁，易发脾气。这种情绪只会导致肝气不舒，郁结生痰，加重病情，这非常不利于患者的健康和康复治疗。因此医生和患者家人一定要注意开导患者开阔心胸，多与人沟通，家人还要为其创造良好的家庭氛围，和睦相处。

狂证案例

笔者最早治疗精神分裂症患者，是1975—1976年刚到乌鲁木齐市南山矿区时。

案例1

患者，女，40岁，1975年初诊。

患者因产后生气，情志不畅，患精神分裂症，长期大剂量服用氯丙嗪（冬眠灵），其间一旦用药不及时或情志受刺激，就到处乱跑，砸东西，不认亲疏，神志恍惚。

【症见】睡觉多，身体肥胖，精神痴呆，目不识亲人，面色无华，大便秘结。

【辨证】癫证、狂证并发。

【治疗】此时笔者还没有接触乔玉川的三生饮。解决痰结的问题，采用的是甘遂粉6克冲服。患者大泻后精神清醒，然后用柴胡加桂枝龙骨牡蛎汤（镇静安神）合温胆汤（化痰）、礞石滚痰丸。

柴胡18克　黄芩15克　桂枝15克　半夏30克　党参30克　生龙骨30克_{先煎}
生牡蛎10克_{先煎}　茯苓30克　生姜30克　大黄30克　大枣6枚　竹茹10克
枳实15克　陈皮15克　甘草15克　青礞石60克_{先煎}　生铁落60克_{先煎}

患者病情稳定了两三年。期间也有小发作，继续用甘遂粉泻下，后期调理用归脾汤合逍遥散、甘麦大枣汤加味石菖蒲、远志，疏肝理气，肝脾双调。

人参15克　白术30克　当归10克　茯苓30克　黄芪24克　龙眼肉12克
远志15克　酸枣仁15克　木香10克　炙甘草15克　白芍15克　柴胡10克
石菖蒲30克　浮小麦30克　大枣10枚

最后的治疗效果是患者已经能够生活自理，对家人也有了感情，很少犯病，即使发作时也不再胡闹。这就是笔者治疗的第一个精神分裂症案例，虽然没有完全治愈，但基本控制了病情，氯丙嗪的服用已减至一两片。

【按语】甘遂属于有毒泻下之品，敢用善用者寥寥。近贤张锡纯曾嚼服甘遂亲试其药性，知其力甚猛悍，以攻决为用，能下行亦能上达，若无以驾驭，服后吐泻交作。他得出结论"利痰之药，当以甘遂为第一"。此处笔者大胆学习和尝试了张锡纯将甘遂粉用于癫狂证的治疗经验。"癫狂之证，乃痰火上泛，瘀塞其心与脑相连窍络，以致心脑不通，神明皆乱"。癫狂病急性发作时，建议大胆应用，但不可连服，且须及时喝稀粥补充津液。

案例2

洪某，女，28岁，某厂职工，1986年上半年初诊。

患者因产褥期里与家人吵架生气患病。目不识人，到处乱跑。患者平时性格急躁，情绪受刺激肝火上升，加上产后血虚，以致营血亏损引起大便秘结，内热更盛。由于患者是犯病后直接来就诊，未服用过镇静药物。

【症见】精神异常，心情烦躁，彻夜失眠，大便干燥。

【辨证】阴虚内热引发痰火上升。

【治疗】

（1）先应解决大便干燥的问题。患者虚风内动引发抽搐，新产后血虚以致大便难，加上经常暴怒，肝火内动而伤阴，以通幽汤合增液承气汤之意。

当归15克　升麻12克　桃仁15克　红花15克　炙甘草15克　生地黄15克　熟地黄15克　槟榔30克　黑丑15克　白丑15克　玄参30克　麦冬15克　大黄30克　芒硝15克_{后下}

服药两剂后患者可以正常排便，但患者的情志问题依旧，暴躁不安，目赤，一派阳证之象。

（2）治以泻火除痰。笔者使用了乔玉川的三生饮惊风一号方为主方，使用大剂量的清热泻药，还加了一些补血的药物（因为大热伤阴）。

生石膏250克_{先煎}　生大黄60克_{泡水兑服}　生铁落60克　青礞石60克　芒硝24克_{后下}天竺黄15克　当归30克　鸡血藤60克

服药两剂后，患者泻出黏稠黑便多次，最后的排泄物多为黏痰状，三剂后患者清醒，能识人，不乱跑。

（3）因患者还在褥期内，有血瘀，需要疏肝活血化瘀，以血府逐瘀汤合逍遥散加味。

桃仁15克　红花15克　当归15克　生地黄30克　牛膝15克　川芎10克　桔梗10克　赤芍30克　枳壳15克　柴胡10克　炙甘草15克　茯苓15克　白芍15克　白术10克　薄荷10克_{后下}　郁金10克　佛手10克　香橼10克

服药后症状明显改善。

（4）补气养血，调补肝肾。予以滋水清肝饮。

柴胡10克　白芍12克　熟地黄30克　当归12克　山药15克　山萸肉15克　丹皮10克　茯苓12克　泽泻10克　酸枣仁15克　山栀子10克

（5）以归脾汤善后，加味石菖蒲，调补心脾，改善记忆力。

白术15克　当归10克　白茯苓15克　黄芪24克　龙眼肉12克　远志15克　酸枣仁15克　木香10克　炙甘草15克　人参15克　石菖蒲30克

患者前后治疗共计两个月，彻底病愈，一如常人。

【按语】狂证亦有阴证和阳证之分。一般发病时，患者多为阳证、实证，如两眼发红，口干舌燥，大便秘结，狂躁不安，中医上称为"武痴"。这说明痰火化热已经很重，治疗上都可以先用三生饮为主方并根据实际情况加减进行治疗。但要注意，三生饮乃治标之方，清热除痰见效快，一般在服用第二剂时会出现剧烈腹泻。这要提前告诉患者家属，以免惊慌，此时要让患者多喝温水以利清洗肠道。大泻后即可停止服用三生饮，治疗期间忌服辛辣等引发燥火之物。

大泻之后，也有患者会由阳证转为阴证，如沉默寡言，闷闷不乐，形容痴呆，中医上称为"文痴"。这类患者体质虚寒，太阴阳虚是本，阳明湿热是表，需要对其扶阳健脾化痰醒脑。笔者当年治疗狂证时，就是因为没有明白这一道理。有三例患者通过泻下法治标后控制住阳狂后，继续使用柴胡加桂枝龙骨牡蛎汤思路治疗，以致患者变成阴证，一直没能好转。当时笔者还没有走上扶阳之路，对此也无法理解，以致留下遗憾。

风湿腰腿疼痛案例

1. 急性风湿病案

患者是一位哈萨克族男性，40岁左右，1986年初诊。患者不能行走，被担架抬进来诊室。西医检测指标血象、血沉和抗O试验异常，手关节、膝关节、踝关节肿大疼痛发热，膝关节尤甚。

【症见】形体肥胖，舌体胖大，脉弦紧。

【辨证】风湿病急性发作，太阴寒湿是本，阳明湿热是标。

【治疗】用汗法祛热消痛。予以董长富先生汗法治疗风湿病经验方合四妙散。

生麻黄 120克　生石膏500克_{先煎}　生白术60克　红花15克　威灵仙18克　制川乌 15克_{先煎}　防风15克　甘草30克　生姜30克　大枣15枚　苍术30克　黄柏15克　川牛膝15克　生薏苡仁30克

服用三剂。嘱咐家属帮助在患者服药后盖被躺卧以便全身出汗直至出透为止，期间不能见风。由于汗出伤津液，患者要喝加糖加盐的米汤予以补充。三天后，血象已降，患者能自己行走前来就诊。对笔者表示喜出望外，连称"神医神医"！

后予以独活寄生汤加味温阳通经、活血止痛药物。

独活15克　桑寄生15克　秦艽15克　防风15克　细辛10克　川芎15克　当归15克　地黄18克　芍药18克　肉桂15克　茯苓15克　川杜仲20克　川牛膝15克　人参15克　炙甘草15克　制川乌15克_{先煎}　制草乌15克_{先煎}　红花15克　乌梢蛇15克　乳香10克　没药10克　全蝎6克_{粉冲}　忍冬藤30克　石膏50克_{先煎}

在患者血象正常后，去忍冬藤，石膏降为30克。患者共计连续服药15剂药后完全治愈。

【按语】即使患者不是急性风湿病发作，只要西医检查的血沉和抗O试验指标异常，都可以按照上面汗法的用药思路来治标。笔者所在北京黄枢中医院的护士陈某的母亲患有风湿病，也用上述思路治疗，疗程短，显效快。

在治疗风湿疼痛上，川乌和草乌温阳通经疗效显著。这两种药如果不容易购买，可以用附子代替。

2. 坐骨神经痛

田某，女，35岁，1975年初诊。

患者患有风湿病，因受寒引发急性坐骨神经痛，整天喊痛，坐卧不安，被担架抬来诊室。

【症见】面色萎黄，痛经。

【辨证】脾肾阳虚，寒湿久伏入络。

【治疗】处方为当归四逆加吴茱萸生姜汤加味乌头汤、全蝎等，内含芍药甘草汤之意，柔肝缓急。

当归20克　白芍60克　炙甘草30克　小通草15克　桂枝30克　细辛10克生姜30克　吴茱萸15克　大枣6枚　防风15克　丹参30克　川牛膝15克没药10克　制川乌15克_{先煎}　全蝎4～6克_{粉冲}

服药三剂后患者下肢疼痛消失，继服三剂巩固疗效。

【按语】坐骨神经痛乃是由于下肢寒痹所致，当归四逆加吴茱萸生姜汤是肢体寒冷的特效方。

3. 坐骨神经痛案

何某，男，40岁左右，1985年初诊。

患者长期患有腰腿疼痛，每年换季受寒都会发作，经常服用止痛药。自称全身疼痛，彻夜难眠。经医院检查，风湿指标正常，腰椎间盘突出和骨质增生，针灸、服药未见明显效果。

【症见】舌淡白、滑嫩，脉沉、细、缓。

【辨证】脾肾阳虚，风寒入络。

【治疗】首先治疗坐骨神经痛。处方为当归四逆加吴茱萸生姜汤加味乌头汤、全蝎等，内含芍药甘草汤之意，柔肝缓急。

当归20克　白芍60克　炙甘草30克　小通草10克　桂枝30克　细辛15克　生姜30克　吴茱萸15克　大枣6枚　防风30克　丹参30克　川牛膝30克　没药10克　制川乌15克_{先煎}　全蝎6克_{粉冲}

★ 如果因闪腰岔气导致的疼痛，可以加味木香和郁金，就是颠倒木金散，用之神效。

治疗腰椎间盘突出。选用古方三痹汤加味，滋补肝肾同时祛除风湿。

黄芪30克　续断30克　人参15克　茯苓15克　炙甘草15克　当归10克　川芎15克　白芍15克　生地黄18克　杜仲20克　川牛膝15克　桂枝15克　细辛6克　秦艽15克　川独活15克　防风15克　生姜30克　大枣6枚　桑寄生15克　防风15克　地黄30克　骨碎补30克　炙乌梢蛇15克　制川乌15克_{先煎}

患者前后服药两个月后痊愈。

4.坐骨神经痛案

艾某，男，维吾尔族，60岁，某机械厂高级技师，1986年冬初诊。

患者因常年劳累以及当地冬季气候寒冷，常年患有腰腿疼痛，时好时坏。因坐骨神经痛急性发作，躺在床上不能动转，打针、服药无效。

【症见】形体消瘦而高，舌淡嫩、胖大，脉沉、细、无力。

【辨证】肝肾亏损，风寒入络。

【治疗】温经驱寒，滋补肝肾，采用当归四逆加吴茱萸生姜汤加味。

当归20克　桂枝30克　白芍60克　炙甘草30克　生姜30克　木通10克　吴茱萸15克　川牛膝30克　没药10克　防风15克　丹参30克　制川乌15克_{先煎}　全蝎4克_{粉冲}　大枣6枚　细辛15克

患者服药三剂后病情好转，可以行走，急性症状解除。由于常年疼痛，患病日久，为巩固疗效，进一步调补肝肾，后来又加了威灵仙、菟丝子、骨碎补、川续断、桑寄生、盐杜仲、独活、生黄芪。

当归15克　白芍60克　炙甘草30克　木通10克　桂枝15克　细辛15克
生姜30克　吴茱萸15克　大枣6枚　威灵仙18克　菟丝子15克　骨碎补30克
川续断30克　桑寄生15克　盐杜仲20克　独活30克　生黄芪60克

服药20剂后痊愈，未复发。

【按语】治愈后，患者后来介绍了很多当地少数民族患者前来就诊。

5.腰椎骨结核案

黄某，女，28岁，1978年初诊。

患者尚在孕期。患腰椎骨结核，长期口服抗结核药利福平及链霉素等。

【症见】皮肤疮口溃烂，久不收口，卧床不起，腰部疼痛难忍。

【辨证】疮疡分阴证和阳证。阴证表现为疮疡久不收口，阳和汤为主方；
阳证表现为红肿热疼，仙方活命饮是主方，患者此为阴证。

【治疗】以阳和汤加味。

当归15克　熟地黄30克　白芥子15克揭碎　炮姜15～30克　鹿角胶15克
生麻黄10克　肉桂15克　生黄芪60克　白芷15克　细辛10克　炙百部15克
炙甘草15克　制附片15克　川续断30克　桑寄生15克

此药量需比传统方子量大，否则无疗效。患者服药半月后疮口逐步愈合，
疼痛减轻，一个月后疮口全部愈合，患者已经可以起床走动。

祛风湿，补肝肾，加味淫羊藿、菟丝子、补骨脂、骨碎补、自然铜、枸
杞子、防风、独活。

当归15克　熟地黄30克　白芥子15克揭碎　炮姜15～30克　鹿角胶15克
生麻黄10克　肉桂15克　生黄芪90克　白芷15克　细辛10克　炙百部30克
炙甘草15克　制附片15克先煎　川续断20克　桑寄生15克　淫羊藿30克
菟丝子15克　补骨脂15克　骨碎补30克　自然铜15克　枸杞子30克　防
风15克　独活15克

服药一个月后，患者已可下床活动，料理家务，活动自如。

调补气血。在阳和汤基础上加味了四物汤和四君子汤。

熟地黄30克　肉桂15克　白芥子15克_{捣碎}　炮姜15克　炙甘草15克　麻黄6克　鹿角胶30克　当归15克　川芎10克　白芍15克　党参15克　白术30克　茯苓15克

四个月后患者身体完全康复，并顺利生育一子。

淋证案例

案例1

曹某，男，40岁，1976年初诊。

【症见】慢性前列腺炎伴前列腺肥大。肛门下坠，腰骶疼痛，阴囊潮湿，大便及小便后有黏液。检查卵磷脂小体异常。舌暗红，脉细微弦。

【辨证】肾虚膀胱热，下焦湿热。

【治疗】知柏地黄汤为主方补肾阴，加部分软坚散结的药物。

熟地黄30克　山萸肉15克　山药15克　泽泻10克　茯苓10克　丹皮10克　知母15克　黄柏15克　荔核15克　橘核15克　三棱10克　莪术10克　生黄芪24克　炮山甲6克_{粉冲}　白芷15克　丹参30克　生薏苡仁30克　王不留行15克　制附子15_{先煎}　败酱草45克

服药期间患者称有腰痛现象，笔者又增加了补肾强身的盐杜仲15克，川续断30克，川牛膝30克。

患者前后服药两三个月后康复。炎症和尿浊现象消失，卵磷脂小体指标正常。

【按语】知柏地黄汤主滋养肾阴，清利湿热，对肾阴虚淋证患者有针对性疗效。患者愈后，纷纷向周围的人推荐此方，据说也治愈多例。

案例2

卢某，男，40余岁，1985年前来初诊。

【症见】慢性前列腺炎。

【辨证】脾肾阳虚，下焦湿热。

【治疗】主方是知柏地黄汤，合薏苡附子败酱散，但由于患者阳虚较重，性欲减退，又加味了鹿角霜、肉苁蓉、韭菜籽温补肾阳。

熟地黄30克　山萸肉15克　山药15克　泽泻10克　茯苓10克　丹皮10克　知母10克　黄柏10克　荔核15克　橘核15克　三棱10克　莪术10克　生黄芪30克　炮山甲6克_{粉冲}　白芷15克　鹿角霜15克　肉苁蓉30克　韭菜籽15克　生薏苡仁30克　败酱草30克　制附片15克_{先煎}

患者服药两月余，病症近愈，精力充沛，性欲提高。

案例3

高某，男，30岁，1990年10月初诊。

婚后久不生育，西医检查精子成活率、活性都很低，有慢性前列腺炎。

【症见】形体壮实，面色晦暗，小便后有黏液残留（败精），肛门下坠。

【辨证】脾肾双虚，肾阳虚是本，膀胱下焦湿热是标。

【治疗】

（1）治疗前列腺炎应清利湿热。以知柏地黄汤为主方，合薏苡附子败酱散加味。

熟地黄30克　山萸肉15克　山药15克　泽泻10克　茯苓10克　丹皮10克　知母10克　黄柏10克　王不留行5克　丹参30克　生薏苡仁30克　制附片15克_{先煎}　败酱草30克　皂角刺15克　草薢15克　蒲公英30克　生黄芪30克　芡实15克　金樱子15克　炮山甲6克_{粉冲}　乌药10克

患者服药一个月，小便后黏液现象消失。

（2）培补脾肾。予以右归饮合五子衍宗汤、大补元煎、龟鹿二仙汤，以脾肾精血通调。

熟地黄30克　山萸肉15克　山药15克　枸杞子30克　菟丝子30克　五味子15克_{捣碎}　蛇床子15克　覆盆子15克　仙茅15克　淫羊藿30克　巴戟天15克　肉苁蓉30克　韭菜籽15克　党参30克　炙黄芪45克　茯苓15克　龟甲胶12克_{烊化}　鹿角胶12克_{烊化}　炙甘草15克　白术15克　肉桂10克　生姜30克　制附片15克_{先煎}

患者服药两个月后，春节期间回家。节后患者丈夫向笔者报喜，称妻子成功怀孕，后其妻顺产一男婴。患者前来赠送锦旗一面，上书"妙手回春、喜得贵子"，并额外给了1000元钱，这在当时已算是一笔"巨款"了。

治疗前列腺疾病及其他泌尿系统疾病，一般多用知柏地黄汤、六味地黄汤、济生肾气汤为主方，将注意力集中于肾阴虚方面，且关注湿热病证。这也是笔者最初治疗淋证的思路，虽也有疗效，但治愈率并不高，尤其是对肾阳虚的患者治愈率更低，笔者甚是困惑和遗憾。

脱发案例

案例 1

赵某，男，1965 年初诊。

【症见】患斑秃。

【辨证】根据当代名医秦伯未在《临证备要》的相关论述，诊为汗出当风。

【治疗】方用神应养真丹。

当归 10 克　白芍 15 克　川芎 10 克　熟地黄 18 克　天麻 15 克　菟丝子 30 克　防风 10 克　木瓜 15 克　羌活 10 克

患者服药三剂见效，服用十剂长出部分头发，停药后头发逐渐全部长出。这是笔者治疗脱发的第一个案例，后来又根据别人的经验在神应养真丹里加上了杭白菊、乌梢蛇与何首乌，效果更佳。从此之后，笔者用神应养真丹加味治愈了不少脱发患者。当然也有疗效不佳的，在后来的医疗实践中笔者不断地总结和积累经验。

案例 2

某女，16 岁，1975 年初诊。

【症见】患者斑秃比较严重，毛发稀疏，头油多，脸上有痤疮。

【辨证】脾虚湿困，寒湿化热。

【治疗】

（1）清湿热治标，处方用的是五味消毒饮，外加苍术、黄柏、茵陈、苦参。

金银花 15 克　野菊花 15　蒲公英 15 克　紫花地丁 15 克　紫背天葵子 15 克　苍术 15 克　黄柏 10 克　茵陈 15 克　苦参 15 克

此方用两周，患者头油明显减少，痤疮消退，改用下方。

（2）滋补肝肾治本。处方为神应养真丹。

当归10克　白芍15克　川芎10克　熟地黄18克　天麻15克　菟丝子30克　防风10克　木瓜15克　羌活10克　何首乌15克

患者前后服药了两个月后头发恢复正常。

案例3

陈某，女，22岁，1976年初诊。

【症见】面色憔悴，灰暗无光泽，性情抑郁。形体消瘦，头发稀少，基本全秃，油脂多，常年戴假发，月经不调，量少。

【辨证】脾虚湿困，寒湿化热，气滞血瘀

【治疗】先调理月经，疏肝理气。以血府逐瘀汤合五味消毒饮加味。

桃仁10克　红花10克　当归15克　生地黄30克　牛膝15克　川芎15克　桔梗10　赤芍15克　枳壳10克　甘草10克　柴胡10克　金银花15克　野菊花15克　蒲公英15克　紫花地丁15克　紫背天葵子15克　苍术15克　黄柏10克　茵陈15克　苦参15克　侧柏叶15克　丹参30克　乌梢蛇15克　何首乌30克　羌活10克

服药十剂后，患者头发不再脱落，油脂减少，头上不少毛囊张开。十五剂后去五味消毒饮，加墨旱莲、女贞子、茯苓、党参、黄芪调补气血。

桃仁15克　红花15克　当归15克　生地黄30克　牛膝15克　川芎15克　桔梗10克　赤芍15克　枳壳10克　甘草15克　柴胡10克　乌梢蛇15克　何首乌30克　墨旱莲15克　女贞子15克　茯苓15克　党参15克　白术15克　黄芪24克

此方服药二十剂后，患者头上毛囊基本全部张开，长出不少头发。患者因要回老家上班，将处方带走后在家断续服药。通过信件联系，得知她继续服药两三个月后，头发全部长了出来，扔掉了假发，但偶尔会有零碎掉发。第二年暑假她又来乌鲁木齐找笔者巩固调理，还给笔者两个女儿各买了一双小皮鞋作为答谢。

案例4

胡某，男，40岁，1978年初诊。

【症见】全身毛发（头发、眉毛、腋毛、阴毛等）都脱落，头上和脸上油脂较多。

【辨证】脾虚湿困。

【治疗】

（1）前期治疗以神应养真丹为基础方辨证加减，头发是长了又掉、掉了又长，反反复复不能巩固。限于当时的水平，笔者也无计可施。1979年笔者从《辽宁中医杂志》1979年第6期上看到福州市台江区医学科学研究所吴熙发表的《生发饮治疗脱发症357例临床分析》一文，从中学习了生发饮（笔者称之为生发汤）并验之于临床颇有疗效，便主动找胡某为他诊治。考虑到他是驾驶员，经常大吃大喝，不宜用补药，而应先为他清利湿热，以五味消毒饮加味。

金银花45克　荆芥穗15克　野菊花30克　蒲公英30克　紫花地丁30克　天葵子30克　苍术30克　黄柏15克　苦参15克　茵陈30克　蛇床子30克　侧柏叶15克　赤石脂30克

本方服用一周患者头上油脂明显减少，效不更方，再服一周。

（2）减量五味消毒饮，合用四物汤、五子衍宗汤与生发汤加味。

金银花30克　荆芥穗10克　野菊花15克　蒲公英15克　紫花地丁15克　天葵子15克　茵陈30克　赤石脂30克　生地黄15克　熟地黄15克　当归15克　白芍30克　川芎15克　枸杞子30克　补骨脂30克　菟丝子30克　五味子30克　何首乌30克　丹参15克　桑椹子30克　党参30克　茯苓30克　炙甘草15克　生黄芪15克　黑芝麻24克

本方在清热的同期温养气血，补益肝肾，以促进毛发生长，服用两周，患者头油减少，毛囊得以再生。

（3）减去五味清毒饮，加味滋阴补肾的药物。

生地黄15克　熟地黄15克　当归15克　白芍30克　川芎15克　枸杞子30克　补骨脂30克　菟丝子30克　五味子30克　何首乌30克　丹参15克

桑椹子30克　党参30克　茯苓30克　炙甘草15克　黑芝麻24克　女贞子15克　墨旱莲15克　炙乌梢蛇15克　补骨脂15克　生黄芪20克

患者服药一个多月后头发逐渐长出，长势喜人，全身毛发也多有恢复。

（4）填精益髓生发，上方加味二仙汤和龟鹿二仙胶。

生地黄15克　熟地黄15克　当归15克　白芍30克　川芎15克　枸杞子30克　补骨脂30克　菟丝子30克　五味子30克　何首乌30克　丹参15克　桑椹子30克　党参30克　茯苓30克　炙甘草15克　黑芝麻24克　女贞子15克　墨旱莲15克　炙乌梢蛇15克　补骨脂15克　生黄芪30克　仙茅10克　淫羊藿15克　肉苁蓉15克　巴戟天15克　龟鹿二仙胶12克_{烊化}　生姜15克　制附子15克_{先煎}

患者服药一个月左右，全身毛发均长出，并且不易脱落。

由于胡某全身无毛，在当地是个救治无效的特案，此案成功后笔者声名远扬，引来了很多脱发患者。

银甲散治疗慢性盆腔炎案例

银甲丸是蜀中妇科名医王渭川先生的自创验方，他以《温病条辨》内银翘散和《金匮要略》内升麻鳖甲汤（去雄黄、川椒）为基础，加减五味消毒饮（《医宗金鉴》）及若干经现代医学研究具有广谱抗菌作用的中草药而成，命名为"银甲丸"。它成方于1962年，组方包括金银花、连翘、桔梗、升麻、鳖甲、红藤、蒲公英、紫花地丁、椿根皮、生蒲黄、大青叶、茵陈、琥珀。该方以清热解毒、利湿通淋、活血化瘀、消炎止痛解毒思路治疗下焦湿热及疼痛等症。目前该方已经成为中医界治疗妇科下焦湿热证（盆腔炎、子宫内膜炎、肾盂肾炎和膀胱炎等）的基础方之一。

笔者刚开始行医时通过广泛学习得知此方，将其广泛用于治疗妇科盆腔炎症，包括盆腔炎、附件炎、子宫内膜炎。银甲散尤其对控制慢性盆腔炎急性发作效果最好。治疗盆腔炎症的思路是，先用银甲散清热利湿，后根据患者体质调补肝脾肾以固本。

笔者常用的银甲散处方为：金银花15克　连翘15克　升麻15克　红藤15克　蒲公英30克　紫花地丁30克　鳖甲30克　椿根皮15克　生蒲黄20克大青叶15克

【说明】相较于王渭川原方，减去了茵陈、桔梗、琥珀。

【功用】清热解毒，利湿通淋，活血化瘀，消炎止痛。

案例1

芮某，女，30岁左右，1977年初诊。

患者婚后久未生育，患慢性盆腔炎多年，月经不调。患者平素感到劳累或饮食不节时就容易发病，赤白带下增多，黏稠有异味，腰酸疼痛。以前发病时去医院打消炎针，但不能断根，还会发作。有菌感染时打针有效，无菌感染时，打针无效。

【症见】面色晦暗无华，神疲乏力，舌淡、苔腻，脉沉细缓。

【辨证】脾肾双虚，下焦湿热。

【治疗】

（1）前期清热为主，以银甲散合易黄汤清热，并加味健脾药物。

金银花15克　连翘15克　升麻15克　红藤15克　蒲公英30克　紫花地丁15克　鳖甲15克　椿根皮15克　生蒲黄20克　大青叶15克　白果15克　车前子20克^{包煎}　山药15克　芡实15克　黄柏10克　土茯苓30克　党参15～20克　生黄芪30克　鹿角霜15克　山萸肉20克　杜仲20克　川续断15克　桑寄生15克

患者服药十几剂后炎症消失。

（2）为患者调理气血和月经，以逍遥散合人参归脾汤加味。

炙甘草15克　当归10克　茯苓30克　白芍15克　白术15克　柴胡10克　黄芪18克　龙眼肉12克　远志10克　酸枣仁15克　木香10克　人参15克　薄荷10克^{后下}　佛手10克　香橼10克

案例2

刘某，女，40余岁，1978年初诊。

【症见】患有慢性盆腔炎时好时犯，月经不调，量少，每到月经前乳房胀痛，心情烦躁抑郁。

【辨证】气血双亏，肝气郁结。

【治疗】

（1）调理月经，予以血府逐瘀汤合四君子汤，补益气血，活血疏肝。

桃仁10克　红花10克　当归12克　生地黄15克　怀牛膝15克　川芎10克　桔梗10克　赤芍15克　枳壳10克　炙甘草15克　柴胡10克　党参15克　白术15克　茯苓15克　合欢花10克　月季花10克　佛手10克　益母草20克

患者服药一个月左右。

（2）治疗盆腔炎，服用银甲散加味，具体处方如下：

金银花15克　连翘15克　升麻15克　红藤15克　蒲公英30克　紫花地丁30克　鳖甲30克　椿根皮15克　生蒲黄20克　大青叶15克　党参20克　黄芪30克　鹿角霜15克　杜仲20克　川续断15克　桑寄生15克

患者服药一月有余。经治后患者月经正常，炎症消失，情绪稳定。

【说明】如伴有外阴瘙痒，可同时用一个熏洗方：蛇床子60克，黄柏30克，苦参30克，生艾叶30克，白矾15克，生百部30克，川椒15克，土茯苓30克。煎一个小时，先熏后洗，一剂药可以用两天。

（3）滋补肝肾，药用滋水清肝饮以滋阴养血，清热疏肝。具体处方如下：

柴胡10克　白芍12克　熟地黄30克　当归12克　山药15克　山萸肉15克　丹皮10克　茯苓10克　泽泻10克　酸枣仁15克　山栀子10克

【按语】血府逐瘀汤对治疗因情绪不佳、肝气不疏、肝气瘀滞导致的气滞血瘀之证颇有疗效，此案患者就有明显的肝郁气滞证候。

三 跟师心得

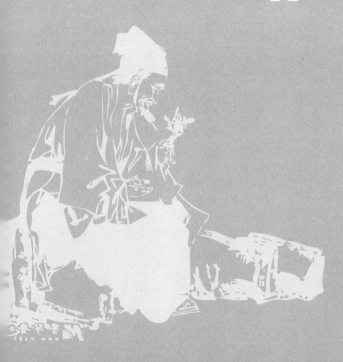

张亮跟师心得

拜谢师恩！

跟师数年，我依旧清晰记得首次跟师的震撼场面。患者排成长龙，师父正襟危坐，望闻问切，辨证书方，一气呵成；患者反馈，疗效俱佳，多有危急重症、疑难杂症；当时我赞叹之余，更是热泪盈眶！

我虽是正规中医院校毕业，但不得不说，如今中医大学教育教学问题严重，教材明显西化，放弃中医经典，临床机会减少，模式本末倒置，大部分学生毕业后不会使用中医理论辨证施治，反而用西医理论更加应手，背诵了几个方剂只会对号入座，或者考虑这个方剂是治疗西医的什么病名，全然成了西式中医，成了辨"病"施治；断然，临床效果很差！所以我和很多中医院校的毕业生一样，逐渐对中医药产生了怀疑，直到我看到了师父诊病的场面！那不仅仅是一次热泪盈眶，更是让一个年轻中医的惊醒，也重新燃起了这个年轻人对中医药的希望！如此多疑难杂症，师父常在一两次的诊治后疗效显著，且不乏中西医界都认为的难治、不治之症，怎不令人震撼落泪呢！

无论面对何种疑难患者，无论症状如何错综复杂，师父总能极快给出精准的处方。初学时，曾问师父，为何能如此取效！师父给了六个字：辨阴阳，抓主症！此六字，提纲挈领，执简驭繁！将我引入正路，让我在以后的从医生涯中不断参悟、总结和提升。

阴阳者，天地之道也；察色按脉，先别阴阳。不辨阴阳，只谈脏腑，实为舍本逐末。中医药理论基础直接源于《黄帝内经》《伤寒论》《金匮要略》《神农本草经》等，其根本源于《易经》的阴阳学说。老子曰"道生一，一生二，二生三，三生万物"。《易经》曰"引而伸之，触类而之，天下之能事毕矣"。阴阳之变，阳为主，阴为从。遵阴阳，循六经，尚八法，论脏腑，合温病，才是中医正道。由于特定的历史因素，我等后学开始忽略阴阳六经，更是忽略"阳主阴从"的基本理念，致使滋阴清热之风横行；或有片面推崇金元四大家，执于一家之言者，不知金元四大家并未放弃阴阳辨证，而是在阴阳辨证基础上结合当时的社会生活环境阐述了自我的观点，是对中医药理论的完善和补充；如果我辈混淆了这层关系，那便是失去了历史观，没有能够全面的、历史性地看待问题，走进了死胡同！

至于"抓主症"，就是患者最需要解决的不适之症和医生对病机的基本判定。在临床上患者的症状千变万化、错综复杂，有的患者语无伦次不会有条理地叙述自身症状，这需要我们医者问诊引导和归纳提炼；对于一些标本虚实、寒热真假的症状，需要我们去伪存真、由表及里地分析，这样才能辨清阴阳、抓住主症。火神鼻祖清代郑钦安的"阴阳之辨"，简单明了，易于操作。他说"余考究多年，用药有一点真机，与众不同。无论一切上、中、下部诸病，不问男、妇、老、幼，但见舌青，满口津液，脉息无神，其人安静，唇口淡白，口不渴，即渴而喜热饮，二便自利者，即外现大热、身疼、头痛、目肿、口疮，一切诸症，一概不究，用药专在这先天立极真种子上治之，百发百中。若见舌苔干黄，津液枯槁，口渴饮冷，脉息有神，其人烦躁，即身冷如冰，一概不究，专在这先天立极之元阴上求之，百发百中"（《医理真传·钦安用药金针》）。

幸有郑钦安扼流挽舟，树起扶阳大纛，更有后继扶阳人继承衣钵，发扬光大！师父就是其中的佼佼者！

师父年近八十，由于时代的特殊性，经历跌宕，但凭着对中医事业孜孜不倦地坚持，已经取得了卓然的成绩，到晚年本可以坐享安然，但出于对真知的探求，怀有保苍生健康的大爱，毅然钻研中医扶阳，尊古循新，针砭时弊，勤求博采，不求闻达于外，但求无愧于心，十余年来在自己的辉煌上再造辉煌，真正的继承了扶阳思想，丰富了扶阳治法，开拓了扶阳思路，以疗效为标准，形成了独具一格的行医特色。对上继承了医古先贤的遗志，对下造福了百姓苍生，这就是师父"为天下立心，为生民立命，为往圣继绝学，为万世开太平"的人格信条！

跟诊师父，是一种享受，时刻让你领略了中医的魅力。严重的心血管疾患、脉管炎、坏疽、疑难眩晕症、久咳哮喘、各类皮肤顽症、结节肿瘤等，囊括内外妇儿，师父这里都有战胜各类病魔的武器！而这个武器的核心就是扶阳！

师父立足扶阳，以疗效说话，单日门诊量七八十人次，时常超过百人，在常年的临床中，师父逐渐形成了自己独树一帜的风格——立足扶阳，但也不拘泥扶阳。纯阳虚寒重者，固护两本，以扶阳重剂温阳祛寒；阴阳俱虚以阳虚为主者，突出扶阳药物剂量，不忽略养阴药物剂量，如师父灵活使用地黄饮子，根据患者情况调整阴阳药物的比例，结合了易水学派的思想；寒性体质多生痰，阳气有一处不达，便有一分痰湿，在化痰剂的基础上结合扶阳法，如虎添翼；扶阳结合王清任活血化瘀的思路，灵活使用"化瘀汤"，事半功倍；对于临床上本寒标热的患者，如皮肤病、脉管炎等，师父将扶阳与清热、伤寒与温病结合，更是相得益彰，恰到好处；精血虚者，又把补益填精与扶阳结合，突出扶阳引领作用，比如"十二五合方"的灵活广泛使用等。

当代扶阳大师李可勉励弟子："立大志，受大苦，成大业，中医复兴，舍我其谁，人民儿女，菩萨心肠，英雄肝胆，霹雳手段！"此言也是师父几十载为人及行医经历的概括。

在临床中，师父也是真正地以"霹雳手段"治病救人，特别是在急危重症上，敢于在主要药物上破格使用，救危重病人于水火，逆流挽舟，再造奇迹。

北京市患者王某，三高病史，因突发呕吐、腹泻、乏力，急诊时心率仅仅37~40次/分钟，因严重心衰医院建议安装心脏起搏器，但成功概率仅30%，患者及家属未同意安装，遂入ICU，经三个月治疗，周身插满各种管子。患者精神逐渐萎靡，不能自行坐起，双下肢肿胀，二便失禁。患者家属已经备好寿衣，后经人介绍，抱着试试的态度请师父治疗。师父以破格救心汤合瓜蒌薤白半夏汤加减治疗，其中四逆汤的剂量达制附子200克，干姜90克，炙甘草60克。患者用药一天即精力恢复，可以自行坐起，与家属交流，二便可控，下肢浮肿大消，竟有下地行走的意愿，但当时被家属阻止，后完全康复，两年后与家属到西藏及台湾旅游。

新疆85岁高龄慢阻肺患者姜某，师父的老友，患有糖尿病肾病、心功能不全、慢性粒细胞白血病，因外感后出现严重咳喘、语言低微、面肿足肿，气息奄奄，小便失禁，白细胞达36×10^9/L，在ICU治疗一周，症状更加严重，危急时刻，只能远程与在北京的师父视频会诊。师父书方——变通小青龙汤合破格救心汤治疗，炙麻黄使用达45克，一剂后患者汗出畅快，面足浮肿立消，咳喘大减，小便可控，精力恢复，脱离危险。

2020年石家庄市一位患者患有严重的抑郁症，长期大量口服抗抑郁药物，心脏瓣膜置换术后，疗效不佳，反而越来越表情木讷、眼神呆滞，体重无节制增长。师父以柴胡加桂枝龙骨牡蛎汤合半夏秫米汤治疗，除了突出四逆汤剂量之外，清半夏用量达120克。患者用药一周，则睡眠、胸闷等症状改善，两个月后，患者完全停用抗抑郁西药。

幸得师父的引领和教导，在这些年的临床中，我逐步走上了学医和行医的正轨，体会到了扶阳医学的魅力。我虽不能像师父那样在临床中泰然自若、信手拈来，但也绝不至于不知所措，也能自信地解决一些疑难杂症，临床效果也得到了同龄甚至年长同仁们的认可。

比如对于急慢性咳喘类的疾病，包括哮喘、慢性支气管炎、慢性阻塞性肺炎（慢阻肺）、各类外感咳嗽等，我使用变通小青龙汤加减治疗，有效率十之八九。有位患慢阻肺20年的患者，68岁，反复咳喘，痰多且黏，喉咙沙哑，喉中痰鸣，神疲乏力，遇冷更重，舌淡红胖大、苔白厚腻，脉沉紧。患者病位在肺，但脾为生痰之源，且患病日久，失治误治必然伤及肾阳。世医多以肺为娇脏，当用药清灵，多施养阴清热之法；间有用西医排痰之药，滥用输液及抗生素治疗，不能逐邪于外而形成"伏邪"，层层叠压。予以变通小青龙汤合六君子汤治疗，变通小青龙汤宣肺化饮止咳喘，更有麻黄附子细辛汤由内而外透寒邪出表，六君子汤主健脾利湿，这样用药可标本兼治，扶助正气，涤荡伏邪。患者用药一周，症状即明显减轻，前后治疗两个月愈。

师父对半夏秫米汤的破格运用，解决了很多失眠抑郁患者的顽疾。我也曾以柴胡加桂枝龙骨牡蛎汤合破格救心汤、半夏秫米汤加减，成功治疗一例幽闭恐惧症伴失眠患者。患者女性，55岁，自年轻起就容易心慌，不敢独处幽闭空间，常双下肢发凉，有腰椎间盘突出症病史，曾在拍摄腰椎核磁时候诱发极度恐慌。此症随着年龄增长愈发严重，即使独自待在自己家中，也惴惴不安，已经很多年不敢坐地铁，不敢进入地下室，否则心慌恐惧，极度压迫感，这也造成她平时严重失眠。对于此类患者，西医多用营养神经药物及镇静剂治疗，不少中医则选用大剂量重镇安神药物，岂不知上述中西医方案适用肝阳上亢或阴虚阳亢患者，而大部分焦虑抑郁患者实乃阳气不足，气机不达，本案患者平时怕凉，可判定为心肾阳虚。阳气不足，对外界事物提不起精神而抑郁；阳气不伸，对外界影响过于敏感而恐惧；心肾不交，气机不畅，肝气疏泄无度，太过而阵阵发作，不及则淡漠静言。故本案患者以破格救心汤峻补心肾之阳，重用制附子60克，干姜30克，山萸肉60克，柴胡加桂枝龙骨牡蛎汤调节阴阳，交通心肾，半夏秫米汤重用清半夏90克和胃安眠。本案既突出扶阳，辨证论治，也突出了重点药物剂量。患者一周后症状大减，睡眠佳，经两个月治疗，除不敢坐地铁之外，其他症状痊愈。

经期高热案例。一位36岁女性患者，每次月经至则发热，可达39℃，但月经结束后，发热自行消退，此状连续三个月。患者做了多次理化影像的检验检查，未找出原因。每次发热，患者就诊大型三甲医院，医院予以解热镇痛药及抗生素治疗无效，且一用抗生素，患者即刻昏沉憋闷，周身难受。经询问，患者诉自带节育环后月经即不规律，有血块，平时怕冷，过敏性鼻炎病史，每当月经至，过敏性鼻炎症状加重，舌淡红胖大、苔白，脉沉弦。我暂不考虑其发热症状，而据其平素怕冷判其病机为阳虚寒凝，主症为月经不调。分析为少阴寒化、少阳不和，胞宫寒凝血瘀，经期动血，引动伏邪，正邪相搏，而致发热。如但见发热即用清热药物，或乱用抗生素，则是关门留寇，助纣为逆；当扶阳以强正气，活血以通经络，因势利导以和解，遂予以四逆汤合小柴胡汤、四物汤加味治疗。连续服药16天后，患者月经至，体温37.3℃；坚持用药，再月经至，仍无发热，病告痊愈。

这些案例都是立足扶阳，遵循六经，辨证论治，不拘泥于病名，而是以证为主，以患者体质为主，套用师父理法方药思路才得以起效。每每玩味这些案例的时候，我想如果没有师父的教导，我又会如何治疗这些疑难杂症呢？

师父常教育我辈，为学做人，才是一方面，德是一方面，应当德才兼备。为人当知忠、孝、仁、义、礼、智、信，为医者更当如此，人心正，道方正，学才行。师父一直重视传统文化的教育，强调"无规矩不成方圆，无权衡不知轻重"，我想不仅仅用药如此，做人更当如此。师父自己更是以身作则，常怀感恩之心，对曾助己之人，时刻铭记于心；尊师重道，师父平生虽未正式拜师，但对古之中医圣贤常怀敬畏，对当代扶阳大师李可更是常表崇敬之意；师父诊病，精益求精，不容一丝马虎，对待每张处方如同对待艺术品，也是本着对患者负责；师父常怀悯人之心，同情弱者，尽可能予以帮助；师父对徒弟们，更是视如己出，倾心倾力，和盘托出，对徒弟们的生活也是十分关爱。与师父的相处交流，真切让我感受到如君如父。师父不仅仅传授我真知真学，更是洗涤了我的心灵，教会了我如何做人。每每坐于师父膝前，聆听他授课论道，如沐春风，每遇此时，我是和孔子的学生一样幸福的！

中医乃医学界之幸，师父乃中医界之幸！能遇到师父是我人生之幸！祝福中医，祝福扶阳，祝福吾师！

弟子　张亮　敬书

陈帆跟师心得

师父著书，嘱我写跟师心得附于书后，我惶恐忐忑多日，方才提笔。

我于2011年毕业于北京中医药大学针灸推拿专业，毕业后到北京黄枢中医医院工作，当时不觉其乐，只当是一份工作而已，如今回想，我离开校门便是从医之路的转折点。如果说当年考上北京中医药大学是多年苦读的回报，那能在投身临床工作之时，得遇我的恩师，才是我人生一大幸事。

初见师父，他是不怒自威的严厉长者，于师父身旁跟诊抄方，日日处于紧张之中，如有一日没出错没被批评，便很有成就感。然我学业不精，基础不牢，师父耳提面命地批评指导也就成了每日跟诊之常态。刚出校门，虽手握名校毕业证、学位证，但犹如厨师只识调料食材，却做不出美味佳肴；犹如工匠只知各部榫卯，却难以组合成一座建筑。在师父跟前，我如同一张白纸，一切从零开始学习。

师父不仅熟悉各家经典条文，且能在临证时将经方活用，遵古人组方立意，却不局限于其症，甚至将经方立意变通应用到各个系统疾病，如行云流水，让我叹为观止。如：薏苡附子败酱散，此方出自《金匮要略》，主治肠痈之疾，现代多用于慢性阑尾炎等肠道疾病的治疗。在师父手中，薏苡附子败酱散成了一把利器，师父将其用于妇科、皮肤科、肿瘤结节、脾胃等多系统疾病的治疗。开始我只惊叹于这一经方的疗效之神奇，不知师父应用之意。师父言："薏苡附子败酱散治疗肠痈，是因素体阳虚，寒湿瘀血互结，聚于肠道腐败成脓所致。故只抓阳虚、寒湿瘀血互结这一主证，是证则可用是药，不可限于肠痈一疾。"这是我第一次对中医理论中"辨证论治"有了深切的感悟。

师父自幼家贫，学医之路坎坷，从医之路更经历了几次起落，但恩师不仅没有放弃从医，更是在古稀之年自学李可老先生之著作，并从中吸取"扶阳"这一精髓，使临证遣方用药疗效倍增，为数万百姓解除疾苦。师父常借用张介宾《类经》之言："天之大宝，只此一丸红日；人之大宝，只此一息真阳。"于自然而言，阳光是一切生命得以生存繁衍的必备条件，于人体而言，脾肾之阳是维系脏腑气血运行的根本。扶阳大法，成了师父临证治疗诸多疑难病的金钥匙。经师父口传心授，我虽愚笨，但日日耳濡目染恩师应用扶阳医学治病所显现的奇效，扶阳思路也渐入我心，我自己的中医思路也有了脱胎换骨的蜕变。

民间百姓常说"医生不医熟"，有的医者也说"医者不自医"，但师父常说："不给自己用药，不给自己家人用药的医者，何以治天下人？"我的父母都是医务工作者，但对于中医却知之甚少。幼时我每每有恙，都是口服抗生素或输液，甚少服中药。后我投身中医，得遇恩师，方知古人智慧之妙。尤遇双亲有疾，我用师父扶阳思路，解父母之患，心中甚喜。我父亲心脏不好，常有期前收缩、心悸之症，2018年7月，父亲心悸加重，自服稳心颗粒收效甚微，甚则昼头晕疲惫，夜不得安寐，时乃三伏亦畏寒肢凉，约半月后我方知此况，查舌暗淡胖大、苔薄白水润，脉沉。证属脾肾阳虚，寒湿凌心；取师父遣方用药之精髓，投予李可先生的破格救心汤合苓桂术甘汤加减，首次附片用量60克，服药三剂后症状有所缓解，但仍反复发作；第二次用药我将附片用量改为90克，效果同前变化不明显；直至第三次处方，我将附片用量调整为150克，其余药味随证加减，父亲服药两剂后，说"从未感觉心胸这么轻松过"，心悸症状大好，后守方调护两月方愈。这是我第一次切身感受到师父用附片的巧妙——剂量才是关键。这并非提倡药量越大越好，而是据症状轻重，体质强弱而定。

2020年元旦，正值新型冠状病毒肺炎疫情暴发前夕，我母亲住院，干咳少痰，乏力，体温在37.8～39℃之间摇摆，口苦纳差，恶心呕吐；遗憾我当时因工作未能在母亲膝前照顾，远程看了舌苔。她舌淡红、胖大、有齿痕、苔白厚腻、舌尖略红、脉未诊。我断其证为：湿温发热，湿浊阻中焦，营卫失和。予桂枝汤、桑杏汤合三仁汤加减，母亲服药三剂后发热即除，体温连续五日未超过37.3℃，但恶心仍有。后我告假回家，母亲诉自觉心下胀满不适，看母亲舌淡胖大齿痕、苔白腻，脉濡滑，乃中焦湿浊之象，处方改为半夏泻心汤合香砂六君汤加减，但收效不明显，后求助于师父。师父问"半夏用量多少"，我答30克，师父说"半夏15克和胃，过量则无功"。在师父的指点下，母亲的病情得以康复。虽然师父临证多用扶阳之药，且多为大剂量，但任何用药皆以病为主，该用热则热，该用凉则凉，该轻则轻，该重则不犹豫。师父常说："虽为扶阳，但不可只扶阳，八纲、六经、卫气营血皆为法。"2020年1月下旬，疫情暴发，师父远在北京，心系百姓，召集我们开了视频会议，草拟了治疗新冠肺炎的方子，想为武汉尽绵薄之力。虽然方子最终没能用上，但师父忧苍生之疾，急含灵之苦，此心可敬。

《言医·序》："学不贯今古，识不通天人，才不近仙，心不近佛者，宁耕田织布取衣食耳，断不可作医以误世！"师父在中医方面的造诣，上遵仲景，中崇东垣，今学李可，可谓学贯古今。面对众多的患者，师父以除他之苦为己任，年近八旬仍坚持日门诊量近百人；每遇疑难杂症折磨多年的患者，师父如同病在己身，诊察病情详细，辨证用药精准，且不乏言语多多予之宽慰，使患者从内心重新建立战胜疾病的乐观心态。师父言："这便是医者，意也。缓其情志，则药效倍增。"恩师靠着一身精湛的医术，一颗普济众生的佛心，行医已半个多世纪，本该清闲安享晚年，却在近乎耄耋之年仍未离开诊室。

2016年，师父坦言有一心愿，即将毕生所学著书立说，将多年临证中的经典医案整理成册，以便我等弟子及后人继续传承学习。师父门下弟子众多，我并非最优，承蒙师父不弃，我于2017年开始参与整理师父医案，虽有案牍劳形，但从中汲取了师父辨证用药之精髓，如获至宝。今师父医案整理接近尾声，书稿即将面世出版，受师父之命，记录十年跟师心得之一二。

扶阳医学薪火相传几千年，吾既投身中医之门，当精读古籍，敬业于日常，方不负师父之期望！祝我的恩师张连义先生，福寿长存！

弟子陈帆

敬书于昆明

秦丽慧跟师心得

我初次听到"火神"一词还是在上大学的时候，老师曾给我们推荐过一本李可老先生的书，当时的我完全不了解什么是扶阳，就没有仔细阅读，与中医扶阳失之交臂！现在回首来看，似乎上天注定是要我与中医扶阳结缘的！我毕业的第一份工作就来到黄枢中医院跟随师父抄方！

刚毕业的我对中医看病一窍不通，以为看病很简单，所有病都会像书本上写的一样诸症悉俱，只需要我们对症出方即可。跟诊时真正接触患者人才发现自己根本不知从何下手，如何辨证更是毫无头绪！这时师父教导我们："一定要抓主证、辨阴阳！"很多患者来就诊时会将自己的病从头到脚、从内到外全说一遍，有些甚至从数年前就开始讲起，而中医辨证不同于西医辨病、同一种病可用同一种药。我们不能把他全身上下的病一次性全都治疗，此时就要去繁从简，四诊合参，理清患者亟待解决的症状，抓住病机所在，病机相同的症状可同时治疗。而辨证，《黄帝内经》云："阴阳者，天地之道也，万物之纲纪，变化之父母，生杀之本始，神明之府也。治病必求于本。"疾病的发生是阴阳失调所致，调节阴阳是治病的基本原则，故病情变化的根本在于阴阳。坚持阴阳为纲，将八纲辨证与多种辨证方法相结合可达到事半功倍的效果。

在精准辨证的前提下，选方用药成为重中之重！师父遵循古中医思路，借鉴古今圣贤经验，经方、时方通用，不局限于其中一派，病情复杂的患者常多处方联用。以证定方，以方选药。"医家的不传之妙在于量"，药量也是提高疗效的关键。现今多数医生普遍用药量小，达不到经方原剂量。而师父用药以伤寒方原剂量为参考，对急危重症和慢性疾病常破格用药，以扶阳药物为主，但也不完全局限于姜附桂一类，各种温肾、暖脾、扶正、补气、养血等柔性阳药都广泛使用。这样一来，与其说是扶阳不如理解为扶正，扶正为主兼以祛邪，正所谓"正气存内，邪不可干，邪之所凑，其气必虚"。万物生长靠太阳，养花和治病一样，太阳充足则花儿鲜艳，阳气充足则精神旺盛。

师父将扶正兼以祛邪的思路广泛应用于各类病症，以扶阳为主、八法并用！痤疮、湿疹等皮肤病在生活中很常见，但是大多数医生的治法以清热解毒凉血为主。此病在师父看来多为本虚标实，太阴脾虚为本，阳明燥热为标！脾虚失运，水液停聚形成痰湿，其性重浊黏腻易阻滞气机，故郁久而化热。此类病症师父多用五苓散加大剂量的附子、生姜来统摄全方，扶助两本正气，常配以五味消毒饮、麻杏石甘汤等兼清标热。如一味清热不扶正，轻则像未燃尽的灰烬，一旦有外因干扰又会死灰复燃；重则久伤阳气，本气亏损，越治越严重。又如下肢丹毒、糖尿病坏疽等患处虽暗红而肿胀、疼痛但却无发热感觉，触之冰冷，此类病症就应按阴证治疗。病机为顽痰阻于经络，营血虚寒，寒凝痰阻，痹滞于肌肉、筋骨、血脉，以致气血凝滞，痰瘀凝结积聚而发。这种病情缠绵复杂，治疗应在突出扶阳思路下多处方联合用药。师父以当归四逆加吴茱萸生姜汤合阳和汤为君，薏苡附子败酱散、活络效灵丹为臣，佐以破血通络药物进行治疗。若不扶阳而按照清热活血化瘀的思路治疗无异于雪上加霜，但若患者皮肤发热，治疗思路可寒热并用，消补兼施。温阳与补血同用，清热祛痰与通络相伍，可使阳虚得补，营血痰滞得除。临床跟诊数年，我亲眼所见众多经年求治无效的病患，在师父的治疗下恢复健康，粉碎了中医是慢郎中、无法治疗急症或重症的错误观念。"疗效才是硬道理"，重疗效，就应重视扶阳，这是我坚守扶阳道路的准则！

当我将扶阳理论和师父的教导运用到临床实践当中后就更加赞叹它的神奇，不仅仅是临床效果好，可重复性也非常高。比如中西医将妇科多种疾病都归结为"宫寒"，可这宫寒又有几人能治呢？宫寒常伴严重痛经及其他妇科疑难疾病，如子宫腺肌病，很多病情严重的或者没有生育需求的人就忍痛选择了子宫切除，甚为可惜。我体会到的是，寒邪外袭，肾阳虚损，凝滞胞宫，就是大家所说的"宫寒"，这是很多妇科疾病的病机，治法就应当是温宫祛寒、益火消阴，再合用养血活血化瘀之法，逐瘀生新，扶正祛邪。在师父的指导下我第一次治疗宫寒患者时，运用当归四逆加吴茱萸生姜汤为主方合用王清任的少腹逐瘀汤，加理中汤及扶阳药物，多处方联用予以治疗。将扶阳与祛瘀并用，非但没有互相掣肘，反而临床疗效显著，这彻底消除了我对扶正祛邪同用会"闭门留寇"的顾虑。无论是严重痛经伴头痛呕吐还是月经量少伴畏寒肢冷，只要对待相同病机的患者，我均用此法变化加减，屡试不爽！坚定扶阳思路是治疗每一个疑难重症的关键。

还记得有一位女性患者前来就诊，我惯性思维以为她是来调理月经的，进行了一系列的问诊后发现患者确实有月经量极少伴神疲乏力、阴道干涩等症状，但亟待解决的问题是身上起了一片红色透明丘疹，内有液体，皮肤先痒后痛已有三日。依据跟随师父多年的经验，我确定为带状疱疹急性发作，俗称"缠腰龙"，以患部神经性疼痛为主要特征，常有皮损，痊愈后疼痛仍延续数月甚至数年。西医诊断为病毒感染，治疗用药多以止疼药、抗病毒药及营养神经药为主，但多数愈后效果不甚理想，疼痛迁延日久，患者苦不堪言。由于带状疱疹多循肝胆经，发病时间短，我当即按照师父教授的治疗思路拟方，小柴胡汤合薏苡附子败酱散，以大剂量的芍药甘草汤柔肝缓急止痛，加以丁香、郁金、马齿苋、贯众等对药及止痉散通络止痛。患者心急问多长时间能痊愈，由于我是独自接触这类病，没有十足的信心，只说服药一周肯定有效果，患者将信将疑。复诊时患者十分欣喜，疼痛已痊愈大半。遂调整处方，患者继服一周疼痛痊愈。根据师父教导，我认为此病与患者常年夜班损耗元气有关，导致肾阳不足、气血亏损、免疫力下降，所以我后以十二五合方合用小柴胡汤加大剂量芍药甘草汤予以善后，在扶正祛邪、补肾填精的同时温阳补气、养血柔肝。患者不但皮疹色退、疼痛消失，月经也量明显增多。十二五合方作为补益精血、温补脾肾的方子经变通可应用于各种虚损性疾病，无论男女、青春期还是更年期，月经不调还是肿瘤，效果均十分显著。

治病必要"谨守病机"，坚持扶阳主导的同时，气血阴阳并调、扶正祛邪并用，不能被病毒感染等西医诊断所束缚。经过一段时间的临床，我虽不能做到让每一位患者都痊愈，但能使每位患者的痛苦大大减轻，露出久违的笑容，这也是我们医者的心愿。

　　师父常教导我们立业先立德，修身慎行，凡事认真，做一位好大夫一定要有医德，想患者所想，替患者排忧解惑，同情弱者，认真负责。师父近耄耋之年，本应在家享天伦之乐，却因心怀苍生疾苦依旧坚守岗位、每日奔波；如今又不辞辛苦，著书立说，提携后辈，将中医扶阳发扬光大。感恩师父多年来悉心教导与倾囊相授，弟子不才，虽至今未有建树，但定会坚定不移地走扶阳道路，努力参悟其中奥妙，不负师恩！望师父在工作的同时保重身体，继续在岗位上发光发热，将扶阳医学泽延万代！

弟子　秦丽慧　敬上

跋（一）

　　我学医行医半个多世纪，以"疗效是硬道理"为宗旨，师百家之长而验之于临床，成败得失与困惑感悟颇多，自2007年广泛开展扶阳实践以来，疗效大为提升。乃敢总结自己的行医治疗经验以裨益同仁。

　　我推崇扶阳、突出扶阳、坚持扶阳，但不囿于扶阳。古中医传承数千年，正道依然是四圣所创，历代医家之论虽各有偏重，但纳之于古中医正道观察，均在不同方面丰富和发展了古中医，扶阳学说更是在阴阳之辨上回归和发展了古中医，从而广为提高了临床疗效。学习古中医经典论著，是中医守正和疗效的根基；在重视扶阳的基础上融百家之长，是中医创新发展和医者提高疗效的关键。

　　在扶阳的思路下，笔者的行医风格可概括为：宗仲景、学东垣、融河间、尚景岳、崇钦安、师李可，综览卢崇汉、吴荣祖、张存悌、傅文录、卓同年、刘力红等扶阳名家医论医案，借鉴王献民、张宇轩先生立法经验及王幸福先生用药心得，将伤寒、温补、扶阳、补土、温病学说熔为一炉；临床上坚持以阴阳辨证为大纲，对症灵活运用八法；在遣方用药上坚持多处方联动的思路。

　　所谓"真传一张纸，假传万卷书"，是为跋。

张连义

跋（二）

师父著书让我写跋，并再三叮嘱，弟子不才迟迟不敢动笔，大有德不配位的惶恐，昨天师父语重心长又对我期许一番，今天才鼓起勇气提笔作跋。

医道漫漫，上下求索。吾从医骨伤临床，承蒙恩师黄枢教授心传中医微创技法，以传承中医针法并发扬光大为使命，在恩师独创之针法微型外科门下作为，剔陈疴痼疾，解救痛苦绝望之人，近30年积累，熟于骨伤慢病之医法，仰之弥高，钻之弥坚，然不解之症犹如难以破顶的天花板，苦苦求索却无破解之道。

苦心人、天不负，师父实践的扶阳医学犹如黑夜明灯给我指引了方向。他指出，陈旧骨伤慢病皆有阳虚之体，功能衰弱，定久治不愈，若遵扶阳医学"谨守病机"之义，从扶阳根基入手，提升功能，便能事半功倍。顿时我茅塞顿开，大有醍醐灌顶之觉醒。临床中内外兼治，针药并用，针法手术的疗效果然如虎添翼。此后扶阳医学和我便结下不解之缘，拜师也成了我的心愿。

师父跌宕起伏的从医生涯，似杏海搏浪，医道沧桑烙满他略显苍老的脸庞，慈祥中透着严肃，豁达中刻着果断，此神情唯心中有信仰、有情怀的大医独有，给人以必胜的信心，让无数患者寄以重生的期待，如此医者让人越了解他就会越敬仰他。师父家传中医，自幼研习，医学功底深厚，救人无数却从不张扬，深藏功名不露。近70岁的他不安于过从心之年，开始潜心研习扶阳医学，让晚辈敬佩至极；从亲身服用附子体会药物毒性反应，到对每一位病人的细心观察，亲力亲为，一丝不苟，治学精神，令吾辈汗颜。终于大器晚成，师父的扶阳法在临床取得巨大成功，十年间处方制附子22.5吨，各类姜17吨，细辛3.38吨，累计救治病患十余万人次，见证了扶阳医学的精彩和辉煌。

扶阳医学遵循中医思想自成流派，理论根基和辨治原则是与易经、内经、难经以及伤寒一脉相承。现代社会快速发展造成的亚健康和相关疾病，多为阳气受损所致。师父经常教诲，看病一定要牵住牛鼻子，一语中的。在美容方面，让我印象最深的是年轻人的面部痤疮，一般中医治法多以清热凉血，见效虽快但易于复发，非但不能根治反而越治越重。师父悟扶阳医学之精要，辨为阳气不足、阴火上炎的真寒假热之证，法以热因热用反治，重用附子等，取得令人惊叹的疗效，为中医美容留下宝贵的临床经验；在血管外科中，静脉曲张、血栓、脉管炎等病致严重下肢脱疽，患者大都坐以待毙，最终手术截除。师父认为此证阴证居十之八九，阳证百难一见，紧扣阳虚寒凝的病机，通过扶阳思路四方联动，成功治愈数百名痛苦患者；对失眠、焦虑、抑郁症等情志类疾病的治疗中，师父认为阴阳升降失调，阳不入阴为病机，阳虚为本，突出扶阳法调节阴阳升降和平衡，让众多病缠日久的患者走出阴霾获得新生；破格救心汤是扶阳医学前辈李可老先生所创，是危急重症的中医急救名方。师父参透此方机关，灵活应用，广泛使用于各类心脏疾病、严重失眠症、抑郁症、癫痫、性功能不足、老年痴呆症等的治疗，取得满意疗效。每次师父出诊，都有七八十位患者耐心等候，皆为口碑传播慕名而至，首次就诊几剂汤药，就让求医无门的绝望患者，体会到枯木逢春的神奇。

2020年岁末年初，强传染性的新冠肺炎疫情以其汹汹袭来之势正在全国范围内蔓延，冲击与考验着中国。因为有过2003年中医参与抗击"非典"的成功经验，本次抗击疫情，中央政府明确提出了坚持"中西医结合"的思路，使中医从一开始就能进入临床防治一线。2月1日大年初八，我接到师父的电话，他用平静而坚定的语气要求我帮他联系赴武汉为抗疫工作做点贡献，短短几分钟对话让我久久不能平静，一位77岁的老人不顾个人安危肩负国家危难，一心想着奔赴前线解救苍生，如此担当和情怀令人肃然起敬。后虽未能如愿，师父还是每天关注一线中医抗疫的进展和成果，并制定出自己的中医抗疫思路和具体方案报送给中华中医药学会参考。"德不近佛者不可为医，才不近仙者不可为医"，师父无愧为"苍生大医"。

　　师父在扶阳医学建树的同时不忘传承育人，我等有幸得师父厚爱并结为师徒，终于了我心愿。师父授徒知无不言，毫不吝啬，满腹经纶，倾囊相传，"经师易遇，人师难遇"，徒弟们正如拜师贴所言：今羡张连义先生之学识，慕张连义先生之医术德行，敢请先生雅允亲炙左右，传心授徒，为吾等启示津梁坦途。或蒙不弃，得承薪传。谨遵师训，没齿不忘教诲，愿弘扬先生之思想，再顿首祁。吾等徒辈定奋力学习，尊师守道，业道酬精，愿师父的扶阳医学事业后继有人，前途光明。

　　祝敬爱的师父永葆青春、健康长寿！

北京黄枢微创骨伤中医医院副院长